2021 최신판

요양 보호사

실전모의고사10회

정답 및 해설

필기 · 실기

심정원 지음

피앤피북

머리말

    우리나라는 2026년에 전체 인구의 20%가 65세 이상인 초고령사회에 진입할 예정입니다(통계청, 2019). 노인의 인구가 늘어가는 만큼 노인성 질환자도 매해 증가 폭이 늘어가고 있습니다. 이러한 사회적 변화에 대처하고 어르신들의 삶의 질 향상과 국민의 노인 부양 부담을 줄여주기 위해 국가는 2008년 7월 노인장기요양보험 제도를 시행하였고, 노인성 질환으로 일상생활이 어려운 노인들에게 돌봄 서비스를 제공하고 있습니다.

    돌봄 서비스는 요양보호사라는 새로운 직업을 만들었으며 돌봄 현장은 매해 많은 수의 요양보호사를 필요로 하고 있습니다. 요양보호사는 초고령사회를 살아갈 우리에게 없어서는 안 될 핵심 전문 인력입니다. 요양보호사가 되기 위해서는 요양보호사 교육원에서 일정 시간 교육을 이수한 후 국가자격시험을 통해 요양보호사 1급 자격증을 취득할 수 있게 되어 있습니다.

    이에 본 문제집에서는 요양보호사 자격을 취득하고자 하는 예비 요양보호사 선생님들이 어렵지 않게 국가자격시험에 합격하실 수 있도록, 최신출제경향에 맞춰 시험대비 문제를 준비하였습니다. 학원에서 공부했던 내용들을 다시 한 번 되새기며 본 문제집을 처음부터 끝까지 풀어보신다면 한 번에 합격의 기쁨을 누리시리라 믿어 의심치 않습니다.
    현장에서 전문가로 곧 만나 뵙길 희망하며, 모든 예비요양보호사 선생님들의 합격을 진심으로 기원합니다.

모모동 심원장, 심정원 드림

시험일정

구 분			일 정	비 고
응시원서 접수	기간	제36회 시험	인터넷 접수 : 2021.6.4.(금)~2021.6.11.(금) 방문 접수 : 2021.6.11.(금)~2021.6.12.(토)	[응시 수수료] 32,000원 [접수 시간] · 방문 접수 : 오전 9:30~오후6시 (공휴일 제외) · 인터넷 접수 : 시작일 오전 9시~ 마감일 오후 18시 단, 인터넷접수 마감일의 경우, 원서 접수는 18:00까지임
		제37회 시험	인터넷 접수 : 2021.9.3.(금)~2021.9.10.(금) 방문 접수 : 2021.9.10.(금)~2021.9.11.(토)	
	장소		· 인터넷 접수 : 국시원 홈페이지 [원서접수]메뉴 · 방문 접소 : 국시원 별관 청사	
응시표 출력기간		제36회 시험	· 2021.7.8.(목)부터 시험당일	※ 인터넷 접수자에 한함
		제37회 시험	· 2021.10.7.(목)부터 시험당일	
시험시행	일시	제36회 시험	· 2021.8.7.(토)	[응시자 준비물] - 응시표, 신분증, 필기도구 지참 (컴퓨터용 흑색 수성사인펜은 지급함) ※ 식수(생수)는 제공하지 않습니다.
		제37회 시험	· 2021.11.6.(토)	
	장소	제36회 시험	국시원 홈페이지 공고 〈공고일 : 2021.7.8.(목)〉	
		제37회 시험	국시원 홈페이지 공고 〈공시일 : 2021.10.7.(목)〉	
최종합격자 발표	일시	제36회 시험	2021. 8.24.(화), 10:00	
		제37회 시험	2021.11.23.(화), 10:00	
	방법		· 국시원 홈페이지[합격자조회]메뉴	

요양보호사 응시자격 및 결격사유

응시자격	노인복지법 시행규칙 제29조의2에 따라 시·도지사로부터 지정받은 요양보호사 교육기관에서 표준교육과정은 240시간, 국가자격(면허)소지자(간호사, 간호조무사, 물리치료사, 사회복지사, 작업치료사)는 40~50시간, 경력자(경력인정기관에 따라 이수시간 다름)의 교육과정을 이수하시면 요양보호사 자격시험에 응시하실 수 있습니다.
결격사유	(1) 정신건강증진 및 정신질환자 복지서비스 지원에 관한 법률 제3조제1호에 따른 정신질환자. 다만, 전문의가 요양보호사로서 적합하다고 인정하는 사람은 그러하지 아니하다. (2) 마약·대마 또는 향정신성의약품 중독자 (3) 피성년후견인 (4) 금고 이상의 형을 선고받고 그 형의 집행이 종료되지 아니하였거나 그 집행을 받지 아니하기로 확정되지 아니한 사람 (5) 법원의 판결에 따라 자격이 정지 또는 상실된 사람 (6) 요양보호사로서 자격이 취소된 날부터 1년이 경과되지 아니한 사람

응시원서 접수안내

I. 인터넷 접수

1. 인터넷 접수 준비사항

(1) 회원가입 등

　① 회원가입 : 약관 동의(이용약관, 개인정보 처리지침, 개인정보 제공 및 활용)

　② 아이디 / 비밀번호 : 응시원서 수정 및 응시표 출력에 사용

　③ 연락처 : 연락처1(휴대전화번호), 연락처2(자택번호), 전자 우편 입력

　　※ 휴대전화번호는 비밀번호 재발급 시 인증용으로 사용됨

(2) 응시원서 : 국시원 홈페이지 [시험안내 홈]−[원서접수]−[응시원서 접수]에서 직접 입력

　① 실명인증 : 성명과 주민등록번호를 입력하여 실명인증을 시행, 외국 국적자는 외국인등록증이나 국내거소신고증 상의 등록번호사용. 금융거래 실적이 없을 경우 실명인증이 불가능함. NICE신용평가정보(1600−1522)에 문의

　② 공지사항 확인

　　※ 원서 접수 내용은 접수 기간 내 홈페이지에서 수정 가능(주민등록번호, 성명 제외)

(3) 사진파일 : jpg 파일(컬러), 276x354픽셀 이상 크기, 해상도는 200dpi 이상

2. 응시수수료 결제

(1) 결제 방법

[응시원서 작성 완료] → [결제하기] → [응시수수료 결제] → [시험선택]→ [온라인〉계좌이체 / 가상계좌이체 / 신용카드] 중 선택

(2) 마감 안내

인터넷 응시원서 등록 후, 접수 마감일 18:00시까지 결제하지 않았을 경우 미접수로 처리

3. 접수결과 확인

(1) 방법

국시원 홈페이지 [시험안내 홈]-[원서접수]-[응시원서 접수결과] 메뉴

(2) 영수증 발급

http://ecredit.uplus.co.kr [거래내역 조회]에서 열람·출력

4. 응시원서 기재사항 수정

(1) 방법

국시원 홈페이지 [시험안내 홈]-[마이페이지]-[응시원서 수정] 메뉴

(2) 기간

시험 시작일 하루 전까지만 가능

(3) 수정 가능 범위

① 응시원서 접수기간 : 아이디, 성명, 주민등록번호를 제외한 나머지 항목

② 응시원서 접수기간~시험장소 공고 7일 전 : 응시지역

③ 마감~시행 하루 전 : 비밀번호, 주소, 전화번호, 전자 우편, 학과명 등

④ 단, 성명이나 주민등록번호는 개인정보(열람, 정정, 삭제, 처리정지) 요구서와 주민등록초본 또는 기본증명서, 신분증 사본을 제출하여야만 수정이 가능

※ (국시원 홈페이지 [시험안내 홈]-[시험선택]-[서식모음]에서 「개인정보(열람, 정정, 삭제, 처리정지) 요구서」 참고)

5. 응시표 출력

(1) 방법

국시원 홈페이지 [시험안내 홈]-[응시표출력]

(2) 기간

시험장 공고일부터 시험 시행일 아침까지 가능

(3) 기타

　　흑백으로 출력하여도 관계없음

Ⅱ. 방문접수

1. 방문 접수 대상자

(1) 접수기관 도과 등으로 인터넷 접수가 불가능한 자

2. 방문 접수 시 준비 서류

　※ 외국대학 졸업자 제출서류(보건복지부장관이 인정하는 외국대학 졸업자에 한함)

(1) 응시원서 1매(국시원 홈페이지 [시험안내 홈]−[시험선택]−[서식모음]에서 「보건의료인국가시험 응시원서 및 개인정보 수집 · 이용 · 제3자 제공 동의서(응시자)」 참고)

(2) 동일 사진 2매(3.5×4.5cm 크기의 인화지로 출력한 컬러사진)

(3) 개인정보 수집 · 이용 · 제3자 제공 동의서 1매(국시원 홈페이지 [시험안내 홈]−[시험선택]−[서식모음]에서 「보건의료인국가시험 응시원서 및 개인정보 수집 · 이용 · 제3자 제공 동의서(응시자)」 참고)

(4) 응시수수료(현금 또는 카드결제)

　※ 대리접수 시 제출서류와 함께 응시원서에 응시자 도장 날인 또는 서명이 되어 있어야 합니다.

3. 응시수수료 결제

(1) 결제 방법 : 현금, 신용카드, 체크카드 가능

(2) 마감 안내 : 방문접수 기간 18:00시까지(마지막 날도 동일)

Ⅲ. 공통 유의사항

1. 등록기준지 작성

(1) 내국인의 등록기준지 작성

　① 확인 방법

　　㉠ 가까운 주민자치센터에서 '기본증명서'를 발급(등본 · 초본 아님)

　　㉡ 전자가족관계등록시스템(http://efamily.scourt.go.kr)에서 공인인증서로 본인 확인을 거쳐 '가족관계등록부'를 조회하면 등록기준지 확인 가능

　② 입력 방법 : 기본증명서 상에 기재된 등록기준지를 정확하게 입력

　③ 작성 사유 : 보건의료관계 법령에 의거 응시자격 및 면허자격 확인을 위한 결격사유조회를 위해 활용

※ 응시원서 작성 시 기재한 등록기준지가 기본증명서 상에 기재된 실제 등록기준지와 다를 경우, 결격사유조회가 불가능하여 응시 및 면허발급이 제한·지연될 수 있음

(2) 외국국적자의 등록기준지 작성
① 외국국적자는 등록기준지 기재 란에 '외국'이라고 기재(주소 검색창에 '외국'이라고 입력 후 검색하여 000-000 외국을 선택)
② 합격 후 면허교부신청을 위해서는 면허교부신청 서류 발송 전에 국시원(1544-4244)으로 반드시 문의

2. 원서 사진 등록
(1) 모자를 쓰지 않고, 정면을 바라보며, 상반신만을 6개월 이내에 촬영한 컬러사진
(2) 응시자의 식별이 불가능할 경우, 응시가 불가능할 수 있음
(3) 셀프 촬영, 휴대전화기로 촬영한 사진은 불인정
(4) 기타 : 응시원서 작성 시 제출한 사진은 면허(자격)증에도 동일하게 사용
 ※ 면허 사진 변경 : 면허교부 신청 시 변경사진, 개인정보(열람, 정정, 삭제, 처리정지) 요구서, 신분증 사본을 제출하면 변경 가능

Ⅳ. 합격기준
1. 합격자 결정
(1) 자격시험 합격자는 필기시험과 실기시험에서 각각 만점의 60퍼센트 이상을 득점한 자로 합니다.
(2) 응시자격이 없는 것으로 확인된 경우에는 합격자 발표 이후에도 합격을 취소합니다.

2. 합격자 발표
(1) 합격자 명단은 다음과 같이 확인할 수 있습니다.
① 국시원 홈페이지 [합격자조회]메뉴
② 국시원 모바일 홈페이지
(2) 휴대전화번호가 기입된 경우에 한하여 SMS로 합격여부를 알려드립니다.
(휴대전화번호가 010으로 변경되어, 기존 01*번호를 연결해 놓은 경우 반드시 변경된 010번호로 입력(기재)하여야 합니다.)

V. 시험과목

시험종별	시험 과목 수	문제수	배점	총점	문제형식
필기	1	35	1점/1문제	35점	객관식 5지선다형
실기	1	45	1점/1문제	45점	객관식 5지선다형

VI. 시험시간표

교시	시험과목(문제 수)	응시자 입장시간	시험시간	시험형식
1교시	필기시험(35문제)	09:30	10:00~10:40(40분)	객관식
2교시	실기시험(45문제)	11:05	11:20~12:10(50분)	객관식

- 코로나로 인해 1교시와 2교시를 쉬는시간 없이 함께 봅니다.

구분	시험과목(문제수)	시험형식	입장시간	시험시간
1교시	필기시험 (35문제) 실기시험 (45문제)	객관식	~ 09:30	10:00 ~ 11:30 (90분)

VII. 시험장소

서울, 부산, 대구, 인천, 광주, 대전, 울산, 세종, 경기, 강원, 충북, 충남, 전북, 전남, 경북, 경남, 제주(도별 시험지역은 응시원서 접수 시 안내 예정)

※ 응시원서 접수 시 시험장소(응시지역) 선택은 응시자의 주민등록상의 주소지·교육기관 소재지와 관계없이 선택할 수 있다.

CONTENTS

| 부록 |

코로나바이러스감염증-19(COVID-19) 자가 문진표
OMR 카드

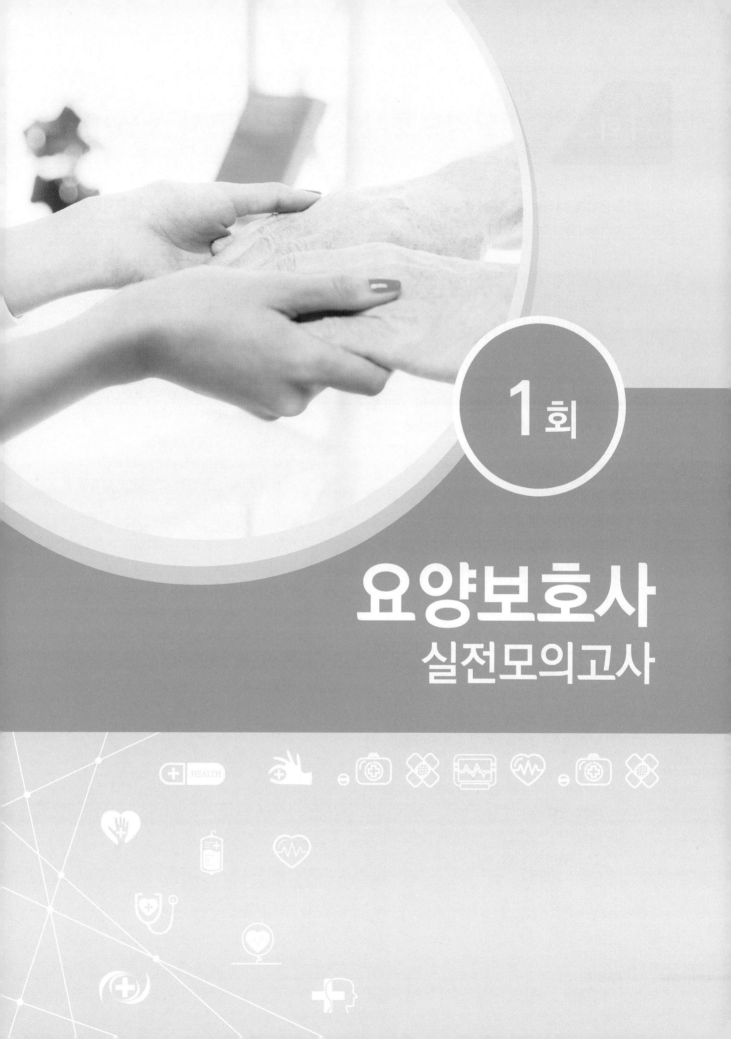

1회

요양보호사
실전모의고사

01 노년기에 나타날 수 있는 특성은?

① 경직성의 감소
② 내향성의 증가
③ 유대감의 강화
④ 의존성의 감소
⑤ 우울증 경향의 감소

02 노인장기요양보험에서 보험료를 받아 계약조건에 따라 보험료를 지급하는 기관으로 옳은 것은?

① 보건복지부
② 고용보험공단
③ 국민건강보험공단
④ 노인장기요양보험공단
⑤ 산업재해보상보험공단

03 대상자가 아들에 대한 이야기를 하며 험담을 할 때 요양보호사의 태도로 옳은 것은?

① 시설장에게 보고한다.
② 아들과 며느리를 만나 대책을 강구한다.
③ 동료 요양보호사와 대상자의 집안일을 상의한다.
④ 대상자 이야기를 들어주되, 옳고 그름에 대해 판단한다.
⑤ 대상자의 이야기를 들어주며 가족관계에 깊이 관여하지 않는다.

04 다음에 해당하는 시설생활 노인의 보장받을 권리로 옳은 것은?

> 김 씨 할머니는 "저 노인네는 자식들이 자주 오고, 여기 직원들한테 선물도 하고 먹을 것도 자주 사와서 그런지 요양보호사들이 말을 해도 다른 사람한테 하는 것보다 친절해. 아무래도 기분이 좋지는 않지."라고 말했다.

① 존엄한 존재로 대우받을 권리
② 차별 및 노인학대를 받지 않을 권리
③ 개별화된 서비스를 제공받고 선택할 권리
④ 안락하고 안전한 생활환경을 제공받을 권리
⑤ 자신의 견해와 불편을 표현하고 해결을 요구할 권리

05 다음 중 시각적 성희롱에 해당하는 행위는?

① 음란한 내용의 전화통화를 한다.
② 신체의 일부를 밀착하거나 잡아당긴다.
③ 특정 신체 부위를 고의적으로 노출한다.
④ 외모에 대한 성적인 비유나 평가를 한다.
⑤ 회식자리 등에서 옆에 앉아 술을 따르라고 한다.

06 요양보호사의 윤리적 태도로 옳은 것은?

① 요양보호사의 판단만으로 업무를 수행한다.
② 대상자의 본인부담금을 추가 부담하게 한다.
③ 대상자에게 복지용구를 알선, 판매, 대여한다.
④ 대상자가 없으면 업무를 수행한 후에 메모를 남긴다.
⑤ 서비스 내용을 정확히 기록하고 점검한다.

07 요양보호사의 요통 예방을 위한 물건 이동방법으로 옳은 것은?

① 양발의 지지면을 좁힌다.
② 허리를 굽히고 무릎을 편다.
③ 물체를 최대한 몸에서 멀리 둔다.
④ 허리가 아닌 다리를 펴서 들어올린다.
⑤ 방향을 바꿀 때 허리를 돌려 조절한다.

08 근골격계의 주요 질환인 골다공증의 예방으로 옳은 것은?

① 저체중을 유지한다.
② 체중부하운동을 한다.
③ 비타민 E를 복용한다.
④ 흡연과 음주를 권장한다.
⑤ 칼륨이 풍부한 식품을 섭취한다.

09 노화에 따른 변비의 원인으로 옳은 것은?

① 위, 대장반사 증가
② 수분 섭취 증가
③ 운동량 증가
④ 복부 근육의 힘 약화
⑤ 식사량 증가

10 고혈압 대상자의 치료 및 예방 돕기로 옳은 것은?

① 두통 등의 증상이 있을 때만 약을 먹는다.
② 증상이 없으면 치료하지 않아도 된다.
③ 금식할 때는 혈압 약을 복용하지 않는다.
④ 약의 용량을 증감할 때는 의사의 처방에 따른다.
⑤ 지속적으로 복용해도 고혈압이 계속될 때는 약 복용을 멈춘다.

11 어르신께서는 소변을 보고 싶다고 느끼자마자 바로 소변이 배출된다고 호소하신다. 어르신의 질환으로 옳은 것은?

① 복압성 요실금
② 절박성 요실금
③ 역류성 요실금
④ 신경성 요실금
⑤ 과민성 요실금

12 다음과 같은 증상을 보이는 질병은?

> • 계단을 오르내릴 때 심한 무릎 통증
> • 관절을 싸고 있는 조직의 퇴화 및 연골의 탄력성 저하

① 골수염　　　　② 골다공증
③ 골연화증　　　④ 고관절 골절
⑤ 퇴행성관절염

13 위염 증상을 완화하는 데에 도움이 되는 방법은?

① 찬 음식을 섭취한다.
② 염장식품의 섭취를 격려한다.
③ 부드러운 유동식을 제공한다.
④ 음식 섭취량을 늘리도록 한다.
⑤ 신 맛이 나는 과일을 제공한다.

14 다음 내용을 읽고 요양보호사가 발견하고자 하는 질환으로 옳은 것은?

> • 비틀거리고 자꾸 한 쪽으로 넘어진다.
> • 발음이 부정확하고 어눌한 발음으로 말을 한다.
> • 한 쪽 팔다리가 마비되거나 안면하부에 마비가 온다.

① 뇌졸중　　　　② 근이완증
③ 파킨슨병　　　④ 동맥경화증
⑤ 안면신경마비

15 노인의 약물사용 방법으로 옳은 것은?

① 술을 마셔도 약은 꼭 챙겨 먹는다.
② 주요 증상이 없으면 약을 중단한다.
③ 약을 삼키는 것이 힘들 경우 쪼개서 복용한다.
④ 약을 중단하려면 의사와 먼저 상담하도록 한다.
⑤ 증상이 비슷한 다른 사람의 약을 먹거나 본인의 약을 다른 사람에게 준다.

16 65세 이상 어르신의 인플루엔자 백신 접종 주기로 옳은 것은?

① 6개월 마다
② 매년 1회
③ 2년 마다
④ 5년 마다
⑤ 10년 마다

17 침상에서 왼쪽 편마비 대상자의 식사 돕기 자세로 옳은 것은?

① 가능한 한 침대 머리를 낮춘다.
② 오른쪽에 베개나 쿠션을 넣어 지지해준다.
③ 식사하기 힘든 경우 똑바로 누워서 식사하도록 한다.
④ 오른쪽을 위로 하여 약간 옆으로 누운 자세를 취한다.
⑤ 오른쪽을 밑으로 하여 약간 옆으로 누운 자세를 취한다.

18 안약 투여 돕기 방법으로 옳은 것은?

① 투약절차의 설명을 생략한다.

② 점적이 끝난 후 멸균솜으로 눈을 눌러준다.

③ 아래눈꺼풀(하안검) 결막낭 안쪽에 점적한다.

④ 멸균솜으로 눈 안쪽에서 바깥쪽으로 닦아준다.

⑤ 대상자에게 바닥을 보게 하고 안약을 투여한다.

19 침상 배설 돕기 방법으로 옳은 것은?

① 변기는 차갑게 준비한다.

② 옆에서 기다리며 도움을 준다.

③ 조용한 상태에서 배설할 수 있도록 한다.

④ 대상자가 참지 못하고 실수한 경우 비난한다.

⑤ 침대를 올려주어 배에 힘주기 좋은 자세를 취한다.

20 대상자의 의치관리 방법으로 옳은 것은?

① 삽입 전 구강 브러시로 잇몸을 닦는다.

② 의치를 소독하기 위해 뜨거운 물에 삶는다.

③ 위쪽 의치를 먼저 빼서 의치 용기에 넣는다.

④ 잇몸 변형 예방을 위해 의치를 끼고 수면한다.

⑤ 의치를 따뜻한 물이 담긴 용기에 보관해야 한다.

21 오른쪽 편마비 대상자가 지팡이를 이용하여 계단을 오르려는 상황이다. 지팡이와 다리를 내딛는 순서로 올바른 것은?

① 지팡이 → 왼쪽 다리 → 오른쪽 다리

② 지팡이 → 오른쪽 다리 → 왼쪽 다리

③ 오른쪽 다리 → 지팡이 → 왼쪽 다리

④ 오른쪽 다리 → 왼쪽 다리 → 지팡이

⑤ 왼쪽 다리 → 지팡이 → 오른쪽 다리

22 당뇨질환 대상자의 식사 돕기 원칙으로 옳은 것은?

① 잡곡밥보다는 흰밥을 섭취한다.

② 혈당지수가 높은 식품을 선택한다.

③ 복합당질 식품은 피하고, 단순당질 섭취를 한다.

④ 음식 조절보다는 약에 의존하여 혈당을 조절한다.

⑤ 혈당이 급격히 낮아지면 즉시 과일, 주스 등을 섭취한다.

23 식품, 식기의 위생관리로 옳은 것은?

① 냉동 보관한 고기는 상온에서 천천히 해동한다.

② 달걀은 뾰족한 부분이 위로 향하게 놓는다.

③ 조리된 음식이 남았을 경우 냉동보관 한다.

④ 후숙 과일로는 토마토, 망고, 키위 등이 있다.

⑤ 수세미는 그물형보다 스펀지형이 위생적이다.

24 쾌적한 주거환경을 위한 방법으로 옳은 것은?

① 전체난방보다는 국소난방을 한다.

② 계단에서는 무릎 아래 보조등을 단다.

③ 배설물을 치울 때는 직접조명보다 간접조명을 사용한다.

④ 직접채광을 위해 블라인드, 커튼, 발을 사용하지 않는다.

⑤ 환기는 하루에 4~5시간 간격으로 최소 5분씩 창문을 열어 환기한다.

25 시각장애 대상자와 이야기하는 방법으로 옳은 것은?

① 대상자 옆에 서서 이야기한다.

② 몸짓, 발짓, 얼굴표정으로 설명한다.

③ 대상자를 만나면 신체접촉 후 말을 건넨다.

④ 대상자를 중심으로 왼쪽, 오른쪽 등 정확한 방향지시를 한다.

⑤ 지시대명사를 사용하며, 사물의 위치를 반시계방향으로 설명한다.

26 대상자의 말에 충고나 답을 주는 것이 아니라 있는 그대로 감정을 인정하는 효과적인 의사소통 방법으로 옳은 것은?

① 공감

② 침묵

③ 수용

④ 경청

⑤ 라포 형성

27 요양보호 기록 원칙의 주의사항으로 옳은 것은?

① 서비스가 종료된 후 한꺼번에 기록한다.

② 요양보호사의 주관적인 생각을 기록한다.

③ 대상자의 기록은 누구나 열람할 수 있다.

④ 대상자에 대한 정보를 동료에게 공유한다.

⑤ 기록자를 명확하게 하고, 반드시 서명한다.

28 요양보호사가 치매 대상자의 옷 입기를 돕는 방법으로 옳은 것은?

① 옷 입기를 거부하면 입히지 않는다.

② 앞뒤 구분이 뚜렷한 옷을 제공한다.

③ 시간을 아끼기 위해 요양보호사가 입힌다.

④ 자신의 옷이 아니라고 하면 다른 옷을 입힌다.

⑤ 단추 대신 접착천으로 여미는 옷을 이용한다.

29 치매 대상자 배설 돕기 방법으로 옳은 것은?

① 실금한 경우에는 민감하게 반응한다.

② 손동작과 말로 뒤처리하는 방법을 보여준다.

③ 배뇨곤란이 있는 경우 야간 수분섭취를 권장한다.

④ 소변을 볼 때 방광을 비우기 위해 상복부를 눌러준다.

⑤ 낮에는 4시간, 밤에는 2시간 간격으로 배뇨하도록 한다.

30 치매 대상자가 흥분해서 서랍 안의 물건을 꺼내어 헝클어 놓는 행동을 반복할 때 대처방법은?

① 옆에서 헝클어 놓은 물건을 정리해준다.
② 대상자와 함께 반복 행동을 한다.
③ 반복행동을 그만두도록 제지한다.
④ 청소하기 어려우니 그만하라고 설득한다.
⑤ 나물을 다듬는 일을 도와달라고 부탁한다.

31 치매 대상자와의 의사소통 기본 원칙으로 옳은 것은?

① 단호하게 한 번만 설명한다.
② 여러 주제에 대해 이야기한다.
③ 대상자의 속도에 맞추어 천천히 대해 준다.
④ 대상자가 요양보호사를 믿지 않으면 소통을 중단한다.
⑤ 대상자가 실수를 하면 화를 내어 실수하지 않도록 한다.

32 대상자의 임종 적응단계의 순서로 옳은 것은?

| 가. 분노 | 나. 부정 | 다. 우울 |
| 라. 타협 | 마. 수용 | |

① 가 → 나 → 다 → 라 → 마
② 나 → 가 → 마 → 라 → 다
③ 나 → 가 → 라 → 다 → 마
④ 다 → 가 → 마 → 라 → 나
⑤ 다 → 나 → 가 → 라 → 마

33 임종 대상자 가족에 대한 요양보호 시 요양보호사가 지녀야 할 자세로 옳은 것은?

① 요양보호사 중심으로 생각한다.
② 장례식이나 장지에 가족과 동행한다.
③ 가족의 태도와 행동을 주관적으로 판단한다.
④ 임종 대상자 또는 가족과의 의사소통은 금한다.
⑤ 적절한 신체 접촉을 통해 가족을 지지함을 표현한다.

34 대상자의 응급처치 돕기 방법으로 옳은 것은?

① 골절 시 튀어나온 뼈는 직접 압박한다.
② 긴급을 요하는 대상자 순서로 처치한다.
③ 잘못 먹음 음식과 구토물은 위생상 깨끗이 버린다.
④ 가족에게 연락하여 증상별로 적절한 응급처치를 시행한다.
⑤ 경련 시에는 대상자의 몸을 꽉 붙잡아 억지로 멈추게 한다.

35 심폐소생술 시행 시 대상자의 가슴을 압박하는 이유로 옳은 것은?

① 기도 확보
② 호흡 유지
③ 고통 경감
④ 심리적 안정
⑤ 혈액순환

01 노후를 건강하게 보내기 위한 방법으로 옳은 것은?

① 뇌에 자극을 주는 활동을 해준다.
② 개인정보보호를 위해 대인관계를 자제한다.
③ 신체능력증진을 위해 강도가 강한 운동을 한다.
④ 여가활동을 가급적 줄인다.
⑤ 사회적 체면을 지키기 위해 애정표현을 지양한다.

02 심신의 기능 상태 장애로 일상생활에서 일정 부분 다른 사람의 도움이 필요한, 장기요양 인정점수가 70점에 해당하는 등급으로 옳은 것은?

① 장기요양 1등급
② 장기요양 2등급
③ 장기요양 3등급
④ 장기요양 4등급
⑤ 장기요양 5등급

03 요양보호사의 업무로 옳게 짝지어진 것은?

① 신체활동지원서비스 : 말벗, 생활상담, 의사소통 도움
② 일상생활지원서비스 : 세면도움, 식사 도움, 이동 도움
③ 개인활동지원서비스 : 병원 방문, 관공서 이용 대행
④ 정서지원서비스 : 화장실 돕기, 신체기능 유지증진
⑤ 방문목욕서비스 : 구강관리, 머리 감기기, 몸단장

04 동료 요양보호사가 대상자에게 지속적으로 고함을 지르거나 욕을 하는 것을 목격했을 때 대처 방법으로 옳은 것은?

① 그냥 모른 척한다.
② 보호자에게 연락한다.
③ 다른 요양보호사와 의논한다.
④ 노인보호전문기관에 신고한다.
⑤ 동료 요양보호사에게 주의를 준다.

05 다음 중 요양보호사의 법적·윤리적 책임 있는 자세로 옳은 것은?

① 대상자의 가족에게 수고비를 받는다.
② 복지용구를 알선해 주고 수수료를 받는다.
③ 대상자의 기록을 고의로 위조하여 기록한다.
④ 대상자가 비협조적일 때 신체적으로 제한한다.
⑤ 전문가의 진단이 필요하면 시설장에게 보고한다.

06 요양보호사가 스트레칭을 할 때 주의사항으로 옳은 것은?

① 통증이 느껴질 때까지 한다.
② 같은 동작을 3~5회 반복한다.
③ 여러 부위를 빠르게 많이 한다.
④ 스트레칭 자세로 10~15초 정도 유지한다.
⑤ 자세를 유지하고 있는 동안 호흡을 멈춘다.

07 섬망의 증상으로 옳은 것은?

① 회복이 불가능하다

② 주의력이 향상된다.

③ 정서적으로 안정된다.

④ 수면양상이 규칙적이다.

⑤ 졸린 상태에서 행동하는 사람처럼 보인다.

08 다음에서 설명하는 치료 및 예방법에 대한 질환으로 옳은 것은?

> • 체중부하운동을 한다.
> • 음식으로 비타민 D를 섭취한다.
> • 의료기관에서 호르몬 치료를 받는다.

① 골연화증

② 골다공증

③ 고관절 골절

④ 퇴행성관절염

⑤ 류마티스 관절염

09 눈에 이물감이 느껴지거나 색깔 변화 인식에 어려움이 있는 질환으로 옳은 것은?

① 녹내장

② 백내장

③ 결막염

④ 황반변성

⑤ 안구건조증

10 다음을 읽고 노인이 호소하는 증상의 질환으로 옳은 것은?

> • 소변을 보고 나서도 시원하지 않음
> • 밤에 자다가 소변을 보려고 자주 깸
> • 소변이 자주 마렵거나 소변을 참기 힘듦

① 방광염

② 요도염

③ 신장염

④ 요로결석

⑤ 전립선 비대증

11 대상자의 올바른 식사 자세로 옳은 것은?

① 팔받침, 등받이가 없는 의자를 이용한다.

② 휠체어에 앉을 때는 식탁과 거리를 둔다.

③ 의자에 걸터앉고 팔꿈치를 식탁에 올려둔다.

④ 의자는 발바닥이 닿지 않을 정도의 높이로 한다.

⑤ 식탁의 윗부분이 대상자의 배꼽 높이에 오게 한다.

12 경관영양돕기 방법으로 옳은 것은?

① 영양주머니는 하루에 한 번 씻어서 말린 후 사용한다.

② 영양액을 빠르게 주입한다.

③ 비위관이 새는 경우 비위관을 뺐다 다시 끼워 넣는다.

④ 대상자가 의식이 없어도 식사 시작과 끝을 알린다.

⑤ 위관영양액은 시원하게 준비한다.

13 중이염을 앓고 있는 대상자에게 귀약을 투약할 때 귓바퀴를 당기는 방향으로 옳은 것은?

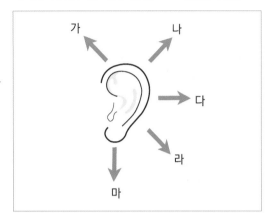

① 가
② 나
③ 다
④ 라
⑤ 마

14 경구약 복용 시 주의점으로 옳은 것은?

① 알약은 개수에 상관없이 한 번에 투약한다.
② 물약은 뚜껑의 아래가 바닥으로 가도록 놓는다.
③ 색이 변하거나 혼탁한 약물은 잘 흔들어 먹인다.
④ 용량이 적을 때는 바늘을 제거한 주사기를 사용한다.
⑤ 계량컵을 눈높이보다 낮게 들고 처방된 양 만큼 따른다.

15 기저귀를 사용하는 대상자를 돕는 방법으로 옳은 것은?

① 기저귀를 재사용한다.
② 실금을 하면 즉시 기저귀를 채운다.
③ 기저귀는 대상자가 요청할 때만 교체한다.
④ 기저귀를 사용하면 피부손상이나 욕창을 예방할 수 있다.
⑤ 허리를 들어 올릴 수 있다면 간이변기 사용을 시도해 본다.

16 대상자가 화장실을 안전하게 이용할 수 있도록 환경을 조성하는 방법은?

① 휠체어 잠금장치는 하지 않는다.
② 화장실 문 밖에 응급 벨을 설치한다.
③ 화장실은 밝고 바닥에 물기가 없게 해야 한다.
④ 화장실 입구에 문턱을 설치하여 공간을 구분한다.
⑤ 낙상사고를 예방하기 위해 처음부터 끝까지 도와준다.

17 요양보호사의 유치도뇨관을 삽입하고 있는 대상자의 돕기 방법으로 옳은 것은?

① 소변주머니를 방광보다 높게 둔다.
② 소변량과 색깔은 하루에 한 번 확인한다.
③ 유치도뇨관을 삽입하고 움직이면 안 된다.
④ 연결관이 꺾이거나 눌려 있는지 확인한다.
⑤ 복부통증이 있다면 유치도뇨관을 교환한다.

18 대상자의 손발톱 깎기 모양으로 옳은 것은?

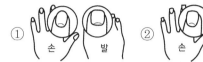
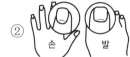
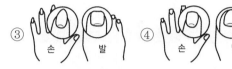
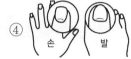
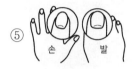

19 왼쪽 편마비 대상자의 옷 갈아입히기 돕기 방법으로 옳은 것은?

① 상하 전체 탈의 후 갈아입힌다.

② 하의를 입힐 때는 건강한 쪽부터 입힌다.

③ 신축성이 있고 상하의가 붙은 원피스형의 옷을 입힌다.

④ 티셔츠를 벗길 때는 왼쪽 팔 → 머리 → 오른쪽 팔 순서로 벗긴다.

⑤ 티셔츠를 입힐 때는 왼쪽 팔 → 머리 → 오른쪽 팔 순서로 입힌다.

20 침대에서 머리 감기기 돕기 방법으로 옳은 것은?

① 수건으로 얼굴을 덮어준다.

② 침대 전체에 방수포를 깐다.

③ 목욕담요를 덮고, 이불은 허리까지 접어 내린다.

④ 침대보를 보호하기 위해 방수포를 허리 밑까지 깐다.

⑤ 베개를 받치고 침대 모서리에 머리가 오도록 몸을 비스듬히 한다.

21 대상자의 통목욕 돕기 방법으로 옳은 것은?

① 다리, 팔, 몸통, 회음부 순서로 닦는다.

② 욕조에 있는 시간은 30분 이내로 한다.

③ 욕조의자의 높이는 욕조 높이보다 높게 한다.

④ 욕조 안에는 마비된 다리부터 먼저 들어간다.

⑤ 물의 온도는 대상자의 상태와 기호를 고려한다.

22 체위변경을 위해 옆으로 돌려 눕히기 방법으로 옳은 것은?

① 반대쪽 상체를 잡고 옆으로 돌려 눕힌다.

② 돌려 눕히려는 반대쪽으로 머리를 돌린다.

③ 엉덩이와 어깨를 움직여 뒤로 이동시킨다.

④ 요양보호사는 돌려 눕히려는 반대쪽에 선다.

⑤ 옆으로 누웠을 때 팔을 차렷 자세로 만든다.

23 우측편마비 대상자의 지팡이 이용 보행 돕기 방법으로 옳은 것은?

① 평지를 걸을 때는 좌측 발을 먼저 옮겨 놓는다.

② 옆에서 보조할 때는 우측에 위치하여 겨드랑이를 잡고 보행한다.

③ 계단을 오를 때는 지팡이 → 우측 다리 → 좌측 다리 순으로 이동한다.

④ 계단을 내려갈 때는 지팡이 → 좌측 다리 → 우측 다리 순으로 이동한다.

⑤ 지팡이 길이는 평소 신발을 신고 똑바로 섰을 때의 팔꿈치 높이로 한다.

24 요양보호사의 올바른 신체정렬 방법으로 옳은 것은?

① 허리를 굽히고 무릎을 편다.
② 몸통의 작은 근육을 사용한다.
③ 빠르게 움직여 이동한다.
④ 안정성을 위해 지지면을 넓힌다.
⑤ 대상자와 멀어질수록 신체 손상 위험을 감소시킨다.

25 그림과 같은 턱에서 내려갈 때 휠체어 이동 방법은?

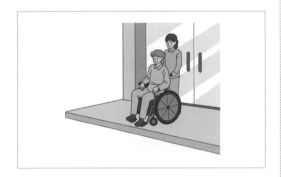

① 그대로 앞으로 내려간다.
② 앞바퀴를 들고 앞으로 내려간다.
③ 바퀴 한쪽씩 지그재그로 뒤로 내려간다.
④ 바퀴 한쪽씩 지그재그로 앞으로 내려간다.
⑤ 뒤로 돌려 뒷바퀴를 먼저 내린 후 앞바퀴를 들어 내려간다.

26 휠체어를 이용한 엘리베이터 타고 내리기로 옳은 것은?

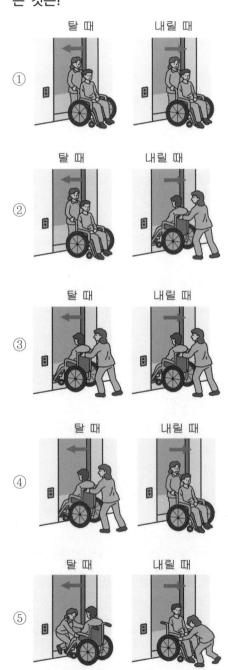

27 노인장기요양보험 급여복지용구 중 구입 가능한 품목으로 옳은 것은?

> 가. 목욕의자
> 나. 수동휠체어
> 다. 욕창예방 매트리스
> 라. 요실금 팬티
> 마. 간이변기
> 바. 이동욕조

① 가, 나, 다
② 나, 마, 바
③ 가, 다, 바
④ 가, 다, 라, 마
⑤ 다, 라, 마, 바

28 화재 시 대처하는 방법으로 옳은 것은?

① 천장까지 불이 붙었을 경우 소화기를 이용해 빠르게 불을 끈다.
② 연기가 많은 경우 배를 바닥에 붙이고 기어서 이동한다.
③ 엘리베이터를 이용해 신속하게 밖으로 대피한다.
④ 마른 수건으로 코와 입을 막고 이동한다.
⑤ 대피한 경우 바람이 불어오는 쪽에서 구조를 기다린다.

29 식기 및 주방의 위생관리 방법으로 옳은 것은?

① 씻은 식기류는 행주로 닦아 말린다.
② 행주는 일주일에 한 번 삶아서 사용한다.
③ 사용한 식기는 모아서 하루에 한 번 닦아 정리한다.
④ 고무장갑은 조리용과 비조리용을 구분하여 사용한다.
⑤ 기름 두른 프라이팬 → 반찬그릇 → 국그릇 → 수저 → 유리컵 순서로 설거지한다.

30 의복 및 침상 청결관리의 기본 원칙으로 옳은 것은?

① 새로 구입한 의류는 바로 입는다.
② 양모, 오리털 등의 이불은 그늘에서 말린다.
③ 얼룩이 심한 의복은 얼룩이 마른 후 세탁한다.
④ 종류가 다양한 방충제를 섞어 옷장 윗부분에 넣어둔다.
⑤ 매트리스는 오염을 예방하기 위해 방수로 된 것이 좋다.

31 대상자와 공감을 형성할 수 있는 요양보호사의 대답으로 옳은 것은?

> • 대상자 : "요양보호사님은 나를 어린애 취급 하는 것 같은데, 나를 성인으로 대해 주세요. 양치질하라, 속옷 갈아입어라, 머리 빗어라 명령하고, 하지 않으면 신경질 내잖아요."
> • 요양보호사 : "_____"

① "보호자분께 말씀드릴게요."
② "저도 힘들어요. 할머니가 좀 참고 따라주세요."
③ "저도 할머니를 성인으로 인정하고 그런 일들은 신경 쓰고 싶지 않아요."
④ "제가 할머니의 개인위생에 대해 일일이 간섭하는 듯해서 성가시고 화나셨군요."
⑤ "그런 식으로 말하지 마세요. 할머니는 어린아이처럼 스스로 못 챙기고 계시잖아요."

32 대상자가 비에 젖어 옷을 벗지 않으려고 할 때, '나-전달법'을 활용한 표현으로 옳은 것은?

① "벗고 싶을 때 벗으세요."
② "감기 걸려도 저는 몰라요."
③ "감기 걸리니 빨리 벗으세요."
④ "옷이 젖어 감기 걸릴까 걱정돼요."
⑤ "옷을 벗지 않으면 아드님께 연락드릴 거예요."

33 다음 대화를 읽고 대상자에게 추천할 여가활동 유형으로 옳은 것은?

> • 대상자 : "젊어서 농사를 지을 때는 힘들었어도 보람도 있고 좋았지."
> • 요양보호사 : "그러셨어요? 텃밭에서 고추를 가꿔 보시는 건 어떠세요?"

① 소일활동
② 운동활동
③ 자기계발활동
④ 사교오락활동
⑤ 가족중심활동

34 치매 대상자의 식사를 도울 때 고려할 사항은?

① 활기찬 음악을 틀어준다.
② 갈비의 뼈는 미리 발라서 준다.
③ 앞치마보다는 턱받이를 대준다.
④ 손잡이가 작고 가벼운 숟가락을 쥐어 준다.
⑤ 졸려할 때에도 건강을 위해 식사는 제공한다.

35 치매 어르신께서는 밤마다 먼저 돌아가신 배우자가 찾아온다며 아무도 없는 벽을 향해 손짓을 하신다. 요양보호사의 돕기 방법으로 옳은 것은?

① 대상자의 말을 무시한다.
② 아무도 오지 않았다고 단호하게 말한다.
③ 배우자에 대한 이야기를 할 수 있도록 한다.
④ 동료들에게 귓속말을 대상자에 대한 이야기를 한다.
⑤ 대상자가 보고 들은 것에 대해 부정하거나 다투지 않는다.

36 치매 대상자의 파괴적 행동에 대한 특징으로 옳은 것은?

① 난폭한 행동은 오래 지속된다.

② 난폭한 행동은 자주 일어난다.

③ 일반적으로 초기에는 좌절감으로 시작한다.

④ 에너지가 소모되어도 파괴적 행동이 지속된다.

⑤ 치매 초기에 나타나기 수개월 내에 사라진다.

37 치매 대상자가 도둑 망상이 있을 대 요양보호사의 돕기 방법으로 옳은 것은?

① 대상자의 말을 신경 쓰지 않는다.

② 원래 그 물건은 없었다고 설득한다.

③ 망상이 심한 경우 신체적 구속을 한다.

④ 물건을 찾은 경우, 대상자가 틀렸다고 지적한다.

⑤ 함께 찾아보고 대상자가 그 물건을 발견하도록 유도한다.

38 시설에 입소하신 어르신이 짐을 싸고, 자꾸 집에 언제 가냐고 묻는다. 요양보호사의 돕기 방법으로 옳은 것은?

① 못 들을 척 다른 일을 한다.

② 짐을 함께 풀어놓도록 한다.

③ 가족에게 연락하여 모셔 가게 한다.

④ 어르신이 좋아하는 일을 같이 한다.

⑤ 치매 대상자가 신분증을 소지하도록 한다.

39 치매 어르신께서는 금방 식사를 하였는데 먹지 않았다며 막무가내로 밥을 달라고 재촉한다. 요양보호사의 대처방법으로 옳은 것은?

① 다시 밥을 차려서 드린다.

② "제발 거짓말 좀 하지 마세요."라고 말한다.

③ "방금 드셨는데 무슨 말씀이세요?."라고 한다.

④ "준비 중이니 잠시만 기다려 주세요."라고 한다.

⑤ 손으로 먹을 수 있는 음식을 접시에 담아 드린다.

40 치매 대상자에게 신체적 언어 사용 시 유의사항으로 옳은 것은?

① 대상자 옆에서 이야기를 건넨다.

② 뒤에서 다가가 힘차게 안아준다.

③ 팔짱을 끼거나 주먹을 쥐고 대화한다.

④ 대상자보다 높은 위치에서 내려다본다.

⑤ 미소를 짓거나 손잡기로 관심을 보인다.

41 임종을 앞둔 대상자가 "우리 아이가 시집갈 때까지만 살게 해주세요."라는 반응을 보일 때 해당하는 단계로 옳은 것은?

① 부정

② 분노

③ 타협

④ 우울

⑤ 수용

42 대상자가 반응이 없고 정상적인 호흡이 없을 때 요양보호사의 대처방법으로 옳은 것은?

① 119가 올 때까지 기다린다.
② 시설장에게 먼저 보고한다.
③ 대상자의 맥박을 확인한다.
④ 가슴압박 30회와 인공호흡 2회를 시작한다.
⑤ 도와줄 사람이 없고 휴대폰이 없어도 현장을 이탈하지 않는다.

43 화상의 따른 요양보호사의 돕기 및 예방 방법으로 옳은 것은?

① 화상 부위에 된장, 핸드크림 등을 발라준다.
② 전기화상 대상자에게는 즉시 가슴압박을 시행한다.
③ 화상으로 인한 물집이 생기면 소독한 바늘로 터트린다.
④ 요양보호사는 플러그, 콘센트, 전선에 대한 물건들을 관찰하고 안전조치를 취한다.
⑤ 노인 대상자에게는 절대 화상을 입을 만한 일은 하지 못하게 한다.

44 심폐소생술에 대한 설명 중 옳은 것은?

> 가. 자연적으로 호흡과 혈액순환을 유지한다.
> 나. 심장과 폐 기능이 멈추었을 때 시행한다.
> 다. 심폐기능이 멈춘 후 약 4~6분이 지나면 뇌손상을 가져온다.
> 라. 의료인만 시행할 수 있다.

① 다, 라
② 나, 다
③ 나, 다, 라
④ 가, 나, 다
⑤ 가, 나, 다, 라

45 심정지 대상자에게 자동심장충격기(자동제세동기)를 사용하는 방법은?

① 패드는 등 부위에 부착한다.
② 전기충격이 전달될 때 대상자 움직이지 않도록 붙잡아 지지한다.
③ 자동심장충격기가 도착하면 심폐소생술을 5회 시행하고 적용한다.
④ 분석 중이니 물러나라는 음성지시가 나오면 대상자에게서 손을 뗀다.
⑤ 전기충격이 전달되고 재충전은 수 분 이상 소요되므로 가슴압박을 다시 시행한다.

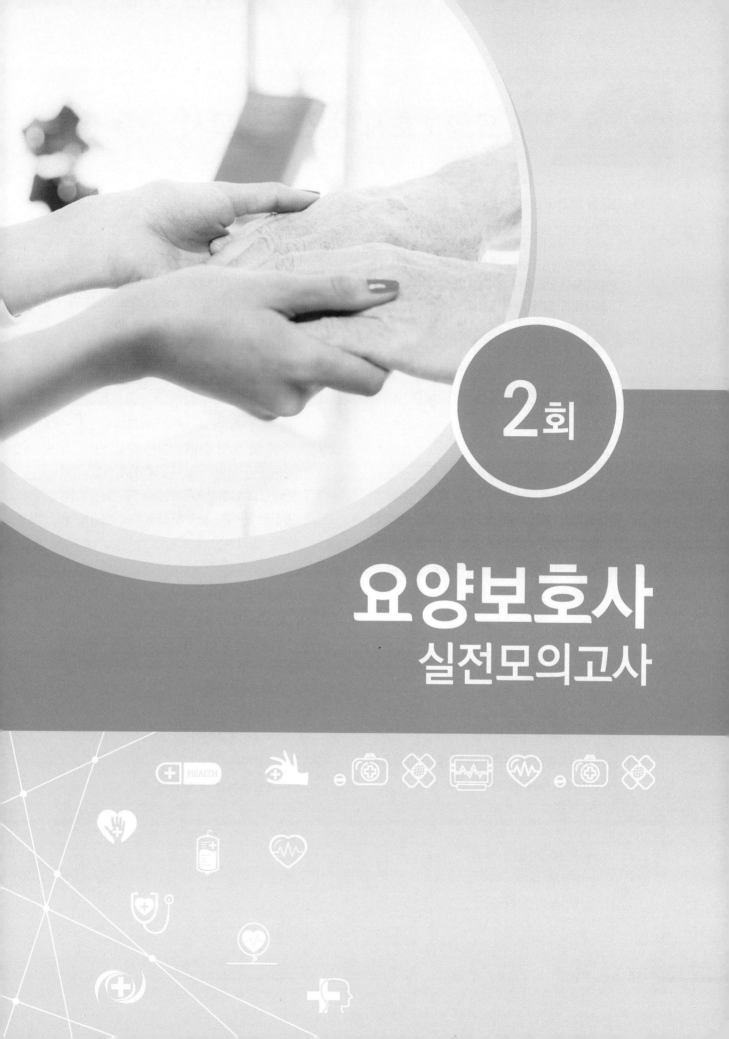

2회

요양보호사
실전모의고사

01 다음을 읽고 요양보호사의 돕기 방법으로 옳은 것은?

> 요양보호서비스 활동 중 대상자 몸에 여기저기 멍이 들어 있고, 배우자의 눈치를 살피며, 요양보호사에게 집에 가지 말라고 부탁을 한다.

① 가족에게 알린다.
② 대상자의 아들을 설득한다.
③ 가정사이므로 모른 척한다.
④ 동료 요양보호사와 의논한다.
⑤ 노인보호전문기관에 신고한다.

02 장기요양장기요양서비스 제공 계획을 수립하기 전에 대상자의 신체적 상황, 정신심리 상태, 사회 환경을 파악하는 평가방법은?

① 욕구평가
② 자가평가
③ 총괄평가
④ 순환평가
⑤ 기능상태평가

03 노인장기요양보험 표준서비스 중 개인활동지원서비스에 해당하는 내용은?

① 식사 도움
② 체위 변경
③ 의사소통 도움
④ 은행업무 대행
⑤ 신체기능의 유지증진

04 다음은 시설 대상자의 권리에 대한 설명으로 옳은 것은?

> 김 씨 할아버지는 입소 전에 침대 생활을 해오셨는데, 시설에서 나이 들어 침대를 쓰면 허리가 더 안 좋아진다면서 무조건 매트리스를 깔고 지내라고 하는 바람에 하는 수 없이 그렇게 생활하지만 잠이 쉽게 들지 않고, 자고 나면 여기저기 안 쑤시는 데가 없다고 투덜거리신다.

① 질 높은 서비스를 받을 권리
② 차별 및 노인학대를 받지 않을 권리
③ 개별화된 서비스를 제공받고 선택할 권리
④ 안락하고 안전한 생활환경을 제공받을 권리
⑤ 자신의 견해와 불평을 표현하고 해결을 요구할 권리

05 학대로 인하여 피해를 입은 노인을 일정 기간 동안 보호하고 심신 치유 프로그램을 제공하는 기관은?

① 노인주거복지시설
② 재가노인복지시설
③ 노인보호전문기관
④ 노인일자리지원기관
⑤ 학대피해노인 전용쉼터

06 다음과 같은 내용을 포함하는 성희롱 유형은?

> · 외모에 대한 성적인 평가와 비유
> · 회식자리 등에서 옆에 앉아 술을 따르라고 함

① 사회적 성희롱
② 언어적 성희롱
③ 시각적 성희롱
④ 위계적 성희롱
⑤ 육체적 성희롱

07 요양보호사가 지켜야 할 직업윤리의 원칙으로 옳은 것은?

① 서비스에 대해서는 금전적 보상을 요구한다.
② 동료 요양보호사와 상의하여 대신 근무를 한다.
③ 장기요양등급을 높게 받는 방법을 가족에게 알려준다.
④ 업무 수행을 위해 지속적으로 지식과 기술을 습득한다.
⑤ 본인부담금 면제를 요청받으면 관리자와 상의하여 조정한다.

08 대상자의 체위를 변경하다가 발목을 삐어 통증이 있을 때 초기 관리방법은?

① 통증 부위를 심장보다 낮게 한다.
② 발목 부위에 압박붕대를 감는다.
③ 가벼운 조깅으로 긴장을 완화시킨다.
④ 손상 직후 발목 부위에 온찜질을 한다.
⑤ 발목 부위를 굽혔다 폈다 하는 운동을 한다.

09 골다공증 예방을 위해 비타민 D생성에도 도움이 되는 방법으로 옳은 것은?

① 비타민C를 섭취한다.
② 아스피린을 복용한다.
③ 비타민B 크림을 바른다.
④ 하루 30분씩 햇볕을 쬐며 걷는다.
⑤ 실외운동보다는 실내운동을 강화한다.

10 섬망의 주요 증상으로 옳은 것은?

① 만성질환이다.
② 회복이 불가능하다.
③ 주의력이 향상된다.
④ 의식의 변화는 없다.
⑤ 호전과 악화가 반복된다.

11 꽃가루가 날리는 시기에 외출을 다녀온 어르신은 심한 기침과 쌕쌕거리는 호흡곤란을 호소한다. 의심할 수 있는 주요 질환으로 옳은 것은?

① 천식
② 폐렴
③ 고혈압
④ 폐결핵
⑤ 만성 기관지염

12 노인 대상자에게 대상포진이 발생하는 원인은?

① 낮은 습도
② 피부건조
③ 면역력 저하
④ 혈액순환장애
⑤ 중추신경계 이상

13 골다공증이 있는 대상자의 골절 위험을 낮출 수 있는 방법은?

① 저체중을 유지한다.
② 침상안정 시간을 늘린다.
③ 칼륨을 충분히 섭취한다.
④ 낮 시간 야외운동을 실시한다.
⑤ 소량의 알코올을 규칙적으로 섭취한다.

14 고혈압 대상자의 혈압약 복약 돕기 방법으로 옳은 것은?

① 필요에 따라 약을 중단한다.
② 혈압이 상승할 때만 복용한다.
③ 두통이 있을 때 복용을 중단한다.
④ 증상이 발생한 경우에만 복용한다.
⑤ 증상이 없더라도 꾸준히 복용한다.

15 대상자의 올바른 식사자세 돕기로 옳은 것은?

① 의자 끝부분에 걸터앉게 한다.
② 등받이가 없는 의자에 앉게 한다.
③ 식탁에 팔꿈치를 올릴 수 있도록 한다.
④ 대상자의 발바닥이 바닥에 닿지 않게 한다.
⑤ 식탁의 윗부분이 대상자의 명치 높이에 오게 한다.

16 대상자의 투약 돕기 방법 중 주의사항으로 옳은 것은?

① 유효기간이 지난 약은 냉장보관 한다.
② 처방된 이외의 약을 섞어주지 않는다.
③ 잘못 복용했을 경우 구토를 하게 한다.
④ 약을 삼키지 못할 경우 약을 갈거나 쪼갠다.
⑤ 빠른 흡수를 위해 알약을 분쇄하여 복용한다.

17 유치도뇨관을 삽입하고 있는 대상자의 돕기 방법으로 옳은 것은?

① 소변량을 매 2~3시간마다 확인한다.
② 유치도뇨관이 밖으로 새면 즉시 세척 후 교환한다.
③ 아랫배가 아프다고 하면 도뇨관을 잡아당겨 제거한다.
④ 도뇨관이 빠질 수 있으므로 움직이지 못하게 한다.
⑤ 감염을 예방하기 위해 소변주머니를 방광 위치보다 높게 한다.

18 의치를 사용할 때 돕기 방법으로 옳은 것은?

① 끓는 소독물에 의치를 헹군다.
② 아래쪽 의치를 뺀 후 위쪽 의치를 뺀다.
③ 의치를 끼울 때는 아랫니를 먼저 끼운다.
④ 의치 삽입 전 부드러운 칫솔로 잇몸을 닦아준다.
⑤ 대상자의 구강점막에 상처나 염증이 있는지 확인한다.

19 가파른 내리막길에서 휠체어를 타고 있는 대상자의 이동을 돕는 방법은?

① 휠체어를 앞으로 하여 똑바로 내려간다.
② 휠체어를 뒤로 돌려 지그재그로 내려간다.
③ 휠체어를 앞으로 하여 지그재그로 내려간다.
④ 휠체어를 뒤로 돌려 앞바퀴를 들고 내려간다.
⑤ 휠체어를 앞으로 하여 앞바퀴를 들고 내려간다.

20 분비물 묻은 물품을 처리할 때 감염을 예방하기 위한 방법은?

① 흡인병은 일주일에 한 번 세척한다.
② 물품을 처리한 후 고체비누로 손을 닦는다.
③ 가래가 묻은 의류는 일반 의류와 분리하여 세탁한다.
④ 장갑을 착용했을 경우 처리 후 손을 씻지 않아도 된다.
⑤ 가래를 흡인한 카테터는 흐르는 물에 씻은 후 사용한다.

21 당뇨질환 대상자의 식사 관리로 옳은 것은?

① 채소와 과일류를 고루 섭취한다.
② 혈당지수가 높은 식품을 선택한다.
③ 음식을 제한하고 과식하지 않는다.
④ 대상자가 원하는 시간에 식사를 한다.
⑤ 찜 요리보다는 튀기거나 볶는 조리를 자주 한다.

22 안전한 식품을 섭취하기 위한 방법으로 옳은 것은?

① 냉동식품은 실온에서 해동한다.
② 조리된 음식이 남았을 경우 냉동보관 한다.
③ 파인애플, 오렌지 등 열대과일은 냉장보관한다.
④ 냉동식품을 해동 후 남은 식품은 다시 냉동한다.
⑤ 음식을 냉장실에 보관할 때는 간격을 띄어 놓는다.

23 대상자의 의복 관리방법으로 옳은 것은?

① 새로 구입한 의류는 한 번 입고 세탁한다.
② 니트류는 옷걸이에 걸어서 햇빛에 말린다.
③ 얼룩이나 더러움이 심한 의류는 모아서 세탁한다.
④ 다리미가 앞으로 나갈 때는 앞쪽에 힘을 주어 민다.
⑤ 방충제는 공기보다 무거우므로 옷장 상단에 놓는다.

24 이해력장애를 가진 대상자와의 의사소통 방법으로 옳은 것은?

① 그림, 문자판으로 이해를 돕는다.
② 손짓이나 몸짓은 사용하지 않는다.
③ 빨리 친해지기 위해 반말을 사용한다.
④ 다양한 단어를 사용하여 빠르게 이야기한다.
⑤ 이해력을 돕기 위해 긴 문장으로 이야기한다.

25 노인의 여가활동 유형이 올바르게 연결된 것은?

① 자기계발활동 - 영화관람
② 가족중심활동 - 성당가기
③ 운동활동 - 텃밭 야채 가꾸기
④ 사교오락활동 - 가족소풍
⑤ 소일활동 - 종이접기

26 요양보호 기록의 목적으로 옳은 것은?

① 법적 자료로 활용하지 못한다.
② 요양보호사의 활동을 입증하기 어렵다.
③ 서비스의 연속성을 보장할 수 없다.
④ 업무를 평가 및 지도 및 관리 받을 수 없다.
⑤ 요양보호 서비스를 표준화하는데 도움이
된다.

27 상황이 급하거나 사안이 가벼울 때 사용하는
업무보고 형식은?

① 구두보고
② 대면보고
③ 서면보고
④ 원격보고
⑤ 전상망보고

28 치매 대상자의 옷 입기 돕기 시 적당한 옷은?

① 장식이 많은 옷
② 몸에 딱 맞는 옷
③ 색깔이 다양한 옷
④ 지퍼가 뒤에 달린 옷
⑤ 부착용 접착천으로 여미는 옷

29 치매 대상자의 안전사고를 예방하기 위한 방법
으로 옳은 것은?

① 복용 약은 식탁 위에 놓아둔다.
② 욕실 세제는 세면대 위에 둔다.
③ 과일 모양의 자석을 냉장고에 부착한다.
④ 치매 대상자의 방을 화장실 가까운 곳으로
정한다.
⑤ 풍경을 볼 수 있도록 1층보다는 2층에 방
을 배치한다.

30 치매 대상자와의 의사소통 기본 원칙으로 옳은
것은?

① 다양한 단어를 사용해 질문을 한다.
② 대상자의 속도에 맞추어 천천히 대해 준다.
③ 대상자가 요양보호사를 믿지 않으면 소통
을 중단한다.
④ 대상자가 실수를 하면 화를 내어 실수하지
않도록 한다.
⑤ 질문에 바로 대답하지 않으면 주제를 바꾸
어 이야기를 한다.

31 예기치 못한 죽음이나 회복 가능성이 없는 말기
환자가 임종과정 전에 직접 결정할 수 없는 상황
이 발생할 것을 대비해 작성·등록할 수 있는
것으로 옳은 것은?

① 장기기증
② 호스피스
③ 연명의료계획서
④ 연명의료중단서
⑤ 사전연명의료의향서

32 대상자가 "아니야. 나는 믿을 수 없어."라는 반응을 보이는 임종 적응 단계는?

① 수용
② 우울
③ 분노
④ 부정
⑤ 타협

33 노인 대상자가 화상을 입었을 때 돕는 방법으로 옳은 것은?

① 벗기기 힘든 옷은 그대로 둔다.
② 화상 부위에 된장 등을 발라 열을 식혀준다.
③ 흐르는 수돗물을 환부에 직접 대어준다.
④ 3도 화상은 표피에만 국한된 가장 가벼운 화상이다.
⑤ 반지, 팔찌, 시계 장신구는 최대한 빨리 뺀다.

34 대상자가 꿀떡을 급히 먹다가 목에 걸려 갑작스런 기침과 호흡 곤란을 보이고 있다. 응급처치로 옳은 것은?

① 구토를 유발하게 한다.
② 손가락을 넣어 떡을 빼낸다.
③ 턱을 들어 기도를 확보한다.
④ 심폐소생술을 즉시 시행한다.
⑤ 하임리히법을 실시한다.

35 다음 중 자동심장충격기를 사용해야 하는 대상자로 옳은 것은?

① 심정지 대상자
② 호흡곤란 대상자
③ 경련 중인 대상자
④ 반응이 경미한 대상자
⑤ 의식을 잃고 쓰러진 대상자

01 어르신께서는 편하고 새로운 방법이 아닌 자신에게 익숙한 방법을 고수한다. 이러한 노인의 심리적인 경향으로 옳은 것은?

① 조심성의 증가
② 의존성의 증가
③ 경직성의 증가
④ 내향성의 증가
⑤ 우울증 경향의 증가

02 배우자 사별 이후 처음 느끼는 증상으로 옳은 것은?

① 공포감
② 정체감
③ 상실감
④ 소외감
⑤ 개척의지

03 요양보호 서비스 제공 시 준수해야 할 사항으로 옳은 것은?

① 학대가 의심되면 동료와 상의한다.
② 대상자의 상태와는 상관없이 일정한 서비스를 제공한다.
③ 대상자의 정보는 시설장이 파악하여 요양보호사에게 전달한다.
④ 대상자의 가족과 의견이 상충될 경우 서비스 제공을 중단한다.
⑤ 함께 생활하고 있는 가족의 세탁물은 요양보호사의 업무가 아님을 알린다.

04 부양 의무자로서의 책임이나 의무를 회피하여 의식주를 적절하게 제공하지 않는 학대의 종류로 옳은 것은?

① 방임
② 유기
③ 정서적 학대
④ 경제적 학대
⑤ 신체적 학대

05 방문요양 서비스를 제공하는 요양보호사의 윤리적 태도로 옳은 것은?

① 대상자가 식욕이 없으면 식사를 거르게 한다.
② 대상자가 없으면 간단한 청소를 하고 귀가한다.
③ 업무수행 시 발생한 문제는 스스로 판단하고 해결한다.
④ 방문 날짜를 변경해야 할 경우에는 사전에 양해를 구한다.
⑤ 업무를 중단할 때는 보호자에게만 말하고 서비스를 중단한다.

06 결핵 대상자와 접촉한 요양보호사의 활동으로 옳은 것은?

① 마스크, 장갑을 재사용한다.

② 침구 등은 일광소독 하는 것이 중요하다.

③ 결핵은 유전질환으로 가족의 증상도 확인한다.

④ 결핵에 걸린 대상자가 사용하는 물건을 함께 쓰면 안 된다.

⑤ 3일 이상 기침, 발열 등의 증상이 나타날 경우 결핵 검사를 받는다.

07 대상자를 위한 골다공증 치료 및 예방법으로 옳은 것은?

① 비타민 C를 복용한다.

② 비타민 D를 복용한다.

③ 카페인 음료를 마신다.

④ 밤에 걷기 운동을 한다.

⑤ 실외운동보다는 실내운동을 강화한다.

08 설사 후 온몸에 힘이 없고, 피부가 건조하다고 호소하는 대상자를 돕는 방법으로 옳은 것은?

① 심신을 안정하고 몸을 차갑게 한다.

② 음식물 섭취량을 늘려 체력을 보충한다.

③ 탈수예방을 위해 물을 충분히 공급한다.

④ 수분섭취를 위해 카페인 음료를 공급한다.

⑤ 요양보호사가 가지고 있는 약물을 사용한다.

09 다음 설명 중 노인성 질환의 특성으로 옳은 것은?

① 노인성 질환은 대부분 단독으로 발생한다.

② 원인이 명확한 만성퇴행성 질병이 대부분이다.

③ 질환의 경과가 짧고 재발과 합병증이 생기지 않는다.

④ 신장 기능 저하로 약물이 체내에서 빨리 배출된다.

⑤ 질환 자체가 비교적 가벼워도 의식장애를 일으키기 쉽다.

10 대상자의 엉덩이 부위 피부가 약간 붉게 변하였을 때 요양보호사의 초기 대처방법으로 옳은 것은?

① 냉찜질을 해준다.

② 시원한 물수건으로 닦아준다.

③ 뜨거운 바람으로 건조시킨다.

④ 침대에서는 적어도 네 시간마다 자세를 바꾸어준다.

⑤ 주변을 나선형으로 마사지해주고 가볍게 두드려준다.

11 오른쪽 편마비 대상자가 침상에서 식사할 때 편안한 자세를 잡도록 돕는 방법은?

① 왼쪽에서 음식을 넣어준다.

② 침상에 앉히기 어려우면 똑바로 눕힌다.

③ 왼쪽 상체를 베개나 쿠션으로 지지해 준다.

④ 침상 테이블에 오른팔을 올려 주고 똑바로 앉힌다.

⑤ 오른쪽을 밑으로 하여 옆으로 누운 자세를 취하게 한다.

12 경관영양 대상자의 돕기 방법으로 옳은 것은?

① 경관영양 주입 후 바로 눕힌다.

② 청색증이 나타나면 비위관을 제거한다.

③ 영양액이 새거나 역류하면 즉시 교체한다.

④ 영양주머니는 매번 세척하여 말려서 사용한다.

⑤ 차가운 음식은 차게, 뜨거운 음식은 뜨겁게 하여 제공한다.

13 가루약 복용 시 돕기 방법으로 옳은 것은?

① 손가락을 사용하여 가루약을 물에 녹인다.

② 바늘을 제거한 주사기를 이용하여 주입한다.

③ 위장관에 흡수가 잘되도록 물은 먹지 않는다.

④ 기침을 심하게 하거나 구토하면 다시 투약한다.

⑤ 물을 먼저 먹게 한 후 가루약을 입에 넣어 준다.

14 대상자의 약품을 보관하는 방법으로 옳은 것은?

① 가루약은 물에 녹여 냉동 보관한다.

② 알약은 용기에 담아 냉장 보관한다.

③ 귀약은 햇볕이 잘 드는 창가에 둔다.

④ 안연고는 상온의 그늘진 곳에 보관한다.

⑤ 유효기간이 지난 약물은 냉장보관 후 복용한다.

15 유치도뇨관을 삽입한 대상자가 아랫배 통증을 호소할 때 대처방법은?

① 유치도뇨관을 교환한다.

② 아랫배를 따듯하게 해 준다.

③ 배가 편안해질 때까지 금식하게 한다.

④ 소변이 잘 배출되고 있는지 확인한다.

⑤ 유치도뇨관을 잡아당겨 위치를 조정한다.

16 침상 배설 돕기에 대한 설명으로 옳은 것은?

① 변의를 참는 연습을 시킨다.

② 변기는 찬물로 닦아 시원하게 만들어 놓는다.

③ 대상자가 참지 못하고 실수하는 경우 민감하게 반응한다.

④ 배변 후 뒤처리를 할 때에는 뒤에서 앞으로 닦아 감염을 예방한다.

⑤ 배설 시 소리가 나는 것을 방지하기 위해 변기 밑에 화장지를 깐다.

17 거동이 불편한 대상자의 이동변기 사용 돕기로 옳은 것은?

① 조용한 환경을 만들어 준다.

② 이동변기를 침대보다 낮게 한다.

③ 이동변기는 침대와 높이가 같도록 한다.

④ 배설 중 창문을 열어 실내를 환기를 시킨다.

⑤ 배설이 어려울 때는 항문에 찬물을 끼얹어 변의를 자극한다.

18 오른쪽 편마비 대상자를 단추가 없는 옷으로 갈아입힐 때의 순서로 옳은 것은?

① 오른쪽 팔 → 왼쪽 팔 → 머리
② 오른쪽 팔 → 머리 → 왼쪽 팔
③ 왼쪽 팔 → 오른쪽 팔 → 머리
④ 왼쪽 팔 → 머리 → 오른쪽 팔
⑤ 머리 → 왼쪽 팔 → 오른쪽 팔

19 의치 관리를 위한 요양보호사의 돕기 방법으로 옳은 것은?

① 칫솔에 치약을 묻혀 의치를 닦는다.
② 의치를 삽입한 후 구강세정제로 입을 헹군다.
③ 변형을 막기 위해 찬물이 담긴 용기에 보관한다.
④ 의치변형 예방을 위해 취침 중에도 의치를 착용한다.
⑤ 위쪽과 아래쪽을 구분하여 용기에 물을 넣어 보관한다.

20 우측편마비 대상자의 통 목욕 돕기 방법으로 옳은 것은?

① 욕조에 들어갈 때 우측 다리부터 들어간다.
② 욕조에서 나올 때 우측 겨드랑이를 지지한다.
③ 욕조 의자 높이가 욕조 턱 높이보다 높아야 한다.
④ 따뜻한 물에 15분 이내로 담가 근육을 이완시킨다.
⑤ 팔 → 몸통 → 발 → 다리 → 회음부 순으로 씻는다.

21 스스로 세수할 수 없는 대상자의 세면을 돕는 방법은?

① 눈곱이 없는 눈을 먼저 닦는다.
② 눈의 바깥쪽에서 안쪽으로 닦는다.
③ 귀이개로 귓속의 귀지를 제거한다.
④ 안경을 쓴 경우 일주일에 한 번 세척한다.
⑤ 젖은 수건으로 얼굴에 남아있는 물기를 제거한다.

22 그림과 같은 휠체어 이동법은 어떤 상황에서 사용하는가?

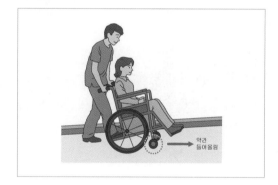

① 평지를 이동할 때
② 내리막길을 갈 때
③ 도로 턱을 내려갈 때
④ 울퉁불퉁한 길을 갈 때
⑤ 엘리베이터를 타고 내릴 때

23 한 쪽 다리가 마비된 대상자가 평지를 이동할 때의 지팡이 사용법으로 옳은 것은?

① 지팡이 → 건강한 다리 → 마비된 다리
② 지팡이 → 마비된 다리 → 건강한 다리
③ 마비된 다리 → 건강한 다리 → 지팡이
④ 건강한 다리 → 지팡이 → 마비된 다리
⑤ 건강한 다리 → 마비된 다리 → 지팡이

24 대상자의 보행기 사용방법으로 옳은 것은?

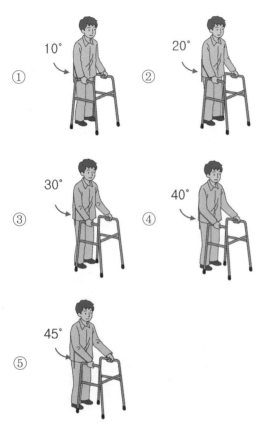

25 와상상태의 대상자 체위변경에 대한 내용으로 옳은 것은?

① 부종을 발생시킨다.
② 욕창과 괴사를 예방한다.
③ 하루 2회 체위변경을 한다.
④ 심장이 확장되어 호흡기능이 원활해진다.
⑤ 등에 상처가 있을 경우 앙와위 자세를 취해준다.

26 요양보호사가 무거운 물건을 양손으로 들어 올릴 때의 방법으로 옳은 것은?

① 다리를 벌려 지지면을 넓힌다.
② 허리를 구부려서 들어 올린다.
③ 여러 개의 물건은 한 번에 들어 이동시킨다.
④ 물체는 몸에서 멀리 위치하도록 하여 들어 올린다.
⑤ 물건을 든 상태에서 방향전환 시 허리를 돌려 조절한다.

27 감염 예방을 위한 대상자의 분비물 처리방법으로 옳은 것은?

① 가정에서는 배설물이 묻은 의류나 물건을 함께 세탁한다.
② 오염된 세탁물은 장갑을 끼고 일반쓰레기와 함께 배출한다.
③ 배설물 처리 후에는 장갑을 착용하였다면 손 씻기는 생략해도 된다.
④ 배설물을 맨손으로 닦은 후 알코올로 소독한다.
⑤ 혈액이나 체액이 묻은 경우 찬물로 닦고 더운물로 헹구며 필요시 소독한다.

28 신체압력을 분산시켜 욕창을 예방하며 보온성, 통풍성이 용이한 것을 선택해야 하는 복지용구로 옳은 것은?

① 전동 침대
② 이동 변기
③ 성인용 보행기
④ 자세변환 쿠션
⑤ 욕창예방 매트리스

29 시설에서 프로그램을 진행하던 중 지진이 발생했을 때 대처방법은?

① 옥상으로 대피한다.
② 문을 열어 출구를 확보한다.
③ 거실 바닥에 엎드리게 한다.
④ 물건을 선반 위에 올려놓는다.
⑤ 승강기를 이용하여 밖으로 대피시킨다.

30 식품별 보관방법으로 옳은 것은?

① 토마토 – 냉장보관 한다.
② 육류 – 오래 두려면 냉장실에 보관한다.
③ 달걀 – 뾰족 부분이 위로 향하게 놓는다.
④ 시금치 – 눕혀서 보관한다.
⑤ 육류 – 보관할 때 표면에 식용유를 바르면 변색을 방지할 수 있다.

31 의복과 옷감에 생긴 얼룩을 제거하는 방법으로 옳은 것은?

① 얼룩은 말린 후 세탁한다.
② 립스틱 얼룩은 알코올로 제거한 후 세탁한다.
③ 얼룩이 묻었을 때 비비는 것은 좋지 않다.
④ 튀김기름 얼룩은 휘발유를 거즈에 적셔 가볍게 두드린다.
⑤ 커피는 식초와 주방세제를 1:2로 섞어 얼룩부분을 제거한다.

32 쾌적한 주거환경을 조성하는 내용으로 옳은 것은?

① 환기는 하루에 한 번 한다.
② 야간에는 모든 조명을 꺼 놓는다.
③ 실내 습도는 40~60%가 적당하다.
④ 여름에는 가습기, 겨울에는 제습기를 사용한다.
⑤ 배설물을 치울 때는 직접조명보다 간접조명을 이용한다.

33 다음 대화 중 요양보호사의 공감적 대화로 옳은 것은?

> • 대상자 : "지난번에 요양보호사는 참 좋았는데…"
> • 요양보호사 : "＿＿＿＿＿＿＿＿"

① "그럼 저는 싫으세요?"
② "시설장님과 의논하세요."
③ "요양보호사를 바꿔 드릴까요?"
④ "전에 있던 분이 참 잘하셨나 봐요."
⑤ "기분 나쁜 말씀은 하지 않으셨으면 좋겠어요."

34 대상자와 의사소통을 할 때, 편안하게 대면하는 방법은?

① 대상자에게서 멀리 서서 바라본다.
② 대상자와 눈을 맞추고 나서 말을 건넨다.
③ 대상자가 불편해 할 경우 등 뒤에서 말한다.
④ 아직 잠에서 덜 깬 대상자에게는 옆으로 조용히 다가간다.
⑤ 반응이 없는 대상자에게는 말을 건네지 않고 하던 일을 계속한다.

35 의사소통 장애가 있는 대상자의 요양보호 활동으로 옳은 것은?

① 시각장애 : 지시대명사를 사용하지 않는다.
② 주의력결핍장애 : 실물, 그림판, 문자판 등을 이용한다.
③ 판단력, 이해력 장애 : 긴 문장으로 천천히 이야기한다.
④ 노인성난청 : 보청기를 착용할 때는 입력은 작게, 출력은 크게 조절한다.
⑤ 지남력장애 : 어깨를 다독이거나 눈짓으로 신호를 주면서 이야기를 시작한다.

36 요양보호 기록의 원칙으로 옳은 것은?

① 요양보호사의 주관적인 의견을 기록한다.
② 서비스한 내용은 자세하고 장황하게 기록한다.
③ 기록은 모든 서비스가 끝난 후에 작성한다.
④ 기록의 효율성을 향상시키기 위해 신조어를 사용한다.
⑤ 기록을 정정할 때는 밑줄을 긋고 빨간 펜으로 정정 후 서명한다.

37 시설에서 대상자가 다음과 같은 행동을 보일 때 대처방법은?

> • 옷을 벗으려고 한다.
> • 구석진 곳을 찾는다.
> • 바지의 뒷부분을 움켜잡고 있다.

① 단순한 일거리를 준다.
② 조용한 장소에서 쉬게 한다.
③ 좋아하는 노래를 함께 부른다.
④ 산책과 같은 야외활동을 시킨다.
⑤ 배변 상태를 확인하고 화장실로 데리고 간다.

38 해질 무렵이면 혼란스러워하고 불안 증세를 보이는 치매 대상자를 돕기 위한 방법으로 옳은 것은?

① 신체적 제한을 한다.
② 실내조명을 어둡게 유지한다.
③ 낮 시간에 낮잠을 자게 한다.
④ 대상자와 함께 산책을 나간다.
⑤ 카페인이 든 음료를 섭취하게 한다.

39 다음 사례를 읽고 요양보호사의 돕기 방법으로 옳은 것은?

> 어르신께서는 매일 장롱 안의 물건을 꺼내어 물건을 쌌다가 다시 풀어놓는 행동을 반복하고 있다.

① 반복적인 행동을 중단시킨다.
② 왜 그런 행동을 하는지 질문한다.
③ 대상자가 좋아하는 노래를 함께 부른다.
④ 하던 행동을 하도록 관심을 두지 않는다.
⑤ 행동이 교정되지 않을 시 신체를 구속한다.

40 치매 대상자가 점심 식사 후 얼마 지나지 않아 계속 밥을 달라고 할 때 요양보호사의 반응으로 적절한 것은?

① "방금 드셨는데 무슨 말씀이세요?"
② "기억 안나세요? 조금 전에 드셨잖아요."
③ "지금 준비하고 있으니까 조금만 기다리세요."
④ "몇 시에 점심을 드셨는지 잘 생각해 보세요."
⑤ "언제 식사했는지 다른 분들에게 한 번 확인해 보세요."

41 치매 대상자가 "저 할멈이 내 손수건을 훔쳐갔어!"라며 자주 화를 낼 때 대처방법은?

① 훔쳐가지 않았다고 말한다.
② 다른 사람의 손수건을 빌려서 준다.
③ 같은 손수건을 사 두었다가 대체한다.
④ 망상이 심할 경우 반응하지 않고 모르는 척한다.
⑤ 손수건을 잃어버린 적이 없다고 차분히 설명한다.

42 치매 대상자의 의사소통의 기본 원칙으로 옳은 것은?

① "왜 그러세요?"라며 질문한다.
② "어디 불편한데 있으세요?"라며 질문을 한다.
③ 한 번에 한 가지씩만 간단명료한 단어로 질문한다.
④ "이것은 해도 되고, 저것은 안 돼요."라며 표현한다.
⑤ "식사하신 후에 양치질하고 외출해요."라고 이야기한다.

43 화재 시 대피 요령으로 옳은 것은?

① 서서 빠르게 이동한다.
② 최대한 자세를 낮추어 이동한다.
③ 엘리베이터를 이용하여 신속히 대피한다.
④ 옥상 출입문은 추락의 위험 때문에 잠가 놓는다.
⑤ 대피한 경우 바람이 불어오는 반대쪽에서 구조를 기다린다.

44 출혈이 있는 대상자의 응급처치로 옳은 것은?

① 119가 올 때까지 기다린다.
② 멸균 거즈를 이용하여 직접 압박한다.
③ 맨손으로 직접 출혈지점을 압박한다.
④ 붕대는 풀리지 않도록 꽉 조여 감는다.
⑤ 출혈 부위를 심장보다 낮게 위치하도록 한다.

45 자동심장충격기 사용에 대한 설명으로 옳은 것은?

① 의식이 없을 때 사용한다.
② 가슴압박과 인공호흡은 30:1로 실시한다.
③ 제세동 버튼을 누르기 전에 대상자에게서 떨어진다.
④ 분석 중이라는 음성지시가 나오면 환자가 움직이지 못하도록 잡는다.
⑤ 하나의 전극 패드로 심전도 신호를 분석하고, 자동심장충격을 시행한다.

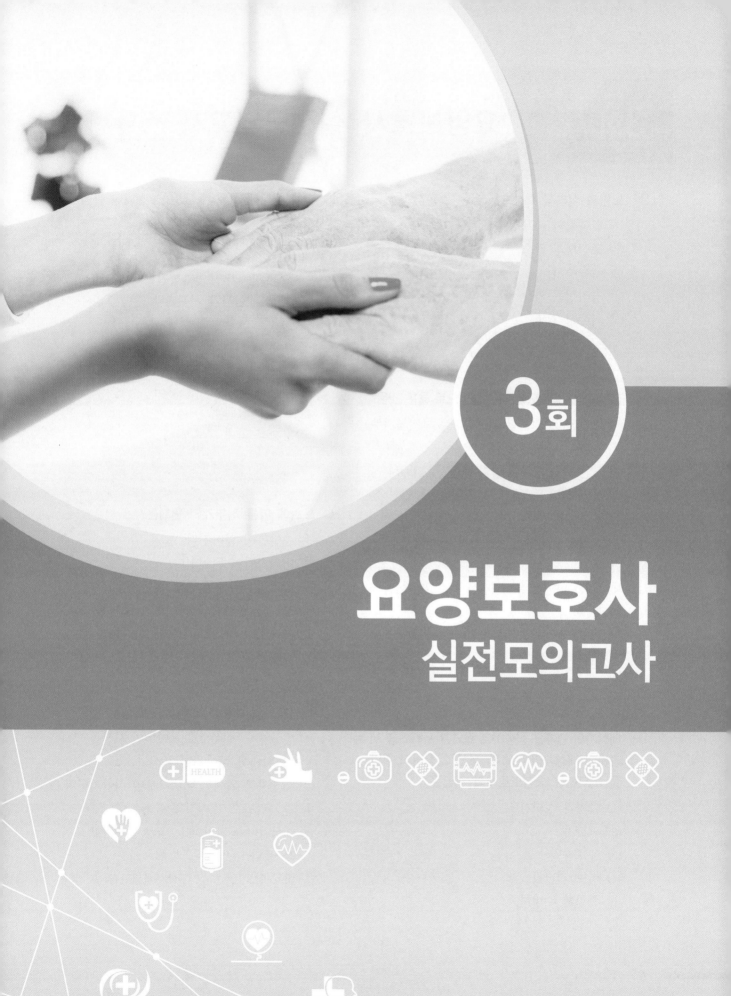

3회

요양보호사
실전모의고사

01 노인의 심리적 특성으로 옳은 것은?

① 외향성의 증가
② 조심성의 감소
③ 우울증 감소
④ 경직성 증가
⑤ 의존성 감소

02 장기요양보험제도에 대한 설명으로 옳은 것은?

① 노인장기요양보험의 보험자는 보건복지부이다.
② 노인장기요양보험 급여 대상자는 '60세 이상인자' 또는 '60세 미만이지만 노인성 질병을 가진 자'이다.
③ 장기요양인정 신청서는 본인만 제출 가능하다.
④ 장기요양인정 유효기간은 최소 2년 이상으로 한다.
⑤ 장기요양 인정 점수가 43점이면 서비스를 제공하지 못한다.

03 대상자와 관계를 형성하고 필요한 서비스를 제공하여 대상자의 신체적, 정신적, 심리적 위안을 도모하는 요양보호사의 역할은?

① 말벗과 상담자
② 관찰자
③ 옹호자
④ 정보 전달자
⑤ 숙련된 수발자

04 다음 상황에서 알 수 있는 노인학대 유형은?

> • 건강이 악화됨에도 불구하고 약 복용을 거부한다.
> • 요양보호사가 집 안에 쌓인 쓰레기를 치우려 해도 대상자가 거부한다.

① 방임
② 유기
③ 자기방임
④ 신체적 학대
⑤ 경제적 학대

05 노화에 따른 피부계의 변화는?

① 손발톱이 얇아진다.
② 머리카락이 굵어진다.
③ 입가와 뺨 등 얼굴의 털은 증가한다.
④ 모근의 멜라닌생성 세포가 증가된다.
⑤ 피하지방 증가로 기온에 둔감해진다.

06 대상자와의 대면하기 방법으로 옳은 것은?

① 대상자가 벽 쪽으로 돌아누워 시선을 피하면 뒤에서 이야기한다.
② 대상자를 위에서 내려다보며 이야기한다.
③ 손가락만으로 대상자를 잡는다.
④ 대상자가 움직일 때는 항상 부축하고 도움을 준다.
⑤ 아무 말도 안 하는 대상자에게도 말을 건다.

07 연하곤란 증상이 있는 편마비 대상자의 사례 예방을 위한 돕기 방법으로 옳은 것은?

① 수분이 적은 음식을 제공한다.

② 식사 중 대상자에게 질문을 한다.

③ 신맛이 강한 음식을 제공한다.

④ 편하게 누워서 먹인다.

⑤ 가능하면 앉아서 상체를 높이고 소량씩 천천히 제공한다.

08 대상자가 치아가 적어 씹기가 어렵지만 삼키는 데 문제가 없을 때 요양보호사가 제공해야 할 식이종류로 옳은 것은?

① 일반식

② 경관 유동식

③ 경구 유동식

④ 잘게 썬 음식

⑤ 갈아서 만든 음식

09 약이 변질되지 않고 효과가 유지되도록 안전하게 보관하는 방법으로 옳은 것은?

① 꺼낸 시럽이 많을 때는 다시 병에 넣는다.

② 알약은 약 용기에 넣어 햇볕이 잘 드는 곳에 보관한다.

③ 시럽제는 오랫동안 먹지 않아 색이 변했다면 흔들어서 다시 먹는다.

④ 치매 대상자의 약은 안전한 곳에 보관하고 가능하면 약상자에 잠금장치를 한다.

⑤ 안약과 귀약은 냉장보관 후 사용한다.

10 대상자의 눈에 안약을 넣을 때 옳은 위치는?

① 각막에 직접 점안

② 비루관 입구

③ 위 눈꺼풀 외측

④ 아래눈꺼풀 중앙

⑤ 위 눈꺼풀 내측

11 거동이 가능한 대상자의 화장실 이용 돕기 방법으로 옳은 것은?

① 낙상예방을 위해 처음부터 끝까지 도와준다.

② 응급벨을 화장실 문 밖에 설치해 놓는다.

③ 대상자가 배설하는 동안 다른 일을 한다.

④ 배설 후 뒤처리는 뒤에서 앞으로 닦는다.

⑤ 휠체어의 잠금장치를 걸고 발 받침대를 접어 올린다.

12 우울증이 있는 대상자를 돕는 방법은?

① 대상자의 감정 표현을 자제시킨다.

② 모두 괜찮아질 것이라고 위로한다.

③ 혼자 있는 시간을 갖도록 배려한다.

④ 관심을 드러내기보다 조용히 지켜본다.

⑤ 햇볕을 받으며 규칙적으로 운동한다.

13 퇴행성관절염에 관한 설명으로 옳은 것은?

① 통증은 활동 정도와 관계없이 일정하게 나타난다.
② 근육강화를 위해 계단 오르내리기, 등산 등의 운동을 한다.
③ 관절이 뻣뻣해지는 현상은 저녁에 흔히 나타난다.
④ 관절 연골의 탄력성을 강화하기 위해 체중을 늘린다.
⑤ 수영, 평평한 흙길 걷기 등 규칙적인 운동을 한다.

14 급성 설사를 하는 대상자를 돕는 방법은?

① 몸을 시원하게 한다.
② 물을 충분히 마시게 한다.
③ 우유 섭취량을 늘게 한다.
④ 장운동을 증가시키는 음식을 먹게 한다.
⑤ 설사 초기부터 지사제를 복용하게 한다.

15 대상자의 손발톱 정돈 모양으로 옳은 것은?

	손톱	발톱
①	둥근 모양	둥근 모양
②	둥근 모양	일자 모양
③	일자 모양	세모 모양
④	일자 모양	둥근 모양
⑤	세모 모양	둥근 모양

16 노인이 운동을 꺼리게 되는 신체적 변화는?

① 폐활량 증가
② 관절의 가동범위 증가
③ 심장근육의 탄력성 증가
④ 근육피로도 감소
⑤ 조정 능력 저하

17 대상자의 수면을 돕는 방법은?

① 시원한 커피를 섭취하게 한다.
② 저녁에 과식하지 않게 한다.
③ 잠이 안 올 경우 텔레비전을 시청하게 한다.
④ 수면제나 진정제를 장기간 복용한다.
⑤ 잠이 안 올 경우 편한 시간에 취침하게 한다.

18 혈압약과 함께 섭취했을 때 혈압을 상승시킬 수 있는 건강기능 식품은?

① 홍삼
② 알로에
③ 감마리놀레산
④ 프로바이오틱스
⑤ 오메가-3 지방산

19 노인의 올바른 영양관리로 옳은 것은?

① 시력이 저하되어 유통기한을 읽기가 어려워 상한 음식을 먹을 수 있다.

② 소화액 분비가 증가하여 소화 및 흡수 기능이 떨어진다.

③ 칼슘의 흡수를 돕기 위해서 비타민 C를 섭취한다.

④ 물을 마시는 방법보다 물을 마시는 양이 중요하다.

⑤ 포만감을 잘 느끼지 못해 과식을 하게 된다.

20 체위변경과 이동의 기본 원칙으로 옳은 것은?

① 신체상황은 고려하되 심리적인 측면은 고려하지 않아도 된다.

② 대상자에게 동작 설명, 동의는 구하지 않는다.

③ 정상적인 움직임을 거스르지 않아야 한다.

④ 불편감을 덜기 위해 빠르게 체위변경을 한다.

⑤ 요양보호사만의 방법으로 실시한다.

21 요양보호사의 성희롱 대처방법으로 옳은 것은?

① 2년에 1회 성희롱 예방교육을 받는다.

② 대상자 가족에게 피해사실을 말하고 보상금을 요구한다.

③ 감정적인 대응은 삼가고, 단호히 거부의사를 표현한다.

④ 모른 척하며 일을 계속한다.

⑤ 동료에게 도움을 요청한다.

22 대상자가 복지용구 구입을 부탁했을 때 대처방법은?

① 복지용구를 대여해 준다.

② 대상자에게 복지용구를 판매한다.

③ 대신 구입해 주고 사례금을 받는다.

④ 복지용구 구입 관련 정보를 제공한다.

⑤ 복지욕구 업체를 알선해준다.

23 다음에서 설명하는 감염성 질환은?

> • 오염된 음식을 섭취하여 발생함
> • 구토, 메스꺼움, 오한, 복통, 설사 증상이 있음

① 옴

② 결핵

③ 독감

④ 머릿니

⑤ 노로바이러스 장염

24 대상자의 흡인 물품을 관리방법으로 옳은 것은?

① 흡인병은 일주일에 1회 소독한다.

② 사용한 카테터는 분비물이 빠지게 줄에 널어둔다.

③ 카테터는 햇볕에서 말린다.

④ 카테터 등 고무제품은 15분 이상 끓인다.

⑤ 흡인은 음압을 이용하여 가래를 제거하는 것으로 감염과 출혈의 위험이 적다.

25 신체활동에 필요한 복지용구 중 구입품목으로 옳은 것은?

① 이동욕조
② 배회감지기
③ 경사로
④ 목욕의자
⑤ 수동휠체어

26 화재예방을 위한 습관으로 옳은 것은?

① 콘센트 하나에 여러 개의 전열기구를 사용한다.
② 성냥, 라이터, 양초 등은 사용하기 편리하게 식탁위에 보관한다.
③ 건조를 위해 난로 주변에 세탁물 등을 널어놓는다.
④ 소화기는 보이지 않는 곳에 비치한다.
⑤ 음식을 조리하는 중에는 주방을 떠나지 않는다.

27 골다공증 대상자가 칼슘제 복용 후 변비를 예방하기 위한 방법으로 옳은 것은?

① 카페인 음료와 섭취하게 한다.
② 우유나 요구르트와 함께 먹는다.
③ 충분한 수면을 한다.
④ 수분 섭취를 제한한다.
⑤ 하제와 함께 복용한다.

28 안전한 식품을 섭취하기 위한 위생관리로 옳은 것은?

① 칼이나 도마는 하나로 사용한다.
② 냉장실 온도는 5℃ 이하로 유지한다.
③ 냉동식품은 실온에서 천천히 해동한다.
④ 냉장고에 식품을 장기간 보관해도 된다.
⑤ 육류는 1~2일, 생선은 3~5일 냉장보관 한다.

29 다음의 의사소통 방법이 도움이 되는 대상자는?

• 여기, 이쪽 등 지시대명사를 사용하지 않고 사물의 위치를 정확히 시계방향으로 설명한다.
• 대상자를 중심으로 오른쪽, 왼쪽을 설명하여 원칙을 정하여 두는 것이 좋다.

① 시각 장애
② 언어 장애
③ 노인성 난청
④ 지남력 장애
⑤ 판단력 장애

30 요양보호사의 보고서 기록의 원칙으로 옳은 것은?

① 요양보호사의 생각을 기록한다.
② 내용은 한꺼번에 모아서 작성한다.
③ 육하원칙을 바탕으로 기록한다.
④ 기록 정정은 지우고 다시 작성한다.
⑤ 장황하고 우회적인 표현으로 작성한다.

31 치매 대상자와의 의사소통 방법으로 옳은 것은?

① 대상자가 이해하지 못하면 다른 주제에 대해 이야기한다.
② 명령하듯 지시적으로 말한다.
③ "식사하신 후에 양치질하시고 외출해요."라고 말한다.
④ 항상 현재 상황을 알려주며 말한다.
⑤ 신체적 접촉은 하지 않는다.

32 사전연명의료의향서에 관한 설명으로 옳은 것은?

① 의향서 작성 후에는 변경할 수 없다.
② 의향서 작성만 하면 효력이 발생한다.
③ 19세 미만인 사람도 의향서를 작성할 수 있다.
④ 연명의료 중단 의향을 명시해도 항암제 투여는 지속한다.
⑤ 연명의료정보처리시스템을 통해 의향서 작성 여부를 확인할 수 있다.

33 임종 적응단계 설명으로 옳은 것은?

① 부정 : "나는 아니야. 왜 하필이면 나야."
② 분노 : "아니야. 나는 믿을 수 없어."
③ 타협 : "우리 아이가 시집갈 때까지만 살게 해 주세요."
④ 우울 : 죽는다는 사실을 체념하고 받아들인다.
⑤ 수용 : 더 이상 회복 가능성이 없다고 느끼면서 침울해진다.

34 대상자가 내용물을 알 수 없는 음료수를 마시고 구토와 경련을 일으켰다. 응급처치로 옳은 것은?

① 구토했을 경우 토사물을 깨끗하게 치운다.
② 인공호흡을 한다.
③ 의식이 없더라도 수분섭취를 위해 물을 마시게 한다.
④ 병원 이송 시 대상자가 마신 음료수병을 가지고 간다.
⑤ 증상이 없고 복용량이 적으면 병원에 가지 않아도 된다.

35 심폐소생술을 할 때 자동심장충격기(자동제세동기)를 사용하는 방법으로 옳은 것은?

① 전원 켜기 → 심장리듬 분석 → 전극패드 부착 → 제세동 순서로 사용한다.
② 대상자에게 전기충격이 전달될 때 대상자를 붙잡아 움직이지 못하게 한다.
③ 자동심장충격기는 5분 간격으로 심장리듬을 분석한다.
④ 심장리듬 분석 중에는 대상자에게서 손을 뗀다.
⑤ 전기충격을 전달하고 나서 3분 후에 가슴압박과 인공호흡을 반복한다.

01 다음에 해당하는 노인의 심리적 특징은?

> • 사회적 활동의 감소
> • 타인과 만나는 것을 기피

① 경직성 증가
② 의존성 증가
③ 내향성 증가
④ 조심성 증가
⑤ 우울증 경향 증가

02 등급판정 이후 장기요양서비스를 받고자 할 때 기관에 제출해야 하는 서류로 옳은 것은?

① 의사소견서
② 상태기록지
③ 장기요양급여제공기록지
④ 표준장기요양이용계획서
⑤ 장기요양인정서

03 대상자가 요구한 물건을 사다 주었더니 마음에 들지 않는다며 불평을 할 때 대처방법은?

① 설명을 듣고 새로운 물건으로 다시 사다준다.
② 유사한 물건이라며 그냥 쓰라고 권유한다.
③ 가족에게 구매를 요청한다.
④ 구매한 물건을 대상자와 함께 교환하러 간다.
⑤ 힘들게 사 온 것이니 그냥 쓰라고 하고 다음에는 함께 사러가자고 한다.

04 다음 내용의 노인 학대 유형으로 옳은 것은?

> 집에서 늦은 저녁식사를 하고 쇼파에 앉아 쉬고 있는 시어머니께 "에이, 꼴도 보기 싫은데 빨리 방에나 들어가지 왜 거기 앉아 있는 거야. 죽치고 앉아 있지 말고 빨리 들어가요" 라고 소리를 질렀다.

① 방임
② 유기
③ 경제적 학대
④ 정서적 학대
⑤ 신체적 학대

05 대상자가 아침에 일어나면 관절이 뻣뻣해지고 관절이 풀어지기까지 30여 분이 걸린다고 하신다. 요양보호사의 돕기 방법으로 옳은 것은?

① 비타민 D를 섭취한다.
② 계단 오르내리기를 권한다.
③ 일상적인 활동을 제한한다.
④ 수영, 가볍게 걷기, 체조 등을 권한다.
⑤ 수분섭취를 제한한다.

06 신체활동을 도울 때 '대상자 중심 요양보호'의 원칙을 준수한 경우는?

① 대상자가 자는 동안 기저귀가 젖었는지 이불을 들춰 확인한다.

② "지금 목욕 안 하면 다음 주까지 기다려야 해요. 냄새나니까 얼른 지금하세요."

③ "일어나서 식사를 하셔야 설거지하고 점심 식사를 준비할 수 있어요."

④ "안 묶어 놓으면 소변줄, 콧줄을 잡아뽑아요. 어쩔 수 없어요."

⑤ 일으켜 세워줄 때 겨드랑이를 잡아 올리지 않는다.

07 대상자의 경구약 복용 돕기 방법으로 옳은 것은?

① 알약은 약 뚜껑에 따르고 다시 손으로 옮긴다.

② 가루약은 직접 입에 넣어준다.

③ 물약은 뚜껑을 열어 뚜껑의 아래가 바닥으로 가도록 놓는다.

④ 약의 종류가 많으면 분쇄하여 2~3회 나누어 복용한다.

⑤ 알약을 삼키기 어려우면 반으로 쪼개서 준다.

08 주사주입 대상자 돕기 방법으로 옳은 것은?

① 수액병은 심장보다 낮게 위치한다.

② 바늘을 제거한 후에는 1~2분간 알코올 솜으로 비벼준다.

③ 주사 부위의 바늘이 빠지면 다시 주입한다.

④ 주사 부위에 통증을 호소하면 바늘을 제거한다.

⑤ 이상증상이 있는 경우 시설장에게 보고한다.

09 질환별 대상자의 영양관리로 옳은 것은?

① 당뇨병 : 복합당질 섭취는 피하고, 단순당질의 식품을 선택한다.

② 고혈압 : 채소 조리 시 생으로 먹는 것 보다 무침 겉절이로 먹는 것이 좋다.

③ 삼킴장애 : 밥을 국이나 물에 말아 먹는다.

④ 골다공증 : 커피와 탄산음료를 충분히 섭취한다.

⑤ 변비 : 견과류, 해조류 섭취를 증가시킨다.

10 사레에 걸리기 쉬운 대상자의 식사 돕기 주의사항으로 피해야 하는 음식은 무엇인가?

① 계란찜

② 된장찌개

③ 미역 초무침

④ 과일 샐러드

⑤ 고등어조림

11 기저귀를 찬 채 한쪽으로만 누워 있는 대상자의 소변이 자주 샐 때 대처방법은?

① 복부를 시계방향으로 마사지한다.

② 3시간 간격으로 간이변기를 대어 준다.

③ 수분섭취를 제한한다.

④ 복부에 미지근한 물주머니를 대어 방광을 이완시킨다.

⑤ 베개로 몸 한쪽을 지지하면서 체위를 자주 변경해 준다.

12 이동변기를 사용하여 배변 중이 대상자가 배설을 어려워 할 때 돕는 방법은?

① 주변을 조용하게 해준다.

② 차가운 물을 마시게 한다.

③ 변기를 찬물로 시원하게 만들어 놓는다.

④ 이동변기를 치우고 기저귀를 채워준다.

⑤ 항문이나 요도에 미지근한 물을 끼얹어 준다.

13 유치도뇨관 소변주머니의 관리방법으로 옳은 것은?

① 소변색이 이상하거나 탁해진 경우 소변주머니를 교체한다.

② 소변량, 색깔을 5~6시간마다 확인한다.

③ 소변주머니는 방광의 위치보다 높게 두지 않는다.

④ 유치도뇨관이 빠지면 세척해서 다시 삽입한다.

⑤ 수분 섭취량을 제한한다.

14 대상자가 조기 실금 증상을 보일 때 기저귀를 바로 채우지 않는 이유는?

① 대상자가 부끄러워하므로

② 냄새가 불쾌감을 주므로

③ 욕창 발생의 우려가 있으므로

④ 기저귀 비용이 부담스러우므로

⑤ 기저귀에 대한 의존도를 줄이기 위해

15 오른쪽 편마비 대상자의 통 목욕 시 욕조에 들어갈 때(A)와 나올 때(B), 어느 쪽 다리부터 옮겨야 하는가?

	(A)	(B)
①	왼쪽	왼쪽
②	왼쪽	오른쪽
③	오른쪽	오른쪽
④	오른쪽	왼쪽
⑤	어느 쪽이든 상관없다.	

16 대상자의 옷 갈아입히기 기본 원칙으로 옳은 것은?

① 옷 선택 시 개인의 취향은 고려하지 않아도 된다.

② 편마비나 장애가 있는 경우, 옷을 벗을 때는 건강한 쪽부터 벗는다.

③ 편마비나 장애가 있는 경우, 옷을 입힐 때는 건강한 쪽부터 입는다.

④ 상·하의를 모두 벗긴 후 갈아입힌다.

⑤ 상하가 붙은 원피스 종류로 선택한다.

17 대상자의 입안 닦아내기 방법으로 옳은 것은?

① 연하장애, 의식이 없거나 사레에 걸리기 쉬운 대상자에 실시한다.

② 입안을 닦을 때는 혀 안쪽까지 깊숙이 닦는다.

③ 거즈 하나로 윗니와 아랫니 모두 닦는다.

④ 똑바로 누운 자세일 때는 상반신을 낮춰준다.

⑤ 누워있는 상태에서 양치질하는 것을 도와줄 때 바로 누운 자세로 닦는다.

18 의치를 사용하는 대상자 돕기 방법으로 옳은 것은?

① 아래쪽 의치를 뺀 후 위쪽 의치를 뺀다.
② 의치를 빼서 거즈에 감싸 보관한다.
③ 의치는 뜨거운 물에 깨끗이 씻는다.
④ 의치를 삽입하기 전에 구강세정제로 입을 헹군다.
⑤ 변형을 막기 위해 잘 때도 의치를 끼도록 한다.

19 우측편마비 대상자의 상의 벗기기 순서로 옳은 것은?

① 왼팔 → 머리 → 오른팔
② 왼팔 → 오른팔 → 머리
③ 오른팔 → 머리 → 왼팔
④ 오른팔 → 왼팔 → 머리
⑤ 머리 → 왼팔 → 오른팔

20 침대에 누워 지내는 대상자를 옆으로 돌려 눕히는 순서는?

> 가. 둘려 눕히려고 하는 쪽에 선다.
> 나. 엉덩이를 뒤로 이동시켜 준다.
> 다. 무릎을 세우고 양팔을 가슴 위에 놓는다.
> 라. 편안한 자세가 되도록 베개로 등을 받쳐 준다.
> 마. 엉덩이와 어깨를 지지하여 돌려 눕힌다.

① 가 - 나 - 마 - 라 - 다
② 가 - 다 - 나 - 라 - 마
③ 가 - 다 - 마 - 나 - 라
④ 가 - 라 - 다 - 나 - 마
⑤ 가 - 라 - 마 - 다 - 나

21 대상자를 휠체어에서 바닥으로 옮기는 순서로 옳은 것은?

> 가. 휠체어의 잠금장치를 잠그고 발 받침대를 올려 발을 바닥에 내려놓는다.
> 나. 대상자는 건강한 손으로 바닥을 짚고 건강한 다리에 힘을 주어 바닥에 내려앉는다.
> 다. 대상자가 이동하는 동안 상체를 지지하여 준다.
> 라. 대상자의 마비 측 옆에서 어깨와 몸통을 지지해 준다.

① 가 → 나 → 다 → 라
② 가 → 라 → 나 → 다
③ 다 → 라 → 가 → 나
④ 라 → 다 → 나 → 가
⑤ 라 → 나 → 다 → 가

22 신체손상을 예방하기 위한 요양보호사의 올바른 신체정렬 자세로 옳은 것은?

① 대상자와 가까워질수록 요양보호사 신체 손상 위험이 증가한다.
② 안정성과 균형성을 위하여 발을 적당히 벌리고 서서 한 발은 다른 발보다 약간 앞에 놓는다.
③ 대상자 이동 시 다리와 몸통의 작은 근육을 사용하여 척추의 안정성을 유지한다.
④ 대상자를 빠르게 이동시키고 바로 다른 서비스를 진행한다.
⑤ 무릎은 펴고 중심을 높게 하여 골반을 안정시킨다.

23 거동이 불편한 대상자의 화장실 이용을 돕는 방법으로 옳은 것은?

① 화장실 조명을 어둡게 한다.
② 스스로 갈 수 있도록 위치를 알려준다.
③ 응급상황을 알릴 수 있는 응급 벨을 문 밖에 설치한다.
④ 최대한 스스로 할 수 있도록 옆에서 보조한다.
⑤ 실수하지 않도록 빨리 이동할 것을 재촉한다.

24 울퉁불퉁한 길에서 휠체어로 대상자를 이동시키는 방법으로 옳은 것은?

① 브레이크를 반쯤 잠그고 이동한다.
② 발 받침대를 접은 상태로 이동한다.
③ 지그재그로 이동한다.
④ 휠체어를 뒤로 돌리고 뒷걸음으로 이동한다.
⑤ 휠체어를 뒤로 젖혀 앞바퀴를 들고 이동한다.

25 안전한 환경을 제공하여 감염을 예방하는 방법은?

① 가래가 담긴 흡인병은 일주일에 한 번 닦는다.
② 혈액이 묻은 옷은 찬물로 세탁한 후 더운물로 헹군다.
③ 사용한 카테터는 분비물이 빠질 수 있도록 줄에 널어놓는다.
④ 흡인기의 고무제품은 15분 이상 끓인 후 햇볕에서 말린다.
⑤ 배설물이 묻은 의류는 모아서 다른 의류와 함께 세탁한다.

26 노인장기요양보험 급여복지용구 중 대여 및 구입품목 모두 할 수 있는 것으로 옳은 것은?

① 욕창예방 매트리스
② 수동침대
③ 배회감지기
④ 수동휠체어
⑤ 안전손잡이

27 화재가 난 건물에서 탈출해야 하는 경우 대처방법으로 옳은 것은?

① 소화기로 진압한다.
② 연기가 많은 경우 배가 바닥에 닿게 해서 기어 나온다.
③ 엘리베이터를 타고 신속히 탈출한다.
④ 젖은 수건으로 코와 입을 막고 낮은 자세로 대피한다.
⑤ 야간 화재 시 실내가 컴컴하여 방향을 알기 힘들 때는 양 손을 번갈아 벽을 짚으며 대피한다.

28 골다공증 대상자가 제한해야 하는 것으로 옳은 것은?

① 녹차나 탄산음료를 섭취한다.
② 우유 및 유제품을 하루 1회 이상 섭취한다.
③ 두부구이, 두부 샐러드를 섭취한다.
④ 걷기, 산책, 등산 등 체중부하 운동을 한다.
⑤ 칼슘을 충분히 섭취한다.

29 도마와 칼이 1개씩 밖에 없을 경우, 닭고기, 생선, 육류, 채소 사용 순서로 옳은 것은?

① 육류 → 생선 → 닭고기 → 채소
② 생선 → 닭고기 → 육류 → 채소
③ 육류 → 닭고기 → 생선 → 채소
④ 채소 → 육류 → 생선 → 닭고기
⑤ 채소 → 생선 → 닭고기 → 육류

30 안전한 주거환경 조성을 위한 관리로 옳은 것은?

① 현관 바닥 – 휠체어가 쉽게 통과할 수 있도록 미끄러운 소재를 사용한다.
② 조명 – 배설물 등을 치울 때는 간접조명을 사용한다.
③ 복도 – 짐이나 신문 등 장애물을 놓지 않는다.
④ 현관문 손잡이 – 열고 닫기 편한 원형손잡이로 놓아둔다.
⑤ 거실 – 거실과 방을 구분할 수 있도록 문턱을 설치한다.

31 대상자와의 의사소통 시 침묵을 사용하는 이유로 옳은 것은?

① 상대방이 말하려고 하는 의미를 잘 파악하기 위해서이다.
② 불필요한 갈등이나 오해를 줄인다.
③ 자신의 느낌과 생각을 효과적으로 표현한다.
④ 요양보호사와 대상자 모두에게 생각을 정리할 시간을 준다.
⑤ 호감과 상호신뢰를 쌓기 위해서이다.

32 옷이 젖었는데도 갈아입기를 거부하는 대상자에게 요양보호사가 '나 – 전달법'으로 반응한 것은?

① "감기 걸려도 저는 책임 없어요."
② "언제 옷을 갈아입으면 좋을까요?"
③ "옷을 갈아입지 않으면 냄새가 나요."
④ "감기에 걸릴까 봐 걱정돼요."
⑤ "옷 갈아입기 싫으세요?"

33 다음 방법으로 의사소통할 때 도움이 되는 대상자는?

- 명확하고 간단하게 단계적으로 제시한다.
- 메시지를 천천히, 조용히 반복한다.
- 구체적이고 익숙한 사물에 대하여 대화한다.

① 시각장애
② 운동장애
③ 이해력장애
④ 지남력장애
⑤ 주의력결핍장애

34 대상자의 자기계발을 위한 여가활동 돕기로 옳은 것은?

① 종이접기
② 성당가기
③ 서예교실
④ 영화관람
⑤ 식물가꾸기

35 대상자가 서성이면서 안절부절못하며 구석진 곳을 찾을 때 요양보호사의 돕기 방법으로 옳은 것은?

① 화장실로 안내한다.
② 야외 활동을 시킨다.
③ 안정을 위해 조용히 방으로 데리고 간다.
④ 수분을 섭취시킨다.
⑤ 간식을 준다.

36 치매 대상자의 반복적인 질문이나 행동의 원인으로 옳은 것은?

① 지남력장애 때문이다.
② 치매 대상자는 정서적 안정감이 있기 때문이다.
③ 치매의 무료함을 달래기 위해서이다.
④ 논리적으로 생각할 수 있기 때문이다.
⑤ 관심을 얻기 위해 행동한다.

37 다음의 치매 대상자의 문제행동을 돕는 방법으로 옳은 것은?

> 기억력 상실이나 시간과 방향감각의 저하로 인한 혼란, 정서적인 불안, 배고픔, 안절부절못하여 아무런 계획도 목적도 없이 돌아다니는 행위로 화장실을 찾지 못하거나 낙상, 신체적 손상을 입기도 한다.

① 치매 대상자의 정신적 욕구를 우선적으로 해결해 준다.
② 신분증을 소지하도록 한다.
③ 텔레비전이나 라디오를 크게 틀어놓고, 집 안을 어둡게 한다.
④ 방에서 나오지 못하도록 밖에서 문을 잠근다.
⑤ 주변을 새로운 물건들로 채워놓아 대상자가 집중하게 만든다.

38 파괴적 행동을 보이는 대상자를 돕기 위한 방법으로 옳은 것은?

> 가. 파괴적 행동반응을 유발하는 사건을 사전에 예방한다.
> 나. 말을 이해하지 못하면 다른 형태로 설명한다.
> 다. 천천히 안정된 태도로 움직인다.
> 라. 필요하다면 신체적 구속을 가한다.
> 마. 행동원인에 대해 질문하여 참고한다.

① 가, 나, 다
② 가, 다
③ 나, 다, 라, 마
④ 다, 라, 마
⑤ 라, 마

39 치매 대상자가 갑자기 흥분하여 고함을 치며 요양보호사를 때리려고 할 때 대처방법은?

① 신체를 구속해 행동을 멈추게 한다.
② 흥분한 이유가 무엇인지 물어본다.
③ 화가 난 것을 이해한다는 표현을 한다.
④ 재빨리 그 자리를 피한다.
⑤ 그런 행동을 그만두라고 단호한 목소리로 제지한다.

40 치매 대상자와 의사소통하는 방법으로 옳은 것은?

① 말을 듣지 않을 경우 명령하는 투로 말을 한다.
② 팔짱을 끼고 대상자보다 높은 위치에서 내려다본다.
③ 대상자가 반응하지 않으면 대화를 중지한다.
④ 신체 부위를 짚어가며 "여기가 아프세요?"와 같이 구체적으로 질문한다.
⑤ 신체적 접촉은 하지 않는다.

41 인지훈련도구와 활동 내용으로 바르게 짝지어진 것은?

① 미술활동 – 사진을 통한 회상
② 손 운동 – 맨손 체조
③ 일일점검표 – 기분상태 점검
④ 인지훈련 워크북 – 물건을 보고 이름 맞추기
⑤ 인지카드 – 어휘공부

42 임종 대상자의 가족이 슬퍼할 때 요양보호사의 돕기 방법으로 옳은 것은?

① 가족이 슬픔을 충분히 표현하도록 돕는다.
② 가족이 불편해하므로 개입하지 않는다.
③ 장례식이나 장지에 가는 일에 참석한다.
④ 자신의 입장에서 가족의 태도와 행동을 판단한다.
⑤ "아무 염려하지 마세요."라고 위로를 한다.

43 대상자가 떡을 먹다가 갑자기 기침을 하면서 목을 조르는 듯한 자세를 하고 있을 때 돕기 방법으로 옳은 것은?

① 이물이 육안으로 보이는 경우 손가락으로 빼낸다.
② 떡을 삼킬 수 있게 물을 마시게 한다.
③ 119에 신고 후 대상자를 면밀히 관찰한다.
④ 대상자를 바닥에 눕히고 회복자세를 취하게 한다.
⑤ 대상자의 몸 뒤에 서서 배꼽과 명치 중간에 주먹을 감싸 쥔 양손으로 복부를 후상방으로 밀어 올린다.

44 심폐소생술 과정 중 회복자세로 옳은 것은?

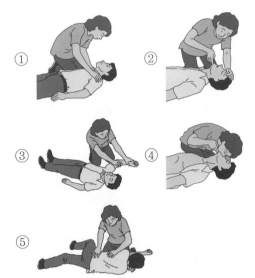

45 심폐소생술을 시행할 때 자동 제세동기를 사용하는 방법으로 옳은 것은?

① 호흡은 있으나 의식이 없는 대상자에게 사용한다.

② 분석중이라는 음성지시가 나오면 대상자로부터 떨어진다.

③ 제세동기를 작동하기 전에는 환자를 건드려서는 안 된다.

④ 제세동 실시 직후 가슴압박과 인공호흡을 30:1로 실시한다.

⑤ 전극패드는 심장부위와 오른쪽 젖꼭지 아래에 붙인다.

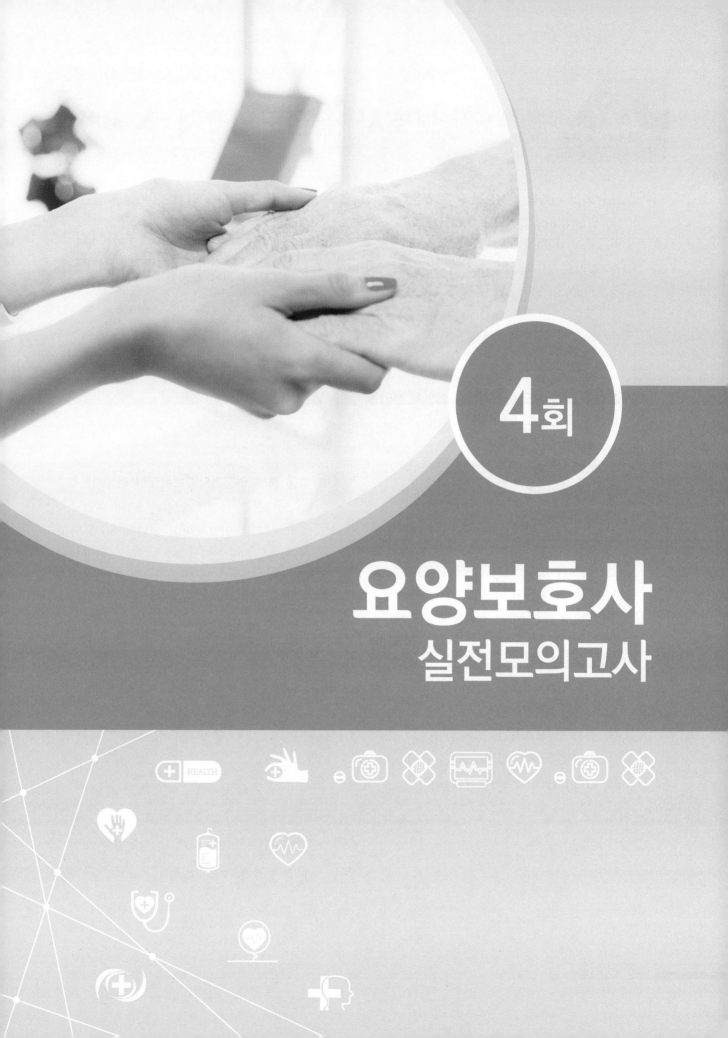

4회

요양보호사
실전모의고사

01 노년기의 신체적 특성으로 옳은 것은?

① 피하지방이 증가한다.
② 면역기능이 증가한다.
③ 노화는 비가역적 진행한다.
④ 잔존능력 향상된다.
⑤ 사소한 원인으로 중증에 빠지지 않는다.

02 자녀가 노인 부모와 근거리에 살면서 부양을 하는 가족형태로 옳은 것은?

① 확대가족
② 노인부양가족
③ 상호협조가족
④ 수정확대가족
⑤ 노인부부가구

03 국민건강보험공단에서 장기요양 등급 외 대상자와 필요 노인에게 스트레칭, 생활댄스 등의 활동을 지원하는 사업은?

① 노인의료서비스
② 노인건강관리사업
③ 독거노인보호사업
④ 노인맞춤돌봄서비스
⑤ 만성질환자 사례관리사업

04 다음에서 설명하는 장기요양보험급여는?

> 일정 기간 동안 장기요양기관에 보호하여 신체활동 지원 및 심신기능의 유지·향상을 위한 교육·훈련을 제공함

① 방문요양
② 단기보호
③ 방문간호
④ 주·야간보호
⑤ 노인요양시설

05 다음 중 노인장기요양보험급여 대상자는?

① 뇌출혈로 병원에 입원한 55세 여성
② 결핵으로 일상생활이 어려운 60세 남성
③ 혈관성 치매로 일상생활이 어려운 60세 남성
④ 고혈압이 있고 일상생활이 가능한 70세 여성
⑤ 뇌경색에서 회복되어 일상생활이 가능한 65세 남성

06 대상자가 다음과 같이 말할 때 요양보호사의 대응으로 적절한 것은?

> • 대상자 : "여기 음식은 영 맞지 않네. 입맛이 없으니 기력도 없고…"
> • 요양보호사 : "_____"

① "간식을 드릴까요?"
② "다들 여기 밥 맛있다고 다들 칭찬해요."
③ "시간이 지나면 적응이 되실 거예요."
④ "입맛이 없을 때 식사를 거르시는 것도 괜찮아요."
⑤ "힘드시겠지만 식사는 규칙적으로 드시는 게 좋아요."

07 요양보호사의 서비스 제공 원칙으로 옳은 것은?

① 대상자의 정보를 동료 요양보호사와 공유한다.
② 요양보호사 중심의 서비스를 제공한다.
③ 관장은 필요시 요양보호사가 시행한다.
④ 대상자에 해당하는 관련된 서비스만을 제공한다.
⑤ 대상자와 함께하는 상호 수직관계를 유지한다.

08 다음 내용은 "시설생활 노인권리 보호를 위한 윤리강행" 중 어떤 권리에 대한 설명인가?

> 이 씨 할머니는 머리를 만지면서 "아무리 나이를 먹었고 시설에서 남의 도움으로 생활하고 있다지만 저 사람한테 파마를 하면 머리카락이 많이 상해. 약이 안 좋은가 봐. 못돼먹은 봉사자야."라며 화를 내신다.

① 개별화된 서비스를 제공받고 선택할 권리
② 사생활과 비밀 보장에 관한 권리
③ 존엄한 존재로 대우받을 권리
④ 차별 및 노인 학대를 받지 않을 권리
⑤ 질 높은 서비스를 받을 권리

09 어르신의 이성교제를 방해하고, 말을 걸어도 대화를 하지 않는 노인학대의 종류로 옳은 것은?

① 신체적 학대
② 정서적 학대
③ 성적 학대
④ 경제적 학대
⑤ 방임

10 다음 상황에서 요양보호사의 대처방법으로 옳은 것은?

> 허리가 불편한 남자 노인의 다리를 뻗게 하는데 기왕 만짐 김에 다리를 주무르고 안마를 해달라고 하며 요양보호사의 허리를 감싸 안았다.

① 무시하고 일을 마무리한다.
② "왜 이러세요!"라고 화를 내며 서비스를 종료한다.
③ "만지지 마세요!"라고 단호하게 말한다.
④ "제가 좋으세요?"라고 농담으로 반응한다.
⑤ "무슨 짓이에요!"라고 노려보며 모욕감을 준다.

11 요양보호사가 출근 도중 교통사고로 병원에 입원하여 지속적인 통원치료가 필요하다는 산재 진단을 받았다. 이때 산재근로자 보호와 관련된 내용으로 옳은 것은?

① 치료비는 고용주가 부담한다.
② 산재를 이유로 해고할 수 있다.
③ 산재 발생 후 3년 이내에는 보험급여를 받을 수 있다.
④ 보험급여는 압류할 수 있다.
⑤ 요양 중 사업장이 부도가 나거나 폐업하면 급여를 받을 수 없다.

12 다음 중 요양보호사가 가져야 할 윤리적 태도를 잘 준수한 것은?

① 대상자에게 필요한 복지용구를 판매하였다.
② 본인 부담금을 할인해주거나 면제시켜 주었다.
③ 방문 날짜를 변경해야 해서 사전에 연락하여 변경하였다.
④ 대상자 서비스 중 잠시 개인 용무를 위해 은행에 다녀왔다.
⑤ 급한 용무가 있어 동료 요양보호사에게 근무를 대신해 달라고 하였다.

13 방문요양서비스를 받고 있는 대상자가 자녀 집 방문의 이유로 서비스 시간 변경을 요청할 때 대처방법은?

① 동료 요양보호사에게 부탁한다.
② 시간은 조정할 수 없다고 말한다.
③ 담당자에게 보고하고 시간을 조정한다.
④ 요양보호사가 원하는 시간대에 방문을 한다.
⑤ 대상자가 없어도 청소 등의 서비스 제공이 가능하다고 말한다.

14 수근관 증후군의 증상에 대한 설명으로 옳은 것은?

① 손목을 손바닥 방향으로 힘을 주어 굽히면 완화된다.
② 낮에 통증이 심하고 밤에 통증이 완화된다.
③ 약지 손가락의 기능장애로 물건을 자주 떨어뜨린다.
④ 손등을 맞대고 1분 이상 있을 때 손바닥 저림 현상이 더 심해진다.
⑤ 손을 털게 되면 저림과 통증이 더 심해진다.

15 요양보호사가 서비스 중 발목을 삐었을 때 초기 치료로 옳은 것은?

① 손상 후 초기 치료에는 온찜질이 좋다.

② 찜질은 2시간마다 20~30분씩 하는 것이 좋다.

③ 혈액 순환을 위해 손상부위 압박은 하지 않는다.

④ 손상부위를 심장보다 낮게 내려준다.

⑤ 통증 경감을 위한 포도당 주사를 맞는다.

16 당뇨병이 있을 때 흔히 나타나는 증상은?

① 체중 증가

② 감염의 감소

③ 소변량 감소

④ 상처 치유 지연

⑤ 질 분비물 감소

17 노화에 따른 심혈관계의 변화는?

① 심장의 탄력성 증가

② 심박동 수 증가

③ 심장 근육이 얇아짐

④ 최대 심박출량 감소

⑤ 말초혈관으로부터 심장으로의 혈액순환 증가

18 섬망이 있는 대상자를 돕는 방법은?

① 큰 소리로 대화한다.

② 밤에는 커튼을 열고 불을 꺼 둔다.

③ 많은 사람이 방문하도록 한다.

④ 사진, 달력, 시계 등을 가까이에 둔다.

⑤ 낮에는 창문이나 커튼을 닫아둔다.

19 침상에 누워 있는 대상자의 욕창을 예방하는 방법은?

① 4시간마다 체위를 변경한다.

② 하루에 한 번 피부 상태를 점검한다.

③ 침대 시트는 주름지지 않게 유지한다.

④ 천골 부위에 도넛 모양의 베개를 사용한다.

⑤ 피부에 오염 물질이 있으면 제거하고 물수건을 대주어 피부를 촉촉하게 한다.

20 대상자가 빈혈로 진단을 받아 철분제를 복용하고 있다. 철분제 복용 시 함께 복용하면 좋은 보충제로 옳은 것은?

① 비타민 A

② 비타민 B

③ 비타민 C

④ 비타민 D

⑤ 비타민 E

21 섬망과 치매 증상의 구분으로 옳은 것은?

	섬망	치매
①	서서히 나타남	갑자기 나타남
②	급성질환	만성질환
③	나중에 사람을 못 알아봄	초기에 사람을 못 알아봄
④	신체 생리적 변화는 적음	신체 생리적 변화가 심함
⑤	의식의 변화는 적음	의식의 변화가 있음

22 손상된 뇌의 반대편 팔다리 마비, 안면부의 갑작스런 마비 증상, 극심한 두통과 반복적인 구토, 의식 소실을 동반하는 신경계 주요 질환으로 옳은 것은?

① 급성심근경색
② 동맥경화증
③ 뇌졸중
④ 고혈압
⑤ 파킨슨 질환

23 노인에게 변비를 유발시킬 수 있는 요인은?

① 식사량 증가
② 복부 근육 강화
③ 수분 섭취 증가
④ 저잔여식이 섭취 증가
⑤ 고섬유질 음식 섭취 증가

24 노인의 건강증진을 위한 운동 방법으로 옳은 것은?

① 탁구, 배드민턴과 같은 빠르게 방향을 바꾸어야 하는 운동을 한다.
② 과거 운동수준을 회상하며 고강도 운동을 실시한다.
③ 높은 수준의 운동을 시작하여 점차 강도를 내린다.
④ 10분 이상 준비운동을 하여 유연성을 높이고 근육 손상을 방지한다.
⑤ 마무리 운동을 생략해도 된다.

25 대상자의 수면관리 방법으로 옳은 것은?

① 공복감으로 잠이 안 오는 경우 따뜻한 녹차를 마신다.
② 피곤함을 표현하면 낮잠을 충분히 재운다.
③ 잠들기 전 텔레비전 시청을 권한다.
④ 수면 전 음식을 권한다.
⑤ 규칙적인 운동을 한다.

26 노인에게 발생할 수 있는 성적 문제에 관한 설명으로 옳은 것은?

① 당뇨병은 발기부전을 일으킨다.
② 질병 치료제와 성 활동을 관계가 없다.
③ 전립선 절제술을 하게 되면 발기가 되지 않는다.
④ 과도한 알코올 섭취는 성기능을 향상시킨다.
⑤ 성생활은 뇌졸중 재발시킨다.

27 대상자의 약물 복용 방법으로 옳은 것은?

① 약을 자몽주스와 함께 복용하면 흡수가 잘 된다.

② 진료 후 이전 처방약을 먼저 먹고 새로 처방받은 약을 복용한다.

③ 비처방약도 복용하기 전에 의사와 상담해야 한다.

④ 증상이 좋아지면 의사 처방 없이 중단해도 된다.

⑤ 약이 없으면 증상이 유사한 다른 대상자의 약을 먹는다.

28 노인에게 매년 접종해야 하는 예방접종은?

① 파상풍

② 디프테리아

③ 폐렴구균

④ 인플루엔자

⑤ 대상포진

29 노화에 따른 미각의 변화는?

① 혀의 미뢰 개수 증가

② 짠맛과 단맛을 잘 느낌

③ 입술 근육의 탄력성 증가

④ 구강건조 증상 감소

⑤ 쓴 맛을 잘 느낌

30 대상자의 배설, 목욕, 식사섭취, 수분섭취, 외출 등의 상태 및 제공 내용을 기록하는 요양보호 기록의 종류로 옳은 것은?

① 상담일지

② 방문일지

③ 상태기록지

④ 간호일지

⑤ 인수인계서

31 방문요양 서비스 제공 후 작성한 기록지의 내용으로 적절한 것은?

① "의사소통을 잘 된다."

② "식사량이 어제보다 줄었다."

③ "여러 번 대소변 실수를 했다."

④ "오랜만에 동네 어르신이 방문하셨다."

⑤ "오후 2시에 소변으로 기저귀를 교환했다."

32 구두보고의 내용으로 옳은 것은?

① 정확성을 필요로 할 때 구두보고를 한다.

② 경과와 상태를 먼저 보고하고 원인과 결과를 나중에 보고한다.

③ 정확한 기록을 남길 수 있는 장점이 있다.

④ 사안이 가벼울 때 많이 이용한다.

⑤ 상황이 급한 경우 서면보고를 먼저 한 후 구두보고를 한다.

33 임종이 임박한 대상자에게 나타나는 증상으로 옳은 것은?

① 맥박이 약해지고 혈압이 높아진다.

② 식은땀과 함께 피부가 붉어진다.

③ 항문이 열려 실금한다.

④ 동공의 크기가 축소된다.

⑤ 자극에 민감하게 반응한다.

34 임종기 대상자의 적응단계 중 어느 단계에 속하는가?

> • 어르신은 "나는 아니야, 왜 하필이면 나야, 왜 지금이야."라는 표현을 자주한다.
> • 목소리를 높여 불평을 하면서 주위로부터 관심을 끌려고 한다.

① 부정   ② 분노

③ 타협   ④ 우울

⑤ 수용

35 임종 후 요양보호사의 돕기 방법으로 옳은 것은?

① 튜브나 장치가 부착되어 있는 경우 직접 제거한다.

② 방을 깨끗이 정리하고 불을 꺼 놓는다.

③ 대상자의 의치는 반드시 빼낸다.

④ 시트는 얼굴까지 덮는다.

⑤ 머리와 어깨에 베개를 대준다.

01 노인장기요양보험제도에 관한 설명으로 옳은 것은?

① 장기요양 5등급은 치매특별등급으로 인정 점수가 45점 미만이다.

② 재가급여는 긴급한 상황에서 신속하게 대응하기 어렵다는 단점이 있다.

③ 주·야간 보호는 수급자를 일정기간 동안 장기요양기관에서 보호한다.

④ 시설급여는 가족요양비, 특례요양비, 요양병원간병비가 있다.

⑤ 대상자가 시설급여를 이용하면 15%, 재가급여를 이용하면 20%를 본인이 부담한다.

02 대상자가 은행에서 500만 원을 아들 통장에 입금해 달라고 부탁하였다. 요양보호사의 대처방법으로 옳은 것은?

① 대상자가 원하는대로 해준다.

② 고액이므로 거절한다.

③ 어르신과 함께 가야 한다고 설명 후 함께 업무를 처리한다.

④ 은행 업무는 대행할 수 없다고 단호하게 말한다.

⑤ 동료 요양보호사와 함께 은행에 간다.

03 변비가 있는 대상자를 돕기 위한 요양보호활동으로 옳은 것은?

① 대상자에게 관장을 실시한다.

② 야간에 소변보기가 힘들기 때문에 수분섭취를 줄인다.

③ 우유 섭취를 제한한다.

④ 변비가 있을 때마다 하제를 사용한다.

⑤ 변의가 있으면 즉시 화장실을 찾게 한다.

04 스스로 식사할 수 없는 대상자의 경관영양을 돕는 방법은?

① 대상자가 토하거나 청색증이 나타나면 비위관을 제거한다.

② 대상자가 일어나지 못하면 오른쪽으로 눕힌다.

③ 관이 막히지 않도록 영양액을 빠르게 주입한다.

④ 주입 중 영양액이 새면 비위관을 제거한다.

⑤ 구멍이 있는 긴 관을 목을 통해 위까지 넣어 영양을 제공하는 것이다.

05 수분 섭취를 충분히 해야 하는 질병으로 옳은 것은?

① 간경화

② 심부전

③ 신부전증

④ 고혈압

⑤ 부신기능저하증

06 대상자가 약물 복용 시 치아 착색을 걱정할 경우 돕기 방법으로 옳은 것은?

① 바늘을 제거한 주사기를 이용한다.
② 빨대컵을 사용한다.
③ 작은 약컵을 이용한다.
④ 약물 복용 후 즉시 가글액으로 입안을 헹군다.
⑤ 숟가락을 사용한다.

07 약물보관 방법으로 옳은 것은?

① 치매 대상자의 약상자는 식탁 위에 보관한다.
② 알약은 약병에 넣어 건조한 곳에 보관한다.
③ 꺼내고 남은 시럽 약은 다시 병에 넣는다.
④ 가루약을 먹일 때는 물기 있는 숟가락을 사용한다.
⑤ 안약은 투약 후 직사광선이 있는 상온에 보관한다.

08 배설 돕기의 일반적인 원칙으로 옳은 것은?

① 항문은 앞에서 뒤로 닦아준다.
② 배설 시 대상자를 관찰할 수 있도록 화장실 문을 열어놓는다.
③ 배설물은 매일 아침, 저녁으로 규칙적인 시간에 치운다.
④ 처음부터 끝까지 대상자를 도와준다.
⑤ 실금을 하면 기저귀를 채운다.

09 다음 중 배설 후 관찰하는 내용으로 옳은 것은?

① 배변 어려움
② 하복부 팽만
③ 통증
④ 혼탁 여부
⑤ 불편함

10 오른쪽 편마비 대상자가 화장실 사용 시 휠체어의 위치로 옳은 것은?

① 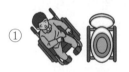 ②

③ 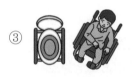 ④

⑤

11 대상자의 침상배설 돕기 방법으로 옳은 것은?

① 피부에 좋지 않으므로 방수포를 깔지 않는다.
② 차가운 변기를 대주어 변의를 자극한다.
③ 배변 중 창문을 열어 환기한다.
④ 배설 시 소리 나는 것을 방지하기 위해 변기에 밑에 휴지를 깔아준다.
⑤ 최대한 조용한 환경을 유지한다.

12 오른쪽 편마비 대상자의 옷 갈아입히기 방법으로 옳은 것은?

① 상하의 전체 탈의 후 갈아입힌다.
② 하의를 입힐 때는 건강한 쪽(왼쪽)부터 입힌다.
③ 티셔츠를 입힐 때는 오른쪽 팔 – 머리 – 왼쪽 팔 순서로 입힌다.
④ 상의를 벗길 때는 불편한 쪽(오른쪽)부터 벗긴다.
⑤ 신축성이 있고 상, 하의가 붙어 있는 원피스형을 선택한다.

13 편마비 대상자의 통 목욕을 돕는 방법으로 옳은 것은?

① 물 온도는 35°내외로 유지한다.
② 환기를 위해 창문을 열어둔다.
③ 욕조에 들어갈 때는 건강한 다리를 먼저 넣는다.
④ 식사 직후 목욕을 한다.
⑤ 몸을 따뜻한 물에 20분 이상 담가 근육을 이완시킨다.

14 와상상태 대상자의 세수 돕기 방법으로 옳은 것은?

① 눈곱 낀 눈에서 눈곱이 없는 눈 순으로 닦는다.
② 정기적으로 면봉을 사용하여 귀지를 깨끗이 제거한다.
③ 눈의 바깥쪽에서 안쪽으로 닦는다.
④ 귓바퀴나 귀의 뒷면도 물수건으로 닦는다.
⑤ 목 → 볼 → 이마 → 입술 주변 순서로 닦는다.

15 의치를 사용하는 대상자를 돕는 방법으로 옳은 것은?

① 의치 삽입 후 구강세정제와 미온수로 입을 헹군다.
② 뜨거운 물을 이용하여 의치를 소독한다.
③ 틀니를 뺄 때는 아래쪽부터 천천히 뺀다.
④ 자기 전에는 틀니를 빼서 보관한다.
⑤ 틀니는 깨끗한 거즈에 싸서 보관한다.

16 대상자의 두발청결 돕기 방법으로 옳은 것은?

① 침대 전체에 방수포를 깔아 시트가 젖지 않게 한다.
② 솜으로 귀를 막고 얼굴을 수건으로 가린다.
③ 머리를 감기기 전에 대소변을 보게 한다.
④ 머리와 두피를 손톱으로 마사지한다.
⑤ 면봉으로 귀 안쪽 귀지를 제거한다.

17 오른쪽 편마비 대상자를 침대에서 휠체어로 이동시킬 때 휠체어를 놓는 위치로 옳은 것은?

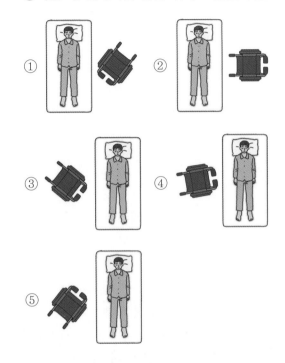

18 다음 내용은 어떤 상황에서의 휠체어 이동 모습인가?

> • 양 팔에 힘을 주고 휠체어 뒤를 발로 조심스럽게 눌러준다.
> • 휠체어를 뒤쪽으로 기울이고 앞바퀴들 들어 이동한다.

① 평평한 길을 갈 때
② 엘리베이터를 탈 때
③ 내리막길을 갈 때
④ 오르막길을 갈 때
⑤ 문턱(도로 턱)을 오를 때

19 왼쪽 편마비 대상자가 지팡이를 짚고 계단을 내려가는 순서로 옳은 것은?

① 지팡이 – 오른발 – 왼발
② 오른발 – 왼발 – 지팡이
③ 왼발 – 지팡이 – 오른발
④ 오른발 – 지팡이 – 왼발
⑤ 지팡이 – 왼발 – 오른발

20 대상자를 이동할 때 요양보호사의 신체손상을 예방하기 위한 방법으로 옳은 것은?

① 큰 근육을 사용하며 무게중심을 상체에 둔다.
② 한 발은 다른 발보다 약간 앞에 놓아 지지면을 넓힌다.
③ 요양보호사의 둔부 높이에서 보조한다.
④ 무릎을 펴고 중심을 높게 한다.
⑤ 대상자와 자신의 몸을 가능한 한 멀게 한다.

21 다음 중 감염 예방을 위한 손 씻기 방법으로 옳은 것은?

① 세면대에 물을 받아서 손을 씻는다.
② 비눗칠을 한 후 흐르는 미온수로 헹구어낸다.
③ 고체 비누를 사용한다.
④ 장갑을 착용했으면 손은 씻지 않아도 된다.
⑤ 수건을 대상자와 함께 사용한다.

22 그림과 같은 지팡이를 사용할 때 안전을 위하여 점검해야 하는 것은?

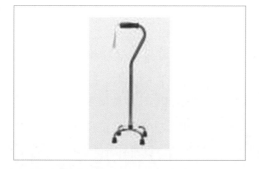

① 손잡이 끈 유무
② 페인트 도장 상태
③ 손잡이 고무 마모 정도
④ 바닥 끝의 고무 상태
⑤ 청결 상태

23 낙상을 일으키는 위험요인으로 옳은 것은?

① 높이를 높인 침대
② 문턱을 없앤 방
③ 변기, 욕조 옆 손잡이
④ 미끄럼방지 처리된 바닥 타일
⑤ 밝은 조명

24 대상자가 요리를 하다가 자리를 비운 사이 화재가 발생했던 경험이 있다. 그 후 화재에 대한 두려움이 있는 대상자를 돕기 위한 방법으로 옳은 것은?

① 가열하여 조리하는 음식 대신 가공된 음식을 제공한다.
② 주방에 가까이 가지 못하게 하거나 음식 조리를 못하게 한다.
③ 조리할 때에는 가급적 주방을 떠나지 않도록 한다.
④ 다음 방문 때까지 필요한 음식을 한꺼번에 준비해둔다.
⑤ 휴대용 가스레인지를 사용하게 한다.

25 음식물을 입 안에서 잘게 씹어 소화액과 접촉하는 면적을 크게 하고 침과 잘 섞이게 하여 소화기관에서 소화흡수를 돕는 작용으로 옳은 것은?

① 연하능력
② 소화능력
③ 흡수능력
④ 저작능력
⑤ 배설능력

26 대상자 의복관리의 기본원칙으로 옳은 것은?

① 속옷은 더러워지면 갈아입는다.
② 새로 구입한 의류는 그대로 입는다.
③ 더러움이 심한 의류는 모아서 세탁한다.
④ 입지 못하게 된 의류는 대상자에게 동의를 구한 후 버린다.
⑤ 평소에 늘 입는 옷은 서랍 뒤쪽에 정리해 둔다.

27 안전한 주거환경 조성을 위한 방법으로 옳은 것은?

① 조명은 현관 밖과 발밑을 비출 수 있게 설치한다.
② 화장실은 위생을 고려하여 대상자 방에서 멀리 둔다.
③ 문고리는 원형으로 설치한다.
④ 야간에는 조명을 꺼둔다.
⑤ 정서지원을 위해 창가에 화분을 놓는다.

28 대상자와의 공감형성을 위한 효과적인 소통 방법으로 옳은 것은?

> • 대상자 : "지난 요양보호사는 더 잘했는데…"
> • 요양보호사 : "＿＿＿＿＿＿＿＿＿＿＿"

① "제 생각에는 제가 더 잘하는 것 같아요."
② "담당자에게 말해서 바꿔드릴까요?"
③ "그런 말을 들으니 기분이 나쁘네요."
④ "지난번 요양보호사님이 일을 참 잘하셨나 봐요."
⑤ "저한테 그런 말 하지 마세요."

29 만나기로 약속한 동료가 약속시간에 늦었을 때, '나 – 전달법'의 대화로 옳은 것은?

① "기다리는 동안 걱정 많이 했어요."
② "제가 지금 얼마나 기다린 줄 아세요?"
③ "이렇게 약속을 안 지키면 곤란하죠?"
④ "저번에도 늦더니 오늘도 늦었네요."
⑤ "다음에 또 늦기만 해봐요."

30 의사소통 장애가 있는 대상자와 의사소통 방법으로 바르게 연결된 것은?

① 시각장애 – 이쪽, 여기 등의 지시대명사를 사용한다.
② 지남력장애 – 대상자의 애칭을 사용한다.
③ 언어장애 – 답변이 끝나기 전에 다음 질문을 한다.
④ 주의력 장애 – 목표를 인식하고 단순한 활동을 먼저 제시한다.
⑤ 노인성 난청 – 보청기를 사용할 때는 입력은 작게, 출력은 크게 조절한다.

31 다음 대화에서 요양보호사가 제안한 대상자의 여가활동 유형은?

> • 대상자 : 문화생활 같은 거 못 해. 시간 때울 거라고는 텔레비전 보는 거지.
> • 요양보호사 : 그럼 우리 함께 재미있는 연극 보러 극장에 갈까요?

① 소일 활동
② 운동 활동
③ 자기계발 활동
④ 사교오락 활동
⑤ 종교참여 활동

32 치매 대상자의 일상생활 돕기 기본원칙으로 옳은 것은?

① 어린아이 대하듯 돌봐준다.
② 사소한 것이라도 요양보호사가 도움을 준다.
③ 새롭게 대상자의 환경을 바꾸어준다.
④ 일관된 요양 서비스를 제공한다.
⑤ 습관적으로 해오던 일들을 할 수 있게 한다.

33 치매 대상자가 물에 대한 거부 반응을 보이며 목욕을 하지 않으려고 할 때 대처 방법으로 옳은 것은?

① 작은 그릇에 물을 떠서 장난을 하게 한다.
② 손을 대어 목욕물의 온도를 확인하도록 한다.
③ 목욕의 필요성에 대해 설명한다.
④ 원하는 시간에 목욕을 시킨다.
⑤ 혼자 목욕을 할 수 있도록 한다.

34 치매 대상자의 사고예방을 위한 방법으로 옳은 것은?

① 유리문을 항상 깨끗하게 관리한다.
② 걸어 다닐 때 소리가 나서 놀라지 않게 카펫, 매트 등을 깔아둔다.
③ 밤에도 화장실 불을 켜둔다.
④ 방 안에 장금장치를 설치한다.
⑤ 욕실 거울은 전신이 보이보록 큰 거울을 설치해놓는다.

35 야간에 집에서 이곳저곳을 배회하는 치매 대상자를 돕는 방법은?

① 취침 전에 운동량을 늘려 준다.
② 침실 이외의 곳에 불을 꺼둔다.
③ 침대 옆에 걸어둔 옷가지를 치운다.
④ 배회 동선을 차단하여 배회를 못하게 한다.
⑤ 안정감을 느낄 수 있도록 텔레비전을 크게 틀어놓는다.

36 치매 어르신께서 음식에 독약을 탔다며 요양보호사를 의심할 때 적절한 대답으로 옳은 것은?

① "말도 안 되는 소리 하지 마세요."
② "다시 만들어 드릴게요."
③ "식사하기 싫어서 이러시는 거죠?"
④ "독이 들어있는지 제가 먼저 먹어볼게요."
⑤ "그럼 직접 요리해서 드세요."

37 치매 대상자가 자기 물건이 없어졌다고 주장한다. 요양보호사의 돕기 방법으로 옳은 것은?

① 그런 물건은 원래 없었다고 설득한다.
② 내일 찾아주겠다고 설명한다.
③ 비슷한 다른 물건을 준다.
④ 물건을 함께 찾아보자고 한다.
⑤ 가져간 사람이 없다고 단호하게 말한다.

38 다음 사례를 읽고 치매 대상자에 대한 요양보호사의 대처방법으로 옳은 것은?

> 어르신께서는 하루 종일 허리끈을 가늘게 꼬아서 묶는 일을 하면서 보내고 있다. 저녁 무렵이 되면 "오늘은 이정만 하고 집으로 돌아가겠습니다." 하면서 인사를 하고 집에 아이들이 기다리고 있다며 나가려고 한다. 평소 어르신은 집에서 손주를 돌봐왔다.

① "어르신은 여기에 살고 있어요!"라며 시설에 입소한 사실을 인식시킨다.
② "어르신, 시장에 간식 사러 가요."라며 함께 산책을 한다.
③ 아직 할 일이 남았다고 허리끈을 꼬는 일을 더 시킨다.
④ 못 들은 척 요양보호사는 다른 일은 한다.
⑤ 가족에게 연락하여 상황에 대처한다.

39 치매 대상자가 반복적 질문이나 행동 시 요양보호사의 돕기 방법으로 옳은 것은?

① 같은 질문은 그만하라고 한다.
② 못 들은 척한다.
③ 반복적인 행동을 할 경우 신체 구속을 한다.
④ 질문을 할 때마다 대답을 해 준다.
⑤ 크게 손뼉을 쳐서 관심을 바꾸는 소음을 낸다.

40 다음 상황에 맞는 요양보호사의 돕기 방법으로 옳은 것은?

> 치매 어르신이 요양보호사와 산책을 하고 있었다. 반대편 인도에서 이웃 사람이 걸어오면서 "할아버지, 안녕하세요?"라고 큰 소리로 인사를 하자 어르신이 갑자기 길을 건너려고 해서 사고를 당할 뻔하였다.

① 주변인들에게 인사를 하지 않도록 교육한다.
② 치매가 있는 대상자는 가능한 한 외출을 삼간다.
③ 치매 대상자는 외출 시 반드시 휠체어를 타고 이동하도록 한다.
④ 치매 대상자는 외출 시 요양보호사와 끈으로 연결하여 이동하도록 한다.
⑤ 대화할 경우 1m 이내에 다가와서 대상자의 눈을 보면서 말을 걸도록 한다.

41 경증 인지기능 장애 대상자에게 할 수 있는 인지자극 훈련으로 옳은 것은?

① 빈칸 채우기
② 그림과 숫자 짝지어 기억하기
③ 특정 글자 고르기
④ 물건 값 계산하기
⑤ 뇌 건강 일기 쓰기

42 시장에 간 대상자가 갑자기 경련을 일으키며 쓰러졌다. 요양보호사의 우선 돕기 방법으로 옳은 것은?

① 대상자를 안전한 장소로 이동시킨다.
② 119가 올 때까지 기다린다.
③ 동료 요양보호사에게 도움을 요청한다.
④ 가슴압박을 실시한다.
⑤ 억지로 발작을 멈추게 하려고 하지 말고 조용히 기다린다.

43 대상자가 블루베리를 먹다가 갑자기 괴로운 듯 목을 조르는 자세를 취할 때 요양보호사의 돕기 방법으로 옳은 것은?

① 구토를 하게 한다.
② 입안에 손을 넣어 빼낸다.
③ 심폐소생술을 한다.
④ 물을 마셔 삼키게 한다.
⑤ 큰 기침을 하여 뱉어내도록 한다.

44 요양보호사의 심폐소생술 방법으로 옳은 것은?

① 심폐기능이 멈춘 후 20분 이내에 실시한다.
② 가슴 압박과 인공호흡을 30:1로 실시한다.
③ 인공호흡 2번은 10초 이내로 실시한다.
④ 가슴압박은 대상자의 가슴이 약 2cm 정도 눌릴 수 있게 가볍게 압박한다.
⑤ 가족에게 먼저 연락하여 도움을 요청한다.

45 자동심장충격기 사용단계 중 전극패드의 부착 위치로 옳은 것은?

①
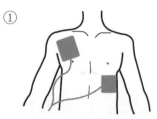

②
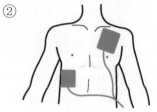

③
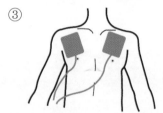

④
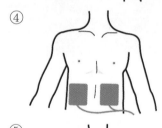

⑤
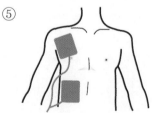

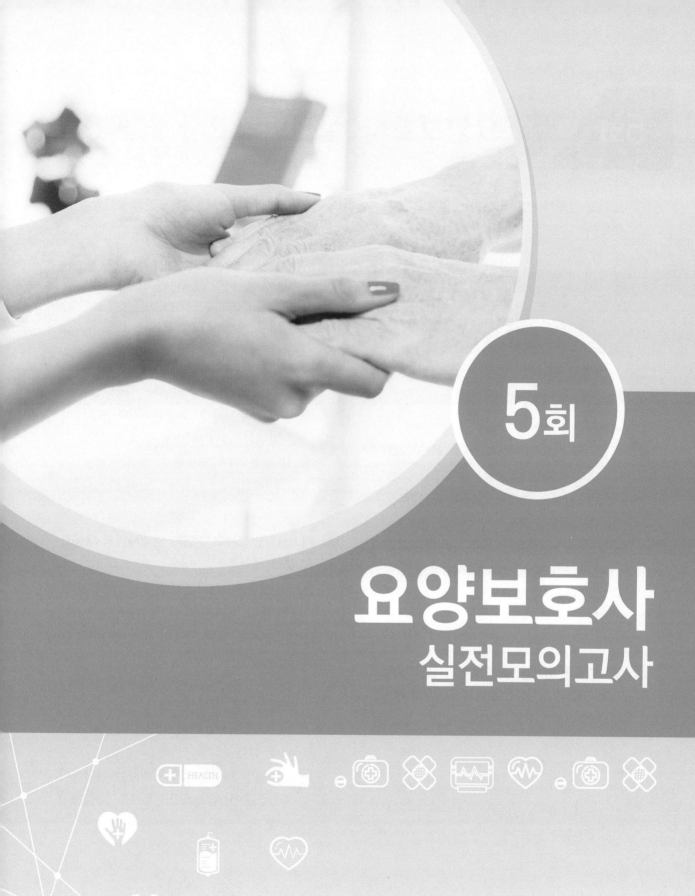

5회

요양보호사
실전모의고사

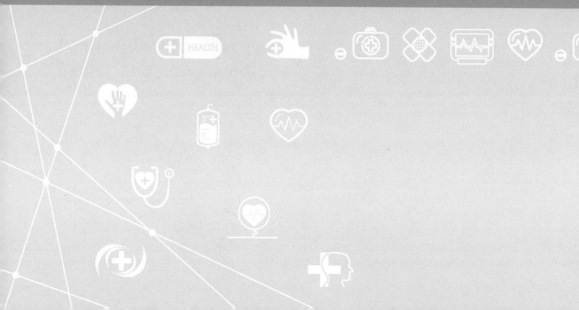

01 노인의 신체적 변화에 대한 설명으로 옳은 것은?

① 피하지방이 증가하며 살이 찐다.
② 질병이 발병하더라도 급격하게 상황 악화되지 않는다.
③ 신체 조직의 잔존능력이 증가된다.
④ 노화는 비가역적으로 진행된다.
⑤ 사소한 원인으로 중증이 나타나지 않는다.

02 노년기의 바람직한 가족관계로 옳은 것은?

① 각자 자신이 좋아하는 취미생활을 한다.
② 가족관계는 경직된 상태로 유지한다.
③ 형제자매와 심리적 안정감을 공유한다.
④ 자녀에게 경제적으로 의존하는 생활을 한다.
⑤ 손자·손녀에게 부모보다 책임감을 더 많이 느낀다.

03 입소자 9인 이내의 노인의료복지시설로 가정과 같은 여건과 일상생활에 필요한 편의를 제공하는 생활시설로 옳은 것은?

① 경로당
② 노인복지관
③ 노인교실
④ 노인요양공동생활가정
⑤ 노인공동생활가정

04 다음에 해당하는 시설생활노인의 보장받을 권리로 옳은 것은?

> 이 씨 할머니는 외부에서 시설 방문을 왔다면서 자기들 마음대로 사진을 찍거나 방에 불쑥불쑥 들어와 구경하고 나가는 것을 보면 매우 불쾌하다고 하셨다.

① 사생활과 비밀 보장에 관한 권리
② 안락하고 안전한 생활환경을 제공받을 권리
③ 존엄한 존재로 대우받을 권리
④ 차별 및 노인학대를 받지 않을 권리
⑤ 질 높은 서비스를 받을 권리

05 장기요양인정서의 수급자 안내사항의 내용으로 옳은 것은?

① 갱신 신청 유효기간이 끝나기 120일 전부터 90일 전까지 공단에 신청한다.
② 월 한도액 범위 내에서 초과하는 비용은 20%만 낸다.
③ 장기요양보험료를 4회 이상 미납 시 장기요양급여를 받을 수 없다.
④ 등급판정결과에 대해 이의신청은 90일 이내에 한다.
⑤ 장기요양급여를 받기 위해서는 건강관리보험공단에 장기요양인정서를 제출해야 한다.

06 혼자서 일상생활을 수행하기 어려운 65세 미만의 대상자가 장기요양보험 대상자로 인정받을 수 있는 질환으로 옳은 것은?

① 결핵
② 퇴행성관절염
③ 당뇨병
④ 알츠하이머
⑤ 고혈압

07 요양보호사가 지켜야 하는 서비스 제공 원칙은?

① 대상자와 그 가족에게 서비스를 제공한다.
② 응급 상황 시 우선순위에 따라 의료 행위를 한다.
③ 대상자의 잔존능력을 고려하여 서비스를 제공한다.
④ 대상자의 상태 변화가 있어도 계획대로 서비스를 제공한다.
⑤ 보호자에게 필요한 서비스를 제공한다.

08 대상자에게 효율적인 의사소통기법을 통해 대상자에게 신체적·정신적·심리적 안위를 제공하는 요양보호사의 주요 역할로 옳은 것은?

① 정보 전달자
② 관찰자
③ 숙련된 수발자
④ 옹호자
⑤ 말벗과 상담자

09 다음 보기 내용의 노인학대 유형으로 옳은 것은?

> • 약물이나 알코올 남용을 지속한다.
> • 자살을 시도한다.
> • 약 복용 등 의사의 지시에 따른 치료 행위를 거부한다.

① 신체적 학대
② 방임
③ 경제적 학대
④ 자기 방임
⑤ 정서적 학대

10 대상자가 요양보호사에게 한 행위 중 시각적 성희롱에 해당하는 것으로 옳은 것은?

① 뒤에서 껴안는 행위
② 외모에 대한 성적으로 평가하는 행위
③ 엉덩이 등 특정 부위를 만지는 행위
④ 음란한 동영상을 보여주는 행위
⑤ 성적 관계를 회유하는 행위

11 성희롱 대처방안으로 옳은 것은?

① 장기요양기관장은 성희롱 예방교육을 3년에 1번 이상해야 한다.
② 성희롱이 발생하였을 경우 아무 일 없었던 것처럼 조용히 처리한다.
③ 대상자 가족에게 사정을 말하고 보상금을 요구한다.
④ 감정적인 대응은 삼가고, 단호히 거부의사를 표현한다.
⑤ 성희롱으로 인한 피해가 있었을 경우 피해자의 모든 업무를 중단시킨다.

12 요양보호사가 서비스를 제공하는 동안 직업윤리를 준수한 사례는?

① 대상자를 선별하여 서비스를 제공하였다.
② 동료 요양보호사와 대상자에 대한 사적인 이야기를 한다.
③ 자신의 종교와 같은 대상자에게는 서비스를 제공한다.
④ 대상자에게 추가 서비스에 대한 물질적 보상을 받지 않는다.
⑤ 대상자와는 수직적인 관계를 유지한다.

13 다음 사례에서 요양보호사의 대처 방법으로 옳은 것은?

> 보호자가 설 명절을 앞두고 수고했다고 요양보호사에게 상품권을 주었다.

① "제가 받아뒀다가 다음에 맛있는 간식 사다 드릴게요."
② "저를 어떻게 보고 이런 걸 주는 거예요?" 라고 화를 낸다.
③ "그럼 가족들과 맛있는 것 사먹을게요."
④ "상품권을 받을 수 없어요. 마음만 받을게요."
⑤ 일단 받은 후에 관리책임자에게 보고한다.

14 다음의 내용에서 요양보호사로서 지키지 못한 윤리적 태도로 옳은 것은?

> 요양보호사가 일주일동안 배변을 못하고 힘들어하는 대상자에게 이동변기에 앉혀 놓고 상태를 계속 지켜보고 있다.

① 요양보호사는 대상자를 하나의 인격체로 존중해야 한다.
② 요양보호사는 지속적으로 학습하고 자신을 계발해야 한다.
③ 요양보호사는 친절하고 예의 바른 태도, 바른 언어생활을 하려고 노력해야 한다.
④ 요양보호사는 관리책임자에게 보고하여 전문가와 상담할 수 있도록 해야 한다.
⑤ 요양보호사는 성실하고 침착한 태도로 책임감을 갖고 업무 활동을 해야 한다.

15 다음 설명에 해당하는 요양보호사의 직업성 질환으로 옳은 것은?

> • 손바닥과 손가락이 저리는 등의 증상이 나타난다.
> • 밤에 통증이 악화되어 밤잠을 설치는 경우가 흔하다.

① 어깨 통증
② 방사통
③ 수근관 증후군
④ 목 통증
⑤ 팔꿈치 외측상과염

16 근골격계 손상을 예방하기 위한 전신 스트레칭 방법은?

① 상·하·좌·우 교대로 스트레칭 한다.
② 한 가지 자세를 5분 이상 유지한다.
③ 통증이 느껴질 때까지 동작을 반복한다.
④ 동작과 동작 사이에 쉬지 않고 빠르게 진행한다.
⑤ 최대한 스트레칭 된 상태에서 숨을 최대한 참는다.

17 노인에게 나타나는 요실금의 주된 요인은?

① 호르몬 생산 증가
② 복압 하락
③ 요도 기능 향상
④ 골반근육 조절능력 감소
⑤ 방광 저장능력 증가

18 다음 중 섬망과 치매에 대한 비교 설명으로 옳은 것은?

	섬망	치매
①	서서히 나타남	갑자기 나타남
②	급성질환	만성질환
③	나중에 사람을 못 알아봄	초기에 사람을 못 알아봄
④	신체 생리적 변화는 적음	신체 생리적 변화가 심함
⑤	의식의 변화는 적음	의식의 변화가 있음

19 고혈압 약이 몸에 나쁘다고 주장하며 복용하지 않겠다고 할 때 대처방법은?

① 증상이 없으면 약을 복용하지 않아도 된다고 한다.
② 두통 등의 증상이 있을 때만 약을 복용하라고 한다.
③ 고혈압 약은 인체에 해가 없다고 한다.
④ 약을 먹지 않아 발생할 수 있는 합병증이 더 위험하다고 한다.
⑤ 혈압이 조절되면 약을 먹지 않아도 된다고 한다.

20 당뇨병이 있는 대상자가 아침을 굶고 운동을 다녀온 후 저혈당 증상이 나타났다. 저혈당 증상으로 옳은 것은?

① 환각
② 수면장애
③ 갈증
④ 빈뇨
⑤ 식은땀

21 전립선 비대증의 증상으로 옳은 것은?

① 실금하게 된다.
② 자다가 깨서 소변을 봐야 한다.
③ 소변에서 혈액이 섞여 나온다.
④ 소변을 볼 때 따끔거린다.
⑤ 소변을 볼 때 냄새가 심하다.

22 좌측 뇌에 혈관이 막혔을 경우 우측마비와 함께 나타날 수 있는 증상으로 옳은 것은?

① 시력장애 　　② 언어장애
③ 두통 및 구토 　　④ 의식장애
⑤ 운동실조증

23 노인에게 영양 관련 문제가 발생하는 이유로 옳은 것은?

① 삼킴 능력의 향상
② 미각과 후각 기능 둔감
③ 위의 팽창, 소화액 분비 증가
④ 칼슘의 섭취 및 흡수 증가
⑤ 활동량 증가

24 대상자의 운동관리 방법으로 옳은 것은?

① 준비운동이나 정리운동 중 하나만 해도 된다.
② 실외운동보다는 실내운동이 좋다.
③ 고강도로 시작하여 저강도 운동으로 마무리한다.
④ 땀복을 입혀 땀을 많이 흘리게 한다.
⑤ 적어도 10분 이상 충분히 준비운동을 한다.

25 노화로 인해 나타날 수 있는 수면 문제로 옳은 것은?

① 수면량이 늘어난다.
② 금방 잠이 든다.
③ 낮잠이 없어진다.
④ 수면 중에 자주 깬다.
⑤ 늦게까지 잠을 잔다.

26 대상자의 질환이 성생활에 미치는 영향으로 바르게 연결된 것은?

① 뇌졸중 - 심장마비 발생
② 알코올 중독 - 발기 지연
③ 전립선 절제술 - 발기부전
④ 당뇨병 - 성기능 변화 없음
⑤ 심근경색 - 오르가즘 지연

27 대상자의 약물 복용 방법으로 옳은 것은?

① 약이 없을 땐 비슷한 증상의 다른 사람 약을 복용해도 된다.
② 비처방약도 복용하기 전에 의사와 상담해야 한다.
③ 술을 마시더라도 약은 꼭 챙겨 먹는다.
④ 증상이 호전되면 복용하던 약을 중단한다.
⑤ 새로 처방을 받더라도 이전에 먹던 약을 다 먹고 난 후 복용한다.

28 다음 중 파상풍의 예방접종 주기로 옳은 것은?

① 1회
② 매년 1회
③ 내 2년마다
④ 매 5년마다
⑤ 매 10년마다

29 여름철 폭염 대응 안전수칙으로 옳은 것은?

① 가급적 실내 활동보다는 야외 활동을 한다.

② 체력을 보충하기 위해 식사량을 늘린다.

③ 외출할 때는 몸에 붙는 옷을 입는다.

④ 현기증, 메스꺼움 등이 있을 땐 시원한 음료를 마신다.

⑤ 창문을 열고 방안에 햇빛이 들 수 있게 커튼을 열어둔다.

30 치아가 없고 삼키는 능력은 있는 대상자에게 제공하는 음식으로 옳은 것은?

① 잘게 썬 음식

② 경관 유동식

③ 일반식

④ 경구 유동식

⑤ 갈아서 만든 음식

31 다음 중 요양보호 기록의 목적으로 옳은 것은?

① 대상자에게 요양비를 청구하기 위해

② 개인정보를 수집하고 동료와 공유하기 위해

③ 대상자를 평가하기 위해

④ 시설장 및 관리책임자의 지시에 따르기 위해

⑤ 전문가에게 중요한 정보를 제공하기 위해

32 요양보호사가 업무보고를 하는 방법으로 옳은 것은?

① 중요한 내용은 중복해서 보고한다.

② 객관적인 의견을 보고한다.

③ 공식화된 언어보다는 쉬운 언어를 사용한다.

④ 대상자의 건강과 관련 없는 내용은 보고하지 않아도 된다.

⑤ 빠른 보고를 위해서는 육하원칙에 의해 보고하지 않아도 된다.

33 임종과정에 있는 환자와 그 가족에게 통증과 증상의 완화 등을 포함한 신체적·심리사회적·영적 영역에 대한 종합적인 평가와 치료를 목적으로 하는 의료로 옳은 것은?

① 연명의료

② 호스피스

③ 대체의료

④ 응급의료

⑤ 정밀의료

34 말기 암으로 죽음을 선고받은 후 대상자가 처음으로 느끼는 반응으로 옳은 것은?

① "왜 지금인 거야?", "나는 아니야."

② "우리 자식이 대학교 졸업할 때까지만 살게 해 주세요."

③ "내가 죽는다니 믿을 수 없어."

④ "나는 이제 지쳤어. 그만하고 싶어."

⑤ 침묵한다.

35 대상자의 임종 직후 사후관리 방법으로 옳은
   것은?

① 튜브나 장치가 부착된 경우 제거해놓는다.
② 방을 깨끗하게 정리하고 조명은 밝게 조절
   한다.
③ 깨끗한 시트로 대상자의 얼굴까지 덮어 놓
   는다.
④ 베개를 이용하여 어깨와 머리를 올려 얼굴
   색의 변화를 방지한다.
⑤ 사후 강직이 시작되면 바른 자세를 취하게
   한다.

01 대상자가 최근에 시간과 장소를 파악하기 어려워하고 사람을 잘 알아보지 못할 때 의심할 수 있는 장애로 옳은 것은?

① 섬망
② 건망증
③ 치매
④ 뇌졸중
⑤ 파킨슨질환

02 다음 중 파킨슨질환에 대한 설명으로 옳은 것은?

① 다양한 얼굴표정을 한다.
② 안정 시 떨림이 줄어든다.
③ 근육이 경직되므로 운동은 위험하다.
④ 많이 웃을 수 있도록 해준다.
⑤ 몸동작이 빨라짐

03 '대상자 중심의 요양보호의 원칙'을 잘 지킨 상황으로 옳은 것은?

① "목욕하러 왔으니깐 빨리 목욕하세요. 안 그러면 냄새나요."
② "아침 식사는 8시에요. 어서 일어나세요."
③ "걸어 다니다가 넘어지면 다치니 그냥 휠체어 타세요."
④ "잠에서 깰 수 있으니 주무시는 동안에는 기저귀를 확인하지 않을게요."
⑤ "저녁에 화장실 다니기 번거로우니 이제부터 간이변기를 쓰면 좋겠어요."

04 경관영양을 하고 있는 대상자의 식사 돕기 기본 원칙으로 옳은 것은?

① 의식이 없는 대상자에게는 말을 걸지 않는다.
② 영양액은 뜨거운 음식은 뜨겁게, 찬 음식은 차게 준비한다.
③ 비위관이 빠지면 즉시 간호사에게 보고한다.
④ 영양액이 역류되면 비위관을 빼놓는다.
⑤ 영양주머니는 일주일에 1회 깨끗이 씻어서 말린 후 사용한다.

05 씹기장애와 삼킴장애가 있는 대상자의 식사관리 방법으로 옳은 것은?

① 밥을 국에 말아 먹는다.
② 떠먹는 형태보다는 마시는 형태의 유제품을 선택한다.
③ 큰 숟가락을 사용한다.
④ 식사 도중에 이야기하지 않는다.
⑤ 소화를 위해 식사 후 바로 눕는다.

06 알약 복용 시 위장관에서 흡수를 용이하게 하는 방법으로 옳은 것은?

① 반으로 쪼개서 준다.
② 갈아서 가루약으로 만들어 준다.
③ 물을 충분히 섭취하게 한다.
④ 물에 녹여 준다.
⑤ 우유와 함께 복용하게 한다.

07 안약을 각막에 직접 점안하는 것보다 결막에 점안하는 이유로 옳은 것은?

① 안약이 흘러내려 가는 것을 막아주기 때문에
② 안약의 흡수가 잘 되는 위치이기 때문에
③ 안약을 점적하기 편한 위치이기 때문에
④ 점안 시 눈의 통증을 줄여주기 때문에
⑤ 눈을 다치게 할 위험이 있기 때문에

08 요양보호사의 주사주입 대상자 돕기 방법으로 옳은 것은?

① 주사 부위에 통증이 있는 경우 바늘을 제거한다.
② 주입속도를 조정할 수 있다.
③ 수액 병은 항상 대상자의 심장보다 낮게 유지한다.
④ 바늘 제거 후 솜으로 지그시 비벼준다.
⑤ 주사 부위의 통증을 호소하면 간호사에게 보고한다.

09 누워있는 대상자의 침상배설을 돕는 방법으로 옳은 것은?

① 편안함을 느끼도록 기저귀를 채운다.
② 대상자가 할 수 있는 것은 스스로 하게 한다.
③ 감염을 예방하기 위하여 뒤에서 앞으로 닦는다.
④ 배에 힘을 주기 쉽도록 침대머리를 낮춘다.
⑤ 배변 시 환기를 위해 창문은 열어둔다.

10 대상자의 이동변기 사용을 돕는 방법으로 옳은 것은?

① 이동 변기의 높이를 침대보다 낮춘다.
② 배설이 어려울 때는 찬물을 항문이나 요도에 끼얹어 변의를 자극한다.
③ 이동 변기에 배설물이 가득 차면 비운다.
④ 변의를 호소할 때 즉시 배설할 수 있게 돕는다.
⑤ 배설 시 조용한 분위기를 만들어준다.

11 다음 중 대상자의 배설 전 관찰내용으로 옳은 것은?

① 통증
② 하복부 팽만감
③ 잔뇨감
④ 배뇨의 어려움
⑤ 배설물의 혼탁 여부

12 유치도뇨관을 삽입하고 있는 대상자를 돕는 방법으로 옳은 것은?

① 소변주머니는 가슴 높이로 고정시킨다.
② 보행 등 이동을 하지 않도록 주의시킨다.
③ 소변주머니는 소변이 가득 차면 비운다.
④ 소변량과 색깔을 2~3시간마다 확인한다.
⑤ 가능한 수분 섭취량을 제한한다.

13 왼쪽 팔에 수액을 맞고 있는 오른쪽 편마비 대상자의 상의를 입히는 순서는?

① 수액 – 왼팔 – 오른팔
② 오른팔 – 수액 – 왼팔
③ 왼팔 – 수액 – 오른팔
④ 왼팔 – 오른팔 – 수액
⑤ 수액 – 오른팔 – 왼팔

14 대상자의 손발 청결을 돕는 방법으로 옳은 것은?

① 발톱은 둥글게 자른다.
② 손톱은 일자로 자른다.
③ 손톱 가위를 이용하여 둥근 모양으로 자른다.
④ 시원한 물을 대야에 담은 후 손과 발을 10~15분간 담근다.
⑤ 발톱이 파고들고 염증이 생기면 시설장에게 연락한다.

15 대상자의 칫솔질을 돕는 방법으로 옳은 것은?

① 매 식사 후 30분 이내에 3분간 칫솔질을 한다.
② 치약이 칫솔 사이에 끼어 들어가지 않도록 칫솔모 위에 짠다.
③ 가능한 앉혀서 머리를 뒤로 젖힌 자세로 칫솔질을 한다.
④ 칫솔을 옆으로 강하게 문지른다.
⑤ 치약의 양을 많이 사용하면 구강의 청량감이 좋으며 잘 닦인다.

16 대상자의 왼쪽 눈에 눈곱이 끼어 있을 때 눈을 닦는 순서로 옳은 것은?

① 왼쪽 눈부터 눈의 안쪽에서 바깥쪽으로
② 오른쪽 눈부터 눈의 안쪽에서 바깥쪽으로
③ 요양보호사가 닦기 편한 눈부터 눈의 안쪽에서 바깥쪽으로
④ 오른쪽 눈부터 눈의 바깥쪽에서 안쪽으로
⑤ 왼쪽 눈부터 눈의 바깥쪽에서 안쪽으로

17 대상자의 의치 관리방법으로 옳은 것은?

① 아랫니를 먼저 뺀 후 윗니를 뺀다.
② 뜨거운 물에 의치를 헹군다.
③ 자기 전에 의치를 제거하여 잇몸의 압박을 줄인다.
④ 전체가 의치인 경우 위와 아래 의치를 각각 분리하여 용기에 보관한다.
⑤ 아랫니를 먼저 끼운 후 윗니를 끼운다.

18 올바른 신체정렬 방법으로 옳은 것은?

① 양 발을 붙이고 선다.
② 대상자와 멀리 선다.
③ 작은 근육으로 세밀하게 움직인다.
④ 등을 구부려 대상자를 보조한다.
⑤ 무릎을 굽히고 무게 중심을 낮춘다.

19 대상자가 협조할 수 없는 경우 침대 머리 쪽으로 이동시키는 방법으로 옳은 것은?

① 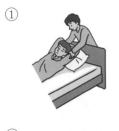 ②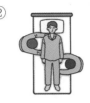

③ 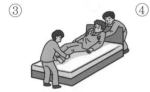 ④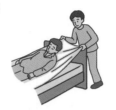

⑤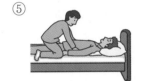

20 대상자를 다음과 같은 자세로 취하게 할 때 수건과 베개로 지지하는 목적으로 옳은 것은?

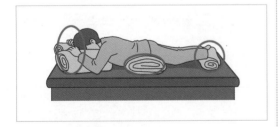

① 위관 영양에 도움을 준다.
② 허리 앞 굽음을 증가시켜 편안한 자세가 된다.
③ 발목 밑에 타월을 받쳐 허리의 긴장을 강화한다.
④ 허리와 넓적다리의 긴장을 완화시켜준다.
⑤ 복부 근육을 쉬게 해준다.

21 왼쪽 다리가 불편한 대상자의 보행기 사용법으로 옳은 것은?

① 보행기 → 왼쪽, 오른쪽 다리 한 발씩
② 오른쪽 다리 → 보행기 → 왼쪽 다리
③ 보행기 → 왼쪽, 오른쪽 다리 동시에
④ 왼쪽 다리 → 보행기 → 오른쪽 다리
⑤ 왼쪽 다리와 보행기 → 오른쪽 다리

22 오른쪽 편마비 대상자가 지팡이를 잡고 서 있을 때 지팡이의 끝을 놓는 위치로 옳은 것은?

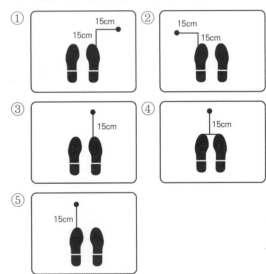

23 다음 중 감염예방을 위한 방법으로 옳은 것은?

① 혈액이 묻은 세탁물은 바로 삶아서 세탁한다.
② 장갑을 착용한 경우 손을 씻지 않는다.
③ 가래가 담긴 흡인병은 가득 차면 비우고 닦는다.
④ 액체비누보다는 고체비누를 사용한다.
⑤ 배설물이 묻은 의류나 물품은 따로 세탁한다.

24 욕창(예방) 매트리스에 관한 설명으로 옳은 것은?

① 대여만 가능한 품목이다.

② 내구연한은 3년이다.

③ 감염예방을 위해 매트리스 셀은 공기를 빼고 알코올을 이용하여 닦는다.

④ 건강을 위해 찜질기와 함께 사용한다.

⑤ 일주일에 한 번 정상 동작을 확인한다.

25 안전사고를 예방할 수 있는 방법으로 옳은 것은?

① 화재 발생 시 엘리베이터로 신속하게 건물 밖으로 이동한다.

② 옥상 출입문은 사고예방을 위해 잠가 놓는다.

③ 지진 발생 시 계단을 이용하여 옥상으로 대피한다.

④ 지진 발생 시 침대에 이불을 덮고 멈추길 기다린다.

⑤ 화재 발생 시 젖은 옷으로 코와 입을 감싼다.

26 다음 중 낙상을 일으킬 수 있는 환경적 요인으로 옳은 것은?

① 높이가 낮은 침대

② 난간이 있는 계단

③ 저하된 시력

④ 잘 맞지 않는 신발

⑤ 기립성 저혈압

27 상온에서 일정기간 보관했다 먹으면 더 맛있는 후숙 과일은?

① 딸기

② 토마토

③ 수박

④ 포도

⑤ 블루베리

28 대상자와의 외출 동행 시 요양보호사의 행동을 옳은 것은?

① 병원 진료 시 함께 진료를 받는다.

② 요양보호사의 차량을 이용하여 이동한다.

③ 대상자가 원하는 요구를 모두 들어준다.

④ 계단을 오를 때는 중간 중간 쉬면서 이동한다.

⑤ 외출 장소 및 시간은 요양보호사가 정한다.

29 대상자와 대화를 할 때 가장 많이 영향을 미치는 비언어적 요소로 옳은 것은?

① 눈맞춤

② 얼굴표정

③ 자세

④ 어조

⑤ 옷차림과 외양

30 다음의 밑줄 친 요양보호사의 효과적인 말벗하기 방법으로 옳은 것은?

> 어르신께서는 열이 나는데도 외출을 하겠다고 고집을 피우신다.
> · 대상자 : "손자 생일 선물을 사주기로 약속했어. 어서 선물가게로 가요."
> · 요양보호사 : "<u>손자가 아주 좋아하겠어요.</u> (아무렇지도 않은 듯 안색을 살피며) 열이 좀 있으시네요?"

① 공감
② 라포 형성
③ 수용
④ 존중과 안심
⑤ 정보 제공

31 다음 대화를 읽고 밑줄에 들어갈 요양보호사의 감정 공감의 표현으로 옳은 것은?

> · 대상자 : "영감이 돌아가신 후엔 도둑이 들까 겁도 나고...잠을 잘 못자."
> · 요양보호사 : "많이 무서우셨어요? 잠을 못 주무셔서 피곤하시겠어요."
> · 대상자 : "영감이 돌아가시기 전까지 늘 문단속을 하고 잠자리를 살펴주었거든."
> · 요양보호사 : "_____"

① "잠을 못 주무셔서 몸이 무거우시죠?"
② "잠시 산책하고 올까요?"
③ "산책을 하면 주무시는데 도움이 될거에요."
④ "할아버지가 자상한 분이셨나 봐요."
⑤ "제가 해드릴게요."

32 다음과 같은 의사소통 방법이 필요한 대상자로 옳은 것은?

> · 대상자의 정면에서 이야기한다.
> · 지시대명사를 사용하지 않고 사물의 위치를 시계방향으로 설명한다.
> · 촉각으로 이해시킨다.

① 난청
② 시각장애
③ 지남력장애
④ 언어장애
⑤ 판단력, 이해력 장애

33 다음 중 노인의 여가활동 유형의 설명으로 옳은 것은?

① 자기계발 활동 - 창작활동
② 사교오락 활동 - 독서교실
③ 소일활동 - 소풍
④ 운동활동 - 텃밭 가꾸기
⑤ 가족중심 활동 - 교회 가기

34 치매 대상자를 위한 배설 돕기 원칙으로 옳은 것은?

① 배뇨곤란이 있는 경우 취침 전에 수분섭취를 권장한다.
② 실금했을 경우 기저귀를 채운다.
③ 대상자의 방을 화장실과 가까운 곳에 배치한다.
④ 낮 동안에는 가능한 한 기저귀를 채워준다.
⑤ 단추나 벨트가 있는 옷을 입힌다.

35 다음 중 치매 대상자의 옷 갈아입히기를 돕는 방법으로 옳은 것은?

① 대상자에게 계절에 무관한 옷을 입힌다.
② 항상 요양보호사가 입혀준다.
③ 자신의 옷이 아니라고 하면 다른 옷을 입힌다.
④ 색상이 다양하고 장식이 달린 옷을 입힌다.
⑤ 단추 대신 부착용 접착 천으로 여미는 옷을 입힌다.

36 치매 대상자가 "누가 내 지갑을 훔쳐갔어!"라며 화를 낼 때 대처 방법으로 옳은 것은?

① 잘 간수할 수 있도록 주의를 준다.
② 못들은 척한다.
③ 요양보호사의 지갑을 잠시 준다.
④ 지갑을 함께 찾아보자고 한다.
⑤ 아무도 안가지고 갔다고 한다.

37 치매 대상자가 다음과 같은 행동을 보일 경우 요양보호사의 적절한 대처방법으로 옳은 것은?

> 어르신께서 함께 생활하는 노인들과 요양보호사들에게 욕설을 하고 때리거나 침을 뱉는 등의 신체적 폭력을 가한다.

① 폭력적 성향이 없어질 때까지 신체적인 구속을 가한다.
② 원래 그런 대상자라고 이해하고 무시한다.
③ 이해하지 못한 말은 다른 형태로 설명한다.
④ 폭력적 성향이 사라지고 난 뒤 행동의 이유를 질문한다.
⑤ 천천히 관심변화를 유도한다.

38 치매 대상자가 해질녘이 되면 "우리 엄마가 와서 가야 돼."라고 하면서 밖으로 나가려 할 때 대처 방법은?

① 엄마는 오래전에 돌아가셨다고 말한다.
② 엄마가 들어오실 때까지 함께 기다리자고 한다.
③ 밖에 아무도 없다고 한다.
④ 낮에 사온 과일이 맛있는지 먹어보자고 한다.
⑤ 지금은 늦었으니 내일 가자고 말한다.

39 치매 대상자가 2~3일간 잠을 자지 않고 2~3일 뒤에 계속 잠을 잔다. 이 때 수면을 돕는 방법으로 옳은 것은?

① 저녁에 따뜻한 녹차를 제공한다.
② 텔레비전을 틀어놓는다.
③ 포만감을 느낄 수 있도록 음식을 제공한다.
④ 단순한 일거리를 주어 피곤함을 느끼도록 한다.
⑤ 낮에 산책과 같은 야외활동을 한다.

40 다음에서 설명하는 치매 대상자의 문제 행동 유형으로 옳은 것은?

> • 기억력 상실
> • 아무런 계획도 목적지도 없이 돌아다닌다.
> • 시간과 방향감각의 저하로 인한 혼란

① 방황
② 환각
③ 망상
④ 석양증후군
⑤ 배회

41 치매 대상자에게 신체적 언어 사용 시 유의사항으로 옳은 것은?

① 대상자의 행동을 분석하고 이해한다.
② 위협적으로 느낄 수 있으므로 신체접촉은 하지 않는다.
③ 알아듣지 못하는 경우 대화를 하지 않는다.
④ 대상자의 눈높이보다 높은 위치에서 의사소통한다.
⑤ 눈이 잘 안 보이는 경우에는 말과 함께 소리로 표현한다.

42 경증 인지기능 장애 대상자를 위한 인지자극 훈련 활동으로 옳은 것은?

① 악기 연주하기
② 그림과 숫자 짝지어 기억하기
③ 인사말 연결하기
④ 이름 맞히기
⑤ 똑같은 모양 만들기

43 다음 중 1도 화상에 대한 설명으로 옳은 것은?

① 가장 심각하고 피부 깊숙이 침범하는 화상이다.
② 손상된 진피는 재생되지 않는다.
③ 커다란 물집이 생긴다.
④ 며칠 내에 아물고 손상된 피부의 껍질이 벗겨진다.
⑤ 3일정도 지나면 통증이 줄어들고 대부분 14일내에 완전히 치유된다.

44 다음 중 쓰러져 있는 대상자를 발견하였을 경우 가장 먼저 해야 할 응급처치로 옳은 것은?

① 도움 요청
② 기도 유지
③ 반응 확인
④ 가슴 압박
⑤ 호흡 확인

45 다음 중 자동심장충격기의 사용 방법으로 옳은 것은?

① 5분 간격으로 심장리듬 분석을 반복한다.
② 심장리듬을 분석한 후 전극패드를 붙인다.
③ 의식은 있으나 호흡이 없는 대상자에게 사용한다.
④ 심장리듬을 분석하는 동안 대상자가 움직이지 못하도록 잡아준다.
⑤ 30:2의 비율로 가슴압박과 인공호흡을 반복한다.

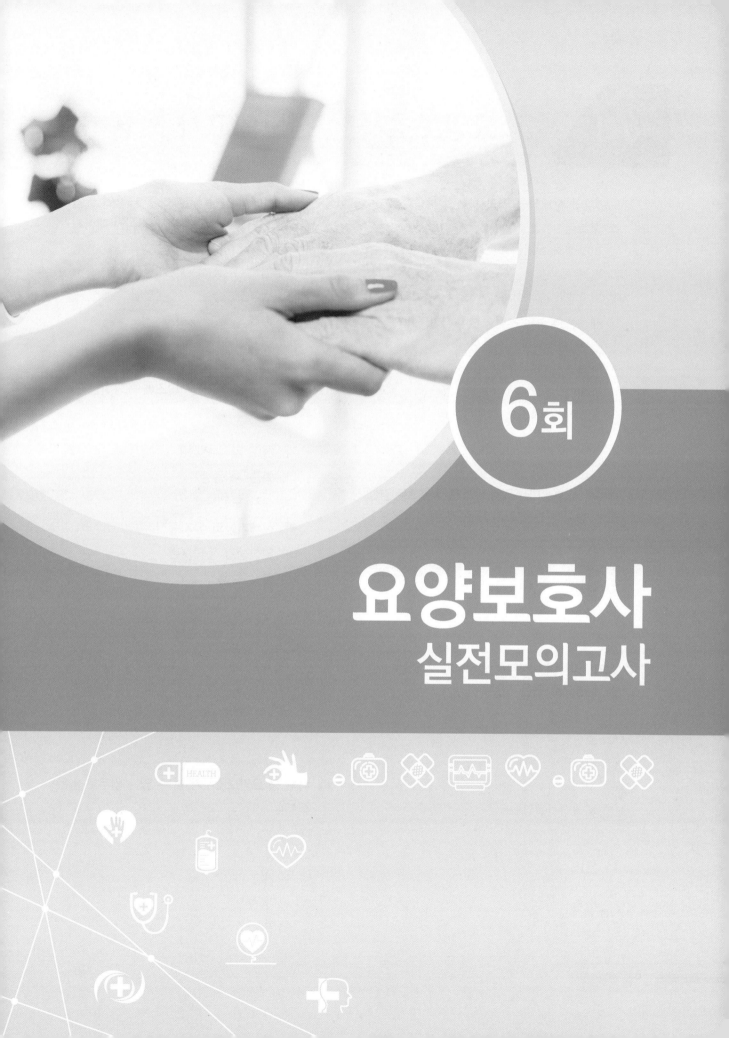

6회

요양보호사
실전모의고사

01 노년기의 신체적·심리적·사회적 특성으로 옳은 것은?

① 직장에서 퇴직하면서 사회적 관계가 늘어난다.
② 퇴직과 동시에 경제적인 자유를 누리게 된다.
③ 새로운 방식으로 일을 처리하고 새로운 습관이 형성된다.
④ 타인과 만나는 것을 기피하고 내향성이 증가한다.
⑤ 노화는 가역적으로 진행된다.

02 배우자 사별에 대한 적응 단계 중 처음으로 경험하는 정서적 반응으로 옳은 것은?

① 분노감
② 상실감
③ 소외감
④ 고독감
⑤ 열등감

03 장기요양급여 대상자로 인정받을 수 있는 노인성 질병으로 옳은 것은?

① 뇌경색증
② 고혈압
③ 당뇨병
④ 결핵
⑤ 퇴행성관절염

04 일상생활에서 상당 부분 다른 사람의 도움이 필요한 장기요양 인정점수가 93점인 대상자가 받을 수 있는 장기요양등급은?

① 1등급
② 2등급
③ 3등급
④ 4등급
⑤ 5등급

05 다음 중 신체활동지원서비스에 해당하는 것으로 옳은 것은?

> 가. 청소 및 주변정돈
> 나. 외출 시 동행
> 다. 식사 도움
> 라. 신체기능의 유지증진
> 마. 일상생활 동작훈련
> 바. 목욕 도움

① 가. 나. 다
② 가. 다. 바
③ 나. 다. 라
④ 다. 라. 바
⑤ 라. 마. 바

06 다음 중 요양보호사가 할 수 있는 업무로 옳은 것은?

① 관장
② 욕창 관리
③ 비위관 제거
④ 귀약 투여
⑤ 흡인

07 다음 중 노인의 정서적 학대로 옳은 것은?

① 안정된 주거공간을 제공하지 않고 떠돌게 한다.
② 일을 수행하기 어려운 상황임에도 불구하고 일을 하도록 강요한다.
③ 집안 경조사에 참여시키지 않는다.
④ 신체를 빗대어 수치심을 주는 언행을 한다.
⑤ 돈을 일상생활에서 마음대로 사용하지 못하게 한다.

08 다음의 내용이 속하는 노인학대 유형으로 옳은 것은?

> 타박상과 갑작스러운 감기증세로 대상자가 누워있었지만 아들은 아픈 어머니를 병원에 데려갈 생각은 않고 하루 종일 방안에 방치하였다.

① 신체적 학대
② 정서적 학대
③ 방임
④ 경제적 학대
⑤ 자기 방임

09 다음 중 장기요양기관장이 성희롱 보고에 대한 대처 방법으로 옳은 것은?

① 대상자를 경찰서에 바로 신고한다.
② 당분간 무시하라고 지시한다.
③ 피해자를 업무에서 배제시킨다.
④ 대상자 가족에게는 비밀로 한다.
⑤ 녹취하거나 일지를 작성해 둔다.

10 다음 상황에서 요양보호사의 권리를 보장해주는 법은?

> 대상자에게 폭언 및 신체폭력의 위협을 받아 안전상의 이유로 업무를 중단했을 때, 기관장은 요양보호사에게 불리한 처우를 해서는 안 된다.

① 국민건강보험법
② 산업안전보건법
③ 노인장기요양보험법
④ 산업재해보상보험법
⑤ 근로기준법

11 요양보호사의 직업윤리로 옳은 것은?

① 요양보호사의 종교와 같은 대상자에게만 서비스를 한다.
② 사고 발생 시 보호자에게 연락하여 조치를 취한다.
③ 요양보호사의 자기결정을 최대한 존중한다.
④ 업무상 알게 된 대상자의 개인정보를 비밀로 유지한다.
⑤ 대상자에게 추가 서비스에 대한 물질적 보상을 받는다.

12 기저귀 사용량이 많다며 줄여 달라고 요청하는 보호자에 대한 대처방법은?

① 그렇게 못한다고 이야기하고 서비스를 중단한다.
② 사용한 기저귀를 말려서 재사용하여 사용량을 줄인다.
③ 사용량을 얼마나 줄이기 원하는지 되묻는다.
④ 비위생적이라고 설명한 후 보호자의 요청을 들어준다.
⑤ 기저귀를 자주 갈지 않으면 대상자에게 해롭다고 한다.

13 요양보호사로서 지켜야 할 직업적 태도로 옳은 것은?

① 요양보호사가 판단만으로 대상자에게 서비스를 제공한다.
② 대상자를 방문하였을 때 대상자가 없어도 기본적인 청소업무는 한 후 메모를 남겨둔다.
③ 대상자와 친밀함을 유지하기 위해 반말을 사용한다.
④ 대상자에게 잠시 돈을 빌려 쓰고 갚는다.
⑤ 자신이 요양보호사를 대표한다고 생각한다.

14 요양보호사의 근골격계 원인 중 직업적 요인으로 옳은 것은?

① 과거 병력
② 나이, 직업경력
③ 직장 내 인간관계
④ 무리한 힘의 사용
⑤ 성별

15 근골격계 부상을 방지하기 위한 스트레칭에 대한 내용으로 옳은 것은?

① 근육의 긴장을 강화하여 작업이나 운동 시 부상을 예방한다.
② 같은 동작은 5~10회 반복하고, 동작과 동작 사이에 5~10초 정도 쉰다.
③ 통증이 느껴질 때까지 계속한다.
④ 스트레칭 된 자세로 30초 이상 유지해야 근섬유가 충분히 늘어나 효과를 볼 수 있다.
⑤ 스트레칭 된 상태에서 호흡을 멈추고 자세를 유지한다.

16 노화에 따른 소화기계에 대한 설명으로 옳은 것은?

① 맛을 느끼는 세포수가 늘어난다.
② 지방의 흡수력이 증가한다.
③ 췌장에서의 호르몬 분비가 감소한다.
④ 항문 괄약근의 긴장도가 높아져 변실금이 발생할 수 있다.
⑤ 약물의 흡수력은 줄어들지만 제거 능력은 향상된다.

17 대상자가 오한과 식은땀을 흘리고, 심한 공복감, 어지러움을 호소할 때 돕기 방법으로 옳은 것은?

① 인슐린 주사제를 놓는다.
② 물을 마시게 한다.
③ 요구르트나 오렌지주스를 먹인다.
④ 안정된 자세를 취해준다.
⑤ 의식을 잃지 않도록 대화한다.

18 대상자의 식사량이 갑자기 감소하거나 대변이 콜라색을 띨 때, 오심, 구토가 있을 때 요양보호사의 대처방법으로 옳은 것은?

① 관장을 실시한다.

② 금식을 권유한다.

③ 가족과 상의하고, 간호사에게 보고한다.

④ 대상자의 질병명을 예측하여 말해준다.

⑤ 영양죽 등의 경구 유동식을 준비한다.

19 고혈압 대상자의 혈압약 복약 돕기 방법으로 옳은 것은?

① 두통이 있을 때만 복용한다.

② 혈압이 상승할 때만 복용한다.

③ 증상이 호전되면 약을 먹지 않아도 된다.

④ 증상이 없더라도 꾸준히 복용한다.

⑤ 증상이 있을 때만 복용한다.

20 요실금 증상의 치료 및 예방으로 옳은 것은?

① 대퇴부 근육강화운동을 한다.

② 기저귀를 채운다.

③ 식이섬유소가 풍부한 채소와 과일로 변비를 예방한다.

④ 수분섭취를 제한한다.

⑤ 복부 근육을 강화시킨다.

21 다음에서 설명하는 주요 질환으로 옳은 것은?

· 숨을 내쉴 때 쌕쌕거리는 호흡음

· 갑작스런 온도나 습도 차이

· 담배, 벽난로, 먼지, 곰팡이 등을 피한다.

① 기관지염

② 폐렴

③ 비염

④ 천식

⑤ 폐결핵

22 근골격계 질환의 초기 치료에 대한 설명으로 옳은 것은?

① 초기 치료에는 온찜질이 좋으나 만성통증에는 냉찜질이 좋다.

② 손상부위를 압박한다.

③ 손상 부위는 심장보다 낮게 한다.

④ 냉찜질은 피부에 감각이 없어질 때까지 한다.

⑤ 물리치료 및 견인요법을 실시한다.

23 우울증과 치매의 비교로 옳은 것은?

	우울증	치매
①	서서히 발병함	급격히 발병함
②	일관된 인지기능 저하	인지기능 저하 정도의 편차가 심함
③	단기 기억이 심하게 저하됨	단기·장기 기억이 동등하게 저하됨
④	정신과적 병력 없음	정신과적 병력 있음
⑤	기억력 장애를 호소함	기억력에 문제가 없다고 주장하는 경우가 많음

24 소뇌가 손상된 뇌졸중 대상자에게 나타날 수 있는 증상은?

① 의식 저하
② 우측 마비
③ 전신 마비
④ 물건을 정확하게 잡지 못함
⑤ 기억력 장애

25 노인 대상자 운동관리 방법으로 옳은 것은?

① 최대 심박수 이상으로 운동을 실시한다.
② 땀을 충분히 흘릴 수 있도록 탁구 등의 운동을 실시한다.
③ 개인의 능력 이상으로 운동을 한다.
④ 저강도로 시작하여 점차 강도를 올린다.
⑤ 정리운동은 시간이 남으면 실시한다.

26 노인의 올바른 수면 관리방법으로 옳은 것은?

① 원하는 시간에 잠을 자도록 한다.
② 공복감으로 잠이 안 오는 경우 따뜻한 녹차를 마신다.
③ 잠이 오지 않으면 텔레비전을 틀어놓는다.
④ 저녁 시간에 강도 높은 운동을 실시한다.
⑤ 함께 자는 사람이 수면에 방해가 되는 경우 다른 방을 쓴다.

27 노인 대상자의 안전하고 올바른 의약품 사용방법으로 옳은 것은?

① 통증이 심할 경우 약의 용량을 늘린다.
② 증상이 비슷하면 다른 사람의 약을 나누어 먹는다.
③ 증상이 호전되면 복용하던 약을 중단한다.
④ 철분제는 오렌지주스와 함께 복용하면 흡수가 잘 된다.
⑤ 약 삼키는 것이 힘들다면 쪼개거나 분쇄해서 복용하게 한다.

28 인플루엔자 백신의 예방접종 주기로 옳은 것은?

① 6개월
② 1년
③ 2년
④ 3년
⑤ 5년

29 겨울철 생활안전 수칙으로 옳은 것은?

① 낮 보다는 새벽이나 저녁에 운동을 한다.
② 실내 운동 보다는 실외 운동을 하는 것이 좋다.
③ 평소 근력강화 운동을 한다.
④ 운동 시 준비운동과 마무리 운동은 생략해도 된다.
⑤ 동상을 예방하기 위해 손은 주머니에 넣고 걷는다.

30 요양보호 기록의 원칙으로 옳은 것은?

① 요양보호사의 의견을 기록한다.
② 모든 기록에는 정확한 시간과 기록자를 명시해야 한다.
③ 기록을 정정할 때는 지우거나 덧칠을 한 후 작성한다.
④ 한꺼번에 모아서 기록한다.
⑤ 장황하고 우회적인 표현으로 작성한다.

31 다음 내용의 업무보고 형식으로 옳은 것은?

> · 보고내용이 복잡하거나 숫자나 지표가 필요한 경우
> · 정확히 보고할 필요가 있을 경우
> · 정기 업무보고, 사건보고

① 전산망보고
② 서면보고
③ 구두보고
④ 팩스보고
⑤ 실시간보고

32 다음 내용을 읽고 해당하는 사항으로 옳은 것은?

> 요양보호사들의 정보와 경험을 서로 공유하고, 장기요양기관이 요양보호사들에게 업무에 관련된 정보를 전달하거나 요양보호사들로부터 애로사항을 듣기 위함이다

① 사례회의
② 주간회의
③ 월례회의
④ 직원교육
⑤ 정기총회

33 사전연명의료의향서 작성에 대한 설명으로 옳은 것은?

① 연명의료 중단은 회복 가능한 환자도 작성 가능하다.
② 의식이 있는 모든 말기환자는 본인이 연명의료 중단을 결정할 수 있다.
③ 병원에서 사전연명의료의향서에 서명하는 순간 효력이 발생한다.
④ 사전연명의료의향서를 등록할 경우 모든 의료기관에 자동 연동된다.
⑤ 사전연명의료의향서는 등록 이후 변경 및 철회가 가능하다.

34 임종이 임박한 대상자의 징후로 옳은 것은?

① 점차 피부색이 하얗게 변한다.
② 목이 말라 음료섭취가 증가한다.
③ 맥박은 약해지고 혈압이 높아진다.
④ 실금을 한다.
⑤ 체온이 점차 올라간다.

35 대상자가 임종하였을 때 그 가족에 대한 요양보호 방법으로 옳은 것은?

① 슬픔을 함께하고 가족과 함께 장지에 간다.

② "아무 염려하지 마세요."라고 위로한다.

③ "힘드시지요?"와 같이 가족을 공감하고 위로해 준다.

④ 가족이 슬픔을 억제할 수 있도록 돕는다.

⑤ 유족을 대신하여 대상자의 유품을 정리해 준다.

01 가정 형편이 어렵거나 부득이한 사정으로 기본적 식사를 거를 우려가 있는 노인에게 무료로 식사를 제공하는 서비스는?

① 노인요양공동생활가정
② 독거노인 공동생활 홈서비스
③ 결식 우려 노인 무료급식 지원
④ 독거노인 보호사업
⑤ 노인보호전문기관

02 요양보호사가 대상자를 대면하는 방법으로 옳은 것은?

① 휠체어에 앉아있는 대상자는 서서 내려다 본다.
② 아무 말도 하지 않는 대상자에게는 말을 걸지 않는다.
③ "기저귀에 손 넣지 마세요."라고 이야기한다.
④ 대상자를 만질 때는 손바닥 전체를 이용해 접촉한다.
⑤ 걸을 수 있어도 낙상 위험이 있으므로 휠체어를 이용한다.

03 대상자가 경관영양을 할 때 주의해서 관찰해야 하는 증상으로 옳은 것은?

① 사레
② 청색증
③ 입술건조
④ 탈수
⑤ 변비

04 대상자의 올바른 식사 자세로 옳은 것은?

① 식탁의 높이는 식탁 윗부분이 대상자의 배꼽 높이에 오는 것이 좋다.
② 의자에 걸터앉아 식사를 한다.
③ 의자의 높이는 발바닥이 바닥에 닿지 않는 정도이어야 안전하다.
④ 침대에서 일어나거나 앉을 수 없는 경우에는 침대를 약 90°로 높인다.
⑤ 편마비 대상자의 경우 마비된 쪽이 밑으로 가야 안정감이 있고 지지가 된다.

05 요양보호사의 경관영양 돕기 방법으로 옳은 것은?

① 비위관이 빠질 경우 비위관을 세척 후 삽입한다.
② 경관영양 주입이 끝나면 침대에 바로 눕혀준다.
③ 영양액은 위장보다 높은 위치에 건다.
④ 경관영양은 대상자가 힘들어하기 때문에 빠르게 주입한다.
⑤ 영양주머니는 하루에 한 번만 깨끗이 씻는다.

06 대상자의 투약 돕기 방법으로 옳은 것은?

① 대상자가 원하면 처방된 이외의 약은 섞어 준다.

② 약을 삼키지 못할 경우에는 약을 쪼개거나 갈아서 투약한다.

③ 라벨의 반대쪽 방향으로 용액을 따른다.

④ 용량이 적은 물약은 숟가락을 이용하여 투약한다.

⑤ 손으로 만진 약은 남으면 약병에 다시 넣어 준다.

07 대상자의 주사주입 돕기 방법으로 옳은 것은?

① 주사 부위가 붉게 되거나 붓고, 통증이 있는 경우 주사바늘을 제거한다.

② 바늘을 제거한 후 알코올 솜으로 1~2분간 비벼준다.

③ 대상자가 원하는 시간 안에 주사액이 들어갈 수 있게 속도를 빠르게 한다.

④ 의복을 갈아입을 때에는 주사바늘을 빼고 갈아입는다.

⑤ 수액병은 항상 대상자의 심장보다 높게 유지한다.

08 다음 중 배설 돕기의 일반적인 원칙으로 옳은 것은?

① 대상자가 변의를 느낄 때 처음부터 끝까지 도와준다.

② 정해진 시간에 배설할 수 있도록 돕는다.

③ 항문은 앞에서 뒤로 닦아준다.

④ 환기를 위해 창문을 열어둔다.

⑤ 배설물은 모아두었다가 깨끗이 치운다.

09 요양보호사가 배설 후 관찰해야 할 내용으로 옳은 것은?

① 변의 유무

② 이전 배설과의 간격

③ 불편함

④ 배설 시간

⑤ 배변의 어려움

10 대상자의 침상 배설을 돕는 방법으로 옳은 것은?

① 변의를 참는 연습을 시킨다.

② 변기는 따뜻한 물로 데워서 둔다.

③ 배설 시 조용한 환경을 만들어준다.

④ 소변의 색이 연한 경우 시설장이나 간호사에게 보고한다.

⑤ 침대를 내려주어 대상자가 배에 힘을 주기 쉬운 자세를 취하게 한다.

11 대상자의 기저귀 사용 돕기 방법으로 옳은 것은?

① 정해진 시간에 규칙적으로 기저귀를 확인한다.

② 대상자가 실금을 했을 경우 즉시 기저귀를 사용한다.

③ 냄새가 불쾌감을 주므로 환기를 한다.

④ 기저귀를 사용했던 대상자는 계속 사용해야 한다.

⑤ 기저귀의 안쪽 면이 보이도록 말아 넣는다.

12 왼쪽 편마비 대상자의 단추 있는 옷 갈아입히기 돕기로 옳은 것은?

① 오른쪽부터 벗고 오른쪽부터 입는다.
② 오른쪽부터 벗고 왼쪽부터 입는다.
③ 왼쪽부터 벗고 왼쪽부터 입는다.
④ 왼쪽부터 벗고 오른쪽부터 입는다.
⑤ 어느 쪽이든 상관없다.

13 식사 전에 대상자의 입안을 헹구어 주는 이유로 옳은 것은?

① 위액 분비를 촉진하기 위해서
② 구강 청결을 위해서
③ 구강 내 음식물을 제거하기 위해서
④ 타액을 제거하기 위해서
⑤ 질식을 예방하기 위해서

14 대상자의 손발 청결 돕기로 옳은 것은?

① 가능한 한 대상자를 눕혀서 돕는다.
② 따뜻한 물에 담가 이물질을 쉽게 제거할 수 있게 한다.
③ 손톱은 일자로 발톱은 둥글게 자른다.
④ 손톱과 발톱 모두 둥글게 자른다.
⑤ 발톱이 심하게 파고들었을 경우 소독 후 제거한다.

15 대상자의 통 목욕 돕기 방법으로 옳은 것은?

① 욕조에 있는 시간은 5분 정도로 한다.
② 낙상 예방을 위해 처음부터 끝까지 돕는다.
③ 몸의 중심에서 말초방향으로 닦는다.
④ 불편한 쪽 다리부터 욕조에 들어간다.
⑤ 욕조 턱 높이보다 욕조의자 높이를 낮춘다.

16 의치를 보관할 때 찬 물에 담가두는 이유로 옳은 것은?

① 소독효과
② 변형방지
③ 의치분실
④ 냄새제거
⑤ 의치세척

17 누워있는 상태의 대상자 세수 돕기 방법으로 옳은 것은?

① 눈곱이 있는 눈을 먼저 닦는다.
② 눈은 밖에서 안으로 닦는다.
③ 면봉으로 귀 입구 및 귀 안의 귀지를 닦아 낸다.
④ 목, 귓바퀴, 귀의 뒷면 순으로 닦는다.
⑤ 침대머리를 높이거나 가능하다면 대상자를 앉힌다.

18 오른쪽 편마비 대상자의 침대에서 휠체어로 옮길 때 휠체어의 위치로 옳은 것은?

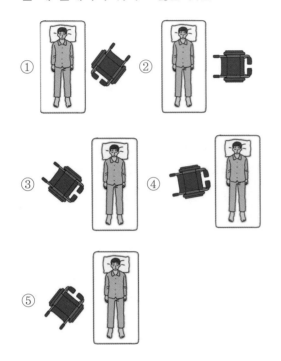

19 오른쪽 편마비 대상자가 계단을 오르고 내려갈 때 지팡이 보행 순서로 옳은 것은?

① 계단을 오를 때는 왼쪽 다리 → 지팡이 → 오른쪽 다리 순서로 이동한다.

② 계단을 오를 때는 왼쪽 다리 → 오른쪽 다리 → 지팡이 순서로 이동한다.

③ 계단을 내려갈 때는 오른쪽 다리 → 왼쪽 다리 → 지팡이 순서로 이동한다.

④ 계단을 내려갈 때는 왼쪽 다리 → 지팡이 → 오른쪽 다리 순서로 이동한다.

⑤ 계단을 내려갈 때는 지팡이 → 오른쪽 다리 → 왼쪽 다리 순서로 이동한다.

20 울퉁불퉁한 길을 휠체어로 이동 시 돕기 방법으로 옳은 것은?

① 휠체어를 뒤로 돌려 뒷걸음으로 이동한다.

② 빠른 속도로 이동한다.

③ 휠체어의 앞바퀴를 들고 뒤로 젖힌 상태에서 이동한다.

④ 지그재그로 밀면서 이동한다.

⑤ 자세를 낮추고 다리에 힘을 주어 이동한다.

21 요양보호사가 휠체어를 뒤로 이동시켜야 하는 경우로 옳은 것은?

① 문턱 오르기, 언덕 내려오기

② 문턱 내려오기, 언덕 내려오기

③ 문턱 오르기, 언덕 오르기

④ 언덕 오르기, 언덕 내려오기

⑤ 문턱 내려오기, 언덕 오르기

22 대상자의 물품에 혈액이나 체액이 묻은 경우 처리방법으로 옳은 것은?

① 장갑을 착용한 경우에는 손을 씻지 않아도 된다.

② 혈액이 묻은 의류는 더운물로 닦고 찬물로 헹군다.

③ 배설물이 묻은 의류는 알코올에 담갔다가 세탁한다.

④ 일반적인 바 형태의 고체 비누는 세균으로 감염될 수 있다.

⑤ 배설물이 묻은 의류는 모아서 다른 의류와 함께 세탁한다.

23 다음 중 복지용구의 대여품목에 해당되는 것은?

① 배회감지기
② 목욕의자
③ 안전손잡이
④ 욕창예방방석
⑤ 자세변환용구

24 낙상을 예방하기 위한 가정에서의 주의사항으로 옳은 것은?

① 방과 현관을 구분할 수 있도록 문턱을 설치한다.
② 취침 시 침대의 높이를 낮춘다.
③ 건강을 위해 엘리베이터 보다는 계단을 이용한다.
④ 침실과 욕실의 불을 꺼둔다.
⑤ 취침 시 화장실 이용 쉽도록 침대 난간을 내려놓는다.

25 화재 발생 시 대피요령으로 옳은 것은?

① 사고를 예방하기 위해 옥상 문은 잠그고 관리한다.
② 연기가 많이 나는 경우 배를 바닥에 붙이고 기어서 이동한다.
③ 119 구조대가 도착할 때까지 그대로 기다린다.
④ 계단을 이용해 신속하게 이동한다.
⑤ 야간 화재 시 양 손으로 벽을 짚고 조심스럽게 대피한다.

26 대상자를 위한 식사준비 방법으로 옳은 것은?

① 저작능력이 저하된 대상자에게는 재료를 믹서에 갈아서 준비한다.
② 연하능력이 저하된 대상자는 작은 크기로 잘게 썰어서 준비한다.
③ 노화에 따라 신맛과 쓴맛을 감지하는 미뢰의 기능이 줄어든다.
④ 생선은 오래 삶으면 부드러워지고 육류는 질기고 딱딱해진다.
⑤ 식초나 소스로 무침을 하면 입맛을 찾는 데 도움이 된다.

27 다음 중 대상자의 침구를 세탁하고 관리하는 방법으로 옳은 것은?

① 이불은 두껍고 무게감 있는 것을 선택한다.
② 오리털 이불은 햇볕에 말려 살균시킨다.
③ 베개는 습기를 흡수하는 재질을 사용한다.
④ 목침과 같은 베개는 혈액순환에 도움을 준다.
⑤ 감염대상자는 베개에 커버를 씌워 커버만 매일 교환한다.

28 대상자의 안전을 위한 거주환경으로 옳은 것은?

① 문고리는 열고닫기가 편하도록 원형으로 설치한다.
② 방과 화장실을 구분하기 위해 문턱을 설치한다.
③ 복도에는 짐을 두지 않고, 야간에는 조명을 꺼둔다.
④ 화장실이나 욕실은 가깝게 한다.
⑤ 정서적 안정을 위해 창가에 화분을 놓는다.

29 상대방의 표현을 비판 없이 있는 그대로 받아들이는 의사소통 방법으로 옳은 것은?

① 경청   ② 공감
③ 말하기   ④ 나-전달법
⑤ 수용

30 의사소통 중 경청의 방법으로 옳은 것은?

① 논쟁에서 자신의 주장을 먼저 이야기한다.
② 상대방의 의견을 비판적으로 수용한다.
③ 단어 이외의 보이는 표현에도 신경을 쓴다.
④ 상대방의 이야기를 가로채고 의견을 제시한다.
⑤ 대충 미루어 짐작하고 조언한다.

31 다음 대화에서 요양보호사의 공감 반응으로 적절한 것은?

> • 대상자 : "간호사가 혈압이 높다고 누워 있으래. 그래도 밖에 나가 바람 좀 쐬고 싶어."
> • 요양보호사 : "_____"

① "혈압이 떨어지면 그때 나가는 게 좋겠어요."
② "간호사 말이 맞아요. 오늘 하루는 그냥 누워서 쉬세요."
③ "밖에 나가셔도 되는지 간호사에게 물어볼 게요."
④ "누워 계시는 게 답답하신가 봐요."
⑤ "혈압이 높으니 누워 계시는 것이 안전해요."

32 난청인 대상자와의 의사소통 방법으로 옳은 것은?

① 몸짓과 표정으로 의사전달을 돕는다.
② 촉각을 사용하여 이해하게 한다.
③ 실물, 그림판, 문자판 등을 이용한다.
④ 물품에 이름표를 붙이고 주의사항을 그림이나 문자로 적어서 제시한다.
⑤ 눈짓으로 신호를 주는 등의 비언어적 방법은 쓰지 않는다.

33 악기연주를 배우고 싶어 음악학원에 가고 싶다는 대상자의 여가활동 유형으로 옳은 것은?

① 사교오락 활동
② 소일 활동
③ 가족중심 활동
④ 자기계발 활동
⑤ 종교참여 활동

34 치매 대상자의 일상생활 돕기 기본 원칙으로 옳은 것은?

① 대상자의 생활 자체를 존중하고 새로운 환경으로 바꾸어준다.
② 규칙적인 생활은 병을 치료하는데 도움이 된다.
③ 치매 대상자의 모든 것을 도와준다.
④ 사고 위험이 높다는 것을 인식시키고 위험이 될 만한 물건을 없앤다.
⑤ 잘못된 행동이 나타나면 따끔하게 주의를 준다.

35 치매 대상자의 식사를 돕는 방법으로 옳은 것은?

① 사발 보다는 접시를 사용하게 한다.
② 투명한 유리제품을 사용한다.
③ 음식의 간을 맞추기 위한 소금과 같은 양념은 식탁 위에 둔다.
④ 숟가락을 쉽게 잡을 수 있게 가벼운 것을 사용한다.
⑤ 졸려하는 경우에는 식사를 제공하지 않는다.

36 치매 대상자의 배설을 돕는 방법으로 옳은 것은?

① 단추나 벨트가 있는 바지를 입힌다.
② 낮 동안에도 기저귀를 채워둔다.
③ 실금한 경우에는 괜찮다고 말해준다.
④ 배뇨곤란이 있는 경우 취침 전에 수분 섭취를 권장한다.
⑤ 외출 전 화장실 이용을 강요한다.

37 시설에 입소하신 어르신이 자꾸 집에 언제 가냐고 반복해서 말할 때 요양보호사의 돕기 방법으로 옳은 것은?

① 잘 모른다고 대답한다.
② 어르신이 좋아하는 일을 같이 한다.
③ 복잡한 일거리를 만들어준다.
④ 못 들을 척 다른 일을 한다.
⑤ 이제 그만 물어보라고 한다.

38 치매 대상자가 주먹으로 치고, 꼬집는 행동을 할 때 돕기 방법으로 옳은 것은?

① 공격적인 행동이 나타날 때마다 신체적인 구속을 한다.
② 진정된 후에는 왜 그랬는지 물어본다.
③ 조용한 장소에서 쉬도록 한다.
④ 대상자가 좋아하는 음악을 틀어놓거나 노래를 함께 부른다.
⑤ 다른 자극을 주어 환기를 시킨다.

39 다음과 같은 상황에서 요양보호사의 반응으로 옳은 것은?

80세 심 씨 할아버지는 조금 전에 음식을 먹고도 금방 또 먹으려고 하고 배가 부른데도 계속해서 먹으려고 한다.
• 치매 대상자 : "우리 딸이 나를 가둬 두고 밥도 안 주고 너무 구박한다.""밥은 왜 안줘? 밥 언제 줄 거야?"
• 요양보호사 : "_____"

① "금방 드셨잖아요."
② "언제 드셨는지 잘 생각해 보세요."
③ "언제 드셨는지 옆에 계신 어르신께 물어보세요."
④ "준비 중이니 조금만 기다려 주세요."
⑤ "또 배가 고프세요?"

40 집에 가야한다며 배회하는 치매 대상자를 돕는 방법으로 옳은 것은?

① 텔레비전이나 라디오를 크게 틀어놓는다.
② 잠들 수 있도록 집 안을 어둡게 한다.
③ 복잡한 일거리를 주어 배회 증상을 줄인다.
④ 신분증을 소지하도록 한다.
⑤ 집 주소와 전화번호를 외우게 한다.

41 치매 대상자의 의사소통 기본적인 표현방법으로 옳은 것은?

① "어디 불편한 데 있으세요?"
② "이것은 해도 되고, 저것은 안 돼요."
③ "양치하세요.", "세수하세요.", "바지 입으세요."
④ "어떤 과일을 드시고 싶으세요?"
⑤ "잃어버린 지갑은 원래 없었어요."

42 경증 인지기능 장애 대상자에게 할 수 있는 인지자극 훈련으로 옳은 것은?

① 여러 가지 단어 말하기
② 뇌 건강 일기 쓰기
③ 빈칸 채우기
④ 물건 값 계산하기
⑤ 특정 글자 고르기

43 다음 중 응급처치에 대한 내용으로 옳은 것은?

① 119에 신고하고 의료인이 올 때까지 대상자를 지켜본다.
② 대상자를 발견한 순서대로 응급처치를 한다.
③ 대상자를 빨리 옮겨 응급처치를 한다.
④ 대상자에게 의약품을 사용한다.
⑤ 응급처치 교육을 가장 많이 받은 사람의 지시에 따른다.

44 심폐소생술 실시 순서로 옳은 것은?

가. 가슴압박
나. 반응 확인
다. 119 신고
라. 회복자세
마. 기도유지
바. 인공호흡

① 다-라-나-마-가-바
② 다-나-라-마-바-가
③ 나-라-마-다-가-바
④ 나-다-가-마-바-라
⑤ 라-나-다-가-마-바

45 자동심장충격기 사용에 대한 설명으로 옳은 것은?

① 반응은 없지만, 정상적인 호흡이 있는 대상자에게도 사용한다.

② 전극패드 부착 → 전원 켜기 → 심장리듬 분석 → 제세동 시행 순서로 사용한다.

③ 분석 중이라는 음성 지시가 나오면 가슴압박을 계속 실시한다.

④ 제세동 버튼을 누르기 전에 모두 대상자의 몸에서 떨어졌는지 반드시 확인해야 한다.

⑤ 오른쪽 패드는 왼쪽 겨드랑이 바로 아래에, 왼쪽 패드는 왼쪽 쇄골 아래 부착한다.

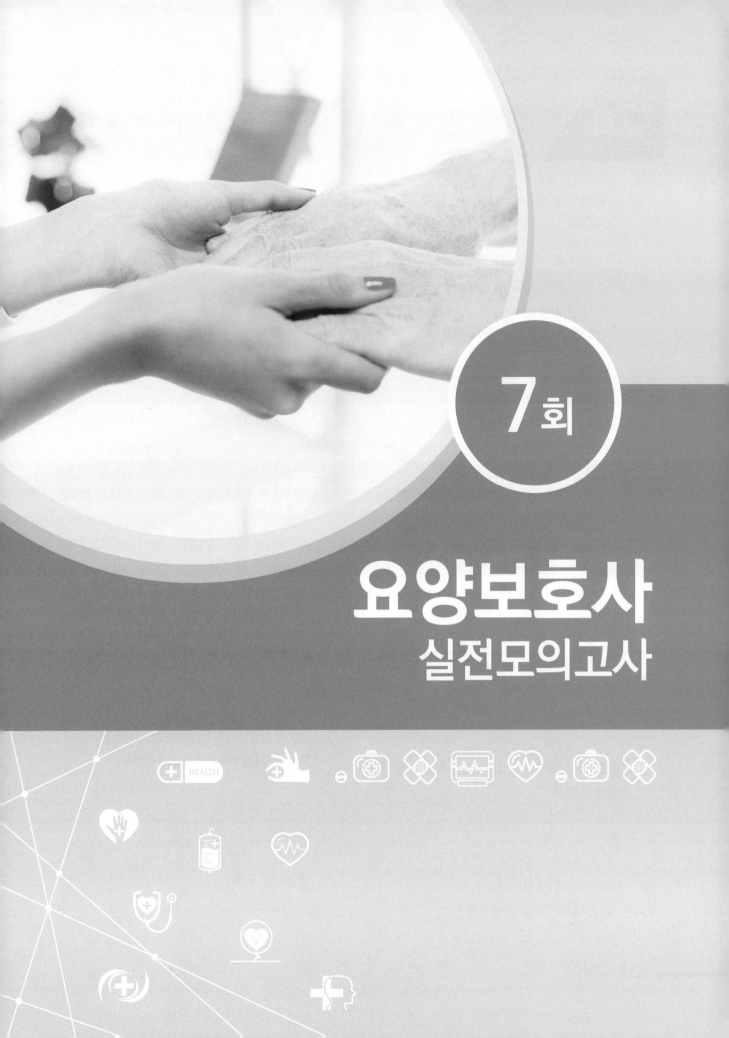

01 다음에서 설명하는 노인의 심리적 특성으로 옳은 것은?

> • 불면증, 식욕부진, 체중감소
> • 기억력이 저하되고, 흥미와 의욕 상실
> • 주변 사람들에게 적대적으로 대하거나 타인을 비난하는 등의 행동

① 내향성 증가
② 우울증 경향 증가
③ 조심성 증가
④ 생에 대한 회고의 경향
⑤ 경직성 증가

02 노인과 가족과의 관계 변화로 인해 발생할 수 있는 문제점으로 옳은 것은?

① 상호 보완적인 부부관계
② 노년기 성적 관심과 욕구 충족
③ 형제자매간 동조성 강화
④ 역할변화에 대한 적응
⑤ 수직적 부부관계

03 노인 학대 예방교육 및 상담을 하는 기관으로 옳은 것은?

① 시군구청
② 관할 경찰서
③ 노인보호전문기관
④ 재가노인복지시설
⑤ 학대피해노인 전용쉼터

04 다음 중 장기요양급여 대상자로 옳은 것은?

① 결핵으로 신체 활동이 어려운 60세 남성
② 혈관성 치매로 신체 활동이 어려운 40세 남성
③ 뇌출혈로 대학병원에서 입원 치료중인 78 여성
④ 천식으로 신체활동이 어려운 60세 여성
⑤ 뇌경색에서 회복 중이며 일상생활이 가능한 65세 남성

05 대상자가 아들에게로 고액 이체 업무를 요양보호사에게 부탁하였다. 요양보호사의 대처방안으로 옳은 것은?

① 대상자에 대한 직접적인 서비스만 할 수 있음을 설명한다.
② 가족에게 알리고 확인하도록 한다.
③ 고액 관련 업무는 할 수 없다고 거절한다.
④ 서비스가 끝난 후 은행에 들러 처리한다.
⑤ 시설장에게 연락하여 부탁한다.

06 노인장기요양보험 표준서비스 세부내용 중 신체활동 지원서비스로 옳은 것은?

① 세탁
② 침구 교환 및 정리
③ 외출 시 동행
④ 말벗, 격려, 위로
⑤ 식사 도움

07 다음에서 설명하고 있는 시설생활 노인의 권리 보호를 위한 윤리강령으로 옳은 것은?

> "이놈의 다리가 문제여. 남들은 단풍구경 간다고 좋아서 난린데 나야 어디 걸을 수가 있어야 엄두를 내보지. 휠체어 타고 가면 갈 수야 있겠지만 내방을 담당하는 호리호리한 여자 선생이 휠체어 밀다가 병이라도 날까 봐 걱정돼서 애당초 생각을 접었어. 내가 안 가는 것이 모두한테 편하면 나가지 말아야지..."

① 자신의 견해와 불평을 표현하고 해결을 요 구할 권리
② 개별화된 서비스를 제공받고 선택할 권리
③ 정치, 문화, 종교적 신념의 자유에 대한 권리
④ 질 높은 서비스를 받을 권리
⑤ 이성교제, 성생활, 기호품 사용에 관한 자 기 결정의 권리

08 다음 사례에 해당하는 학대 유형으로 옳은 것 은?

> 대상자의 자녀가 대상자의 동의 없이 임의 로 부동산을 명의변경 한 사실을 알게 되었 다.

① 유기
② 정서적 학대
③ 신체적 학대
④ 자기방임
⑤ 경제적 학대

09 대상자가 자신의 특정 부위를 고의적으로 노출 하거나 만지는 행위를 자주 하는 경우 장기요양 기관장의 대처방법으로 옳은 것은?

① 대상자 교체를 진행한다.
② 즉시 경찰에 성희롱으로 신고한다.
③ 화를 내고 서비스를 중단한다.
④ 못 들은 체하고 일을 계속하게 한다.
⑤ 가족에게 시정해줄 것을 요구한다.

10 성희롱으로 인한 정신적인 스트레스로 업무상 재해가 발생하였다. 다음 설명 중 옳은 것은?

① 채권자가 보험급여를 양도·압류할 수 있다.
② 지급된 보험금은 세금을 공제하지 않는다.
③ 보험급여는 퇴직을 하게 되면 받을 수 없다.
④ 사업장이 폐업한 경우 지급받을 수 없다.
⑤ 산재치료가 끝나는 즉시 해고할 수 있다.

11 요양보호사가 자신을 법적으로 보호하면서 서 비스를 제공하는 방법은?

① 대상자의 학대 상황에는 관여하지 않는다.
② 서비스 방법이 확실하지 않을 때는 경험에 따라 제공한다.
③ 서비스를 제공하기 힘든 대상자는 서비스 대상에서 제외한다.
④ 서비스를 제공할 때는 정해진 원칙과 절차 에 따른다.
⑤ 서비스 제공 기록지에 보호자와 통화 기록 을 작성한다.

12 요양보호 활동 중 요양보호사의 직업윤리를 준수한 활동으로 옳은 것은?

① 피곤해서 월례회의 교육에 참석하지 않았다.

② 보호자가 요구할 경우 별도로 서비스를 계약한다.

③ 대상자가 복지용구를 필요로 해서 복지용구 특정 업체를 알려주었다.

④ 동료 요양보호사가 급한 일이 생겼다고 해서 근무를 대신 해주었다.

⑤ 서비스 제공 시 사고가 발생할 경우 즉시 시설장에게 보고한다.

13 다음 설명에 해당하는 직업성 감염질환에 대한 설명으로 옳은 것은?

> • 감염된 경우 증상이 약하더라도 2~3일간 업무를 중단한다.
> • 증상 회복 후에도 최소 2~3일간 음식을 조리하지 않는다.
> • 개인위생을 철저히 하고 어패류 등은 반드시 익혀서 먹는다.

① 독감

② 대상포진

③ 결핵

④ 폐렴

⑤ 노로바이러스 장염

14 감염병 예방을 위한 요양보호사의 활동을 옳은 것은?

① 대상자의 증상을 보고 질병을 예측하고 약물 치료가 필요하다고 말한다.

② 호흡곤란 중에는 편하게 호흡할 수 있도록 침대에 눕게 한다.

③ 감염성 질병이 생긴 것으로 의심되면 보고 후 감염성이 없다고 판정될 때까지 격리한다.

④ 결핵 감염대상자와 접촉했을 경우 3일 후 흉부방사선 촬영을 한다.

⑤ 결핵전파가 우려되는 대상자에게는 서비스를 제공하지 않는다.

15 위염 대상자에 대한 치료 및 예방하기 위한 방법으로 옳은 것은?

① 한 끼 금식으로 위의 부담을 덜고 구토를 조절한다.

② 금식 후 영양 보충을 위해 육류를 제공한다.

③ 금식 시 수분 섭취를 제한한다.

④ 찬 음식으로 속을 가라앉힌다.

⑤ 자극적인 음식은 피한다.

16 노화에 따른 소화기계 특성으로 옳은 것은?

① 쓴맛에 둔해지고 짠맛과 단맛을 잘 느끼게 된다.

② 소화효소 생산이 증가하여 지방의 흡수력이 향상된다.

③ 췌장에서의 호르몬 분비 증가로 당뇨병에 걸리기 쉽다.

④ 약물의 대사와 제거 능력이 저하된다.

⑤ 직장 벽의 탄력성이 증가하고 괄약근의 긴장도가 높아진다.

17 바이러스에 의한 감염병으로 겨울철에 유행하며 호흡기 비말을 토해 전파되는 질환으로 옳은 것은?

① 폐렴
② 결핵
③ 인플루엔자
④ 천식
⑤ 비염

18 복압성 요실금을 관리하는 방법은?

① 기저귀를 착용한다.
② 수분 섭취를 제한한다.
③ 체중을 조절한다.
④ 이동 변기를 사용한다.
⑤ 매 시간 화장실을 이용한다.

19 고혈압 대상자의 치료 및 예방법으로 옳은 것은?

① 대상자의 신체 상태에 따라 고혈압 약의 용량을 증감한다.
② 포화지방산이 많은 육류를 섭취한다.
③ 혈압이 조절되면 약을 먹지 않아도 된다.
④ 일주일에 3~5회 30분 이상 운동한다.
⑤ 남성은 하루 1병 이하로 음주를 제한한다.

20 대상자의 욕창 예방 방법으로 옳은 것은?

① 침대에서는 2시간 마다 휠체어에서는 한 시간마다 자세를 바꾸어준다.
② 욕창발생 부위에 도넛베개를 사용하여 자극을 줄여준다.
③ 하루에 한 번 피부 상태를 점검한다.
④ 날씨가 추울 경우 뜨거운 물주머니를 사용한다.
⑤ 피부를 닦은 후에 파우더를 발라준다.

21 대상자의 녹내장의 치료 및 예방 방법으로 옳은 것은?

① 녹내장은 약불 및 수술 요법으로 완전히 치료할 수 있다.
② 하루 30분 이상 윗몸 일으키기 등의 땀을 흘리는 운동을 한다.
③ 녹내장은 황사가 오는 봄에 발작하기 쉽다.
④ 한 눈에 녹내장이 있으면 다른 눈은 치료받지 않아도 된다.
⑤ 고개를 숙인 자세로 장시간 독서하지 않는다.

22 수분섭취를 제한해야 하는 질병으로 옳은 것은?

① 심부전
② 염증성 비뇨기 질환
③ 폐렴
④ 고혈압
⑤ 당뇨병

23 뇌졸중 증상에 대한 설명으로 옳은 것은?

① 전신마비 - 손상된 뇌쪽 팔다리의 마비증상
② 언어장애 - 좌측뇌가 손상된 경우 우측마비와 함께 말을 못함
③ 반신마비 - 손상된 뇌쪽의 감각 저하
④ 반신감각장애 - 뇌간 손상 시 의식저하가 나타남
⑤ 운동 실조증 - 대뇌에 뇌줄중이 발생하여 나타남

24 파킨슨질환에 대한 설명으로 옳은 것은?

① 안정 시 떨림이 발생
② 정확한 원인이 있는 통증
③ 인지능력 증가
④ 상체가 좌·우로 굽은 자세
⑤ 낙상 위험으로 운동을 하지 않는다.

25 질병에 따른 영양 관리 방법이 옳게 연결된 것은?

	질병	영양관리 방법
①	결핵	단백질 섭취 제한
②	폐렴	수분 섭취 제한
③	대장암	붉은 고기 섭취 제한
④	심부전	수분 섭취 권장
⑤	갑상선기능저하증	염분 섭취 권장

26 노인 대상자의 운동을 관리하고자 할 때의 주의 사항으로 옳은 것은?

① 즐거운 마음으로 강도 높은 운동을 실시한다.
② 준비운동은 생략해도 된다.
③ 낮은 수준으로 시작하여 점차 강도를 올린다.
④ 땀복을 입고 운동한다.
⑤ 신체접촉이 없는 탁구를 권유한다.

27 노인 대상자의 수면관리로 옳은 것은?

① 오후에 따뜻한 녹차를 마신다.
② 공복감으로 잠이 오지 않을 경우 따뜻한 우유를 마신다.
③ 잠이 올 때 충분히 잘 수 있도록 한다.
④ 적막해서 잠이 오지 않는다면 잠이 들 때까지 텔레비전을 시청한다.
⑤ 잠들기 어려우면 수면제를 장기 복용한다.

28 노인 대상자의 약물사용 방법으로 옳은 것은?

① 증상이 비슷한 다른 사람의 약을 복용한다.
② 증상이 호전되면 복용하던 약을 중단한다.
③ 새로운 처방전을 받았더라도 이전에 받은 약을 다 먹고 난 후 복용한다.
④ 위장장애를 줄이는 약재는 식전에 복용한다.
⑤ 비처방약도 복용하기 전에 의사와 상담한다.

29 노인이 신체활동 중 운동을 기피하게 된 요인으로 옳은 것은?

① 자극에 대한 빠른 반응
② 관절의 가동범위 증가
③ 심장근육의 수축력 증가
④ 낙상에 대한 두려움 증가
⑤ 폐조직의 탄력성 증가

30 노인 대상자의 영양관리 시 고려해야 할 사항으로 옳은 것은?

① 에너지 요구량이 증가하므로 영양을 충분히 섭취하도록 한다.
② 단백질 필요량이 높아진다.
③ 당질 대사 능력이 향상되어 과당과 같은 단순당 섭취를 권장한다.
④ 지방의 소화기능이 저하되므로 섭취량을 제한한다.
⑤ 동물성 포화지방산이 많은 식품을 섭취한다.

31 요양보호 기록 시 주의사항으로 옳은 것은?

① 대상자의 개인정보는 문서로 작성하여 직원끼리 공유한다.
② 요양서비스와 직접 관련이 없는 정보도 기록한다.
③ 기록은 반드시 잠금장치가 되어 있는 장소에 보관한다.
④ 문제 해결을 위한 정보 수집은 대상자의 동의를 얻지 않아도 된다.
⑤ 대상자 기록은 누구나 열람할 수 있다.

32 업무보고의 원칙으로 옳은 것은?

① 업무보고는 천천히 정확하게 보고한다.
② 정확히 보고를 위해 같은 내용을 중복 보고한다.
③ 객관적인 사실을 보고한다.
④ 요양보호사의 주관적 의견도 함께 보고되어야 한다.
⑤ 긴급한 경우에는 육하원칙에 따라 보고하지 않아도 된다.

33 대상자에게 제공되는 서비스의 질을 지속적으로 관리하고 요양보호의 목표를 공유하여 서비스의 질을 높이기 위한 회의로 옳은 것은?

① 월례회의
② 주간회의
③ 사례회의
④ 간담회
⑤ 평가회의

34 사전연명의료의향서 작성 시 유의사항으로 옳은 것은?

① 19세 이상 말기환자 누구나 사전연명의료의향서를 작성할 수 있다.

② 사전연명의료의향서 작성 즉시 효력이 발생한다.

③ 대상자의 담당의사의 진단을 받으면 작성 가능하다.

④ 사전연명의료의향서를 등록하면 관련 기관에 자동으로 연동된다.

⑤ 말기 환자가 고통을 이겨낼 방법이 없을 경우에 의사의 도움을 받아 죽도록 하는 것이다.

35 다음 중 임종 적응 단계로 옳은 것은?

① 우울-분노-타협-부정-수용

② 분노-부정-타협-우울-수용

③ 부정-타협-우울-분노-수용

④ 부정-분노-타협-우울-수용

⑤ 우울-분노-부정-타협-수용

요양보호사 실전모의고사 ❖실기❖

01 독거노인의 생활 실태 및 복지 욕구 파악, 생활 교육 등을 통해 종합적인 사회안전망을 구축하는 것을 목적으로 하는 사업으로 옳은 것은?

① 노인맞춤돌봄서비스
② 독거노인 공동생활 홈서비스
③ 노인일자리사업
④ 독거노인 보호사업
⑤ 경로당 활성화사업

02 배우자 사별에 대한 적응 단계 중 처음으로 경험하는 정서적 반응으로 옳은 것은?

① 공황감
② 소외감
③ 정체감
④ 우울감
⑤ 개척의지

03 노인장기요양보험 표준서비스 세부내용 중 신체활동 지원서비스로 옳은 것은?

① 경구약 투여
② 흡인 실시
③ 세탁물 정리정돈
④ 목욕 도움
⑤ 병원 동행

04 스스로 식사할 수 없는 대상자의 경관영양을 돕는 방법은?

① 대상자가 토하거나 청색증이 나타나면 비위관을 제거한다.
② 대상자가 의식이 없어도 식사 시작과 끝을 알린다.
③ 너무 천천히 주입하는 경우 음식이 상할 수 있으므로 빠르게 주입한다.
④ 영양주머니는 하루에 한 번 깨끗이 씻어서 말린 후 사용한다.
⑤ 구멍이 있는 긴 관을 목을 통해 위까지 넣어 영양을 제공하는 것이다.

05 수분을 충분히 마셔야 하는 질병으로 옳은 것은?

① 간경화
② 당뇨병
③ 심부전
④ 신부전증
⑤ 부신기능저하증

06 대상자의 투약 돕기 방법으로 옳은 것은?

① 색이 혼탁한 약물은 흔들어서 사용한다.
② 물약을 계량컵에 용량 이상으로 따랐을 경우 약병에 다시 넣는다.
③ 대상자가 약을 삼키기 어려울 경우 쪼개거나 갈아서 투약한다.
④ 약의 용량이 적을 때는 바늘을 제거한 주사기를 이용한다.
⑤ 손으로 만진 약은 남으면 약병에 다시 넣어준다.

07 섬망의 증상으로 옳은 것은?

① 회복이 불가능하다

② 항상 단독으로 발생한다.

③ 정서적으로 안정된다.

④ 주의력이 향상된다.

⑤ 지남력 장애가 생긴다.

08 요양보호사가 주사주입 대상자를 돕는 방법으로 옳은 것은?

① 대상자가 원하면 주사주입을 한다.

② 바늘을 제거한 후에는 알콜올 솜으로 비벼준다.

③ 주사 부위의 바늘이 빠지면 다시 주입한다.

④ 주사 부위가 붉게 변하면 바늘을 제거해준다.

⑤ 수액병은 항상 대상자의 심장보다 높게 유지한다.

09 질환에 따른 대상자의 영양관리로 옳은 것은?

① 당뇨병 : 식사 후 간식으로 수박을 제공한다.

② 고혈압 : 따뜻한 녹차를 자주 마신다.

③ 씹기장애 : 삼키기 쉬운 탄수화물 위주의 식사를 한다.

④ 골다공증 : 수분 섭취를 위해 커피를 마신다.

⑤ 변비 : 도정과정을 적게 저친 통곡류 및 감자류를 섭취한다.

10 왼쪽 편마비 대상자가 이동변기 사용 시 휠체어의 위치로 옳은 것은?

① 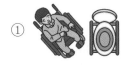 ②

③ 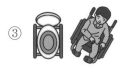 ④

⑤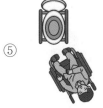

11 다음 중 대상자의 배설 중 관찰내용으로 옳은 것은?

① 배설량

② 하복부 팽만

③ 불편함

④ 잔뇨감

⑤ 색깔

12 왼쪽편마비 대상자의 상의 벗기기 순서로 옳은 것은?

① 왼팔 → 머리 → 오른팔

② 오른팔 → 왼팔 → 머리

③ 오른팔 → 머리 → 왼팔

④ 왼팔 → 오른팔 → 머리

⑤ 머리 → 왼팔 → 오른팔

13 왼쪽 눈에 안약을 넣는 위치로 옳은 것은?

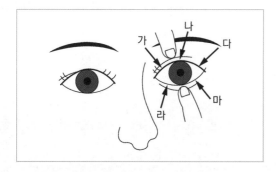

① 가
② 나
③ 다
④ 라
⑤ 마

14 대상자의 약을 보관하는 방법으로 옳은 것은?

① 가루약은 물기가 없는 숟가락을 사용한다.
② 약은 찾기 편하게 항상 식탁위에 보관한다.
③ 안약이나 귀약은 햇빛이 잘 드는 곳에 보관한다.
④ 유효기간이 지난 약은 냉장 보관 후 사용한다.
⑤ 꺼낸 시럽의 양이 많다면 다시 병에 넣는다.

15 왼쪽 편마비 대상자자가 욕조에 들어갈 때(가)와 나올 때(나), 어느 쪽 다리부터 옮겨야 하는가?

	(가)	(나)
①	왼쪽	왼쪽
②	왼쪽	오른쪽
③	오른쪽	오른쪽
④	오른쪽	왼쪽
⑤	어느 쪽이든 상관없다.	

16 대상자의 두발청결 돕기 방법으로 옳은 것은?

① 방수포는 허리 밑까지 깐다.
② 공복에 머리를 감은 후 식사를 한다.
③ 의사소통이 이루어질 수 있도록 귀는 막지 않는다.
④ 머리와 두피를 손톱을 이용해 시원하게 마사지한다.
⑤ 머리를 감기기 전에 대소변을 보게 한다.

17 대상자의 의치 관리방법으로 옳은 것은?

① 의치 세정제가 없을 경우 주방세제를 대신 사용할 수 있다.
② 칫솔에 의치 세정제를 묻혀 뜨거운 물에 의치를 헹군다.
③ 의치를 흐르는 물에 씻은 후 말려 보관한다.
④ 전체 의치인 경우 위아래 위와 아래 의치를 각각 분리하여 용기에 보관한다.
⑤ 아랫니를 먼저 끼운 후 윗니를 끼운다.

18 왼쪽 편마비 대상자의 침대에서 휠체어로 옮길 때 휠체어의 위치로 옳은 것은?

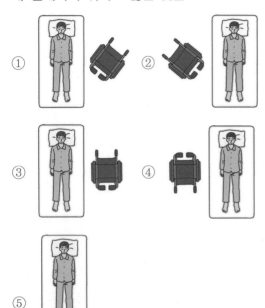

19 침상에서 생활하는 대상자의 구강청결 돕기 방법으로 옳은 것은?

① 칫솔은 옆으로 강하게 문지른다.

② 치약의 양을 많이 사용하면 청량감을 주며, 칫솔질이 편하다.

③ 치약은 칫솔모 아래쪽까지 깊게 치약을 눌러 짜야 한다.

④ 앉은 자세를 할 수 없는 경우, 건강한 쪽이 위를 향하고 옆으로 누운 자세로 칫솔질한다.

⑤ 칫솔은 45°각도로 치아에 대고 치아에서 잇몸 쪽으로 닦는다.

20 대상자의 통 목욕 돕기 방법으로 옳은 것은?

① 몸의 중심에서 말초 방향으로 닦아준다.

② 욕조에 있는 시간은 5분 정도로 한다.

③ 깨끗한 물에 회음부를 먼저 닦아낸 후 몸통, 팔, 다리 순으로 닦는다.

④ 욕조의자의 높이는 욕조 턱보다 높인다.

⑤ 대상자의 건강한 쪽 겨드랑이를 잡고 욕조 안으로 이동시킨다.

21 대상자를 바닥에서 휠체어로 옮기는 순서로 옳은 것은?

가. 무릎을 꿇고 엉덩이를 들어 허리를 편다.

나. 요양보호사는 대상자 뒤에서 허리와 어깨를 지지하여 준다.

다. 건강한 쪽 무릎을 세워 천천히 일어나도록 도와주어 휠체어에 앉힌다.

라. 대상자는 바닥에 무릎을 대고 휠체어를 잡는다.

① 가 → 나 → 다 → 라
② 가 → 다 → 라 → 나
③ 다 → 라 → 가 → 나
④ 다 → 가 → 라 → 나
⑤ 라 → 가 → 나 → 다

22 다음 설명에 해당하는 복지용구로 옳은 것은?

> - 체중을 지지하고 균형을 잡아준다.
> - 뇌졸중, 반신마비 대상자는 사용하지 않거나 신중하게 고려한다.
> - 지팡이로 걷는 연습하기 바로 전 단계에서 사용한다.

① 보행차
② 손잡이
③ 외발 지팡이
④ 네발지팡이
⑤ 겨드랑이 목발

23 다음 중 감염예방을 위한 방법으로 옳은 것은?

① 흡인의 경우 출혈 위험성이 있기 때문에 요양보호사는 주의해서 실시한다.
② 결핵에 걸린 대상자가 사용하는 물건을 함께 쓰면 안 된다.
③ 가래가 담긴 흡인병은 가득차면 비우고 닦는다.
④ 카테터 등 고무제품은 15분 이상 끓인 후 햇볕에 건조시킨다.
⑤ 혈액이나 체액이 묻었을 때 찬물로 닦고 더운물로 헹군다.

24 낙상을 예방하기 위한 가정에서의 주의사항으로 옳은 것은?

① 취침 시 침대의 높이를 높인다.
② 침실과 욕실의 불을 꺼둔다.
③ 화장실 물기는 자연건조 시킨다.
④ 방과 현관을 구분할 수 있도록 문턱을 설치한다.
⑤ 가급적 계단보다는 엘리베이터를 이용한다.

25 그림과 같은 방법으로 휠체어를 이동해야 하는 상황으로 옳은 것은?

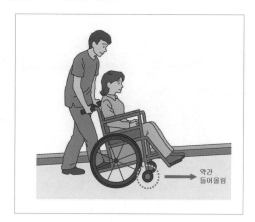

① 내리막길을 갈 때
② 언덕길을 올라갈 때
③ 울퉁불퉁한 길을 갈 때
④ 엘리베이터를 타고 내릴 때
⑤ 평지를 이동할 때

26 요양보호사가 무거운 물건을 양손으로 들어 올릴 때의 방법으로 옳은 것은?

① 다리를 붙이고 선다.

② 허리를 구부려서 들어 올린다.

③ 여러 개의 물건은 한 번에 들어 이동시킨다.

④ 물체는 몸에서 가까이 위치하도록 하여 들어올린다.

⑤ 물건을 든 상태에서 허리를 돌려 방향을 바꾼다.

27 화재가 난 건물에서 탈출해야 하는 경우 대처방법으로 옳은 것은?

① 방을 빠져나간 다음에는 문을 열어둔다.

② 마른 수건으로 코와 입을 막고 낮은 자세로 대피한다.

③ 엘리베이터를 타고 신속하게 밖으로 이동한다.

④ 야간 화재 시 어두워 방향을 알기 어려울 경우 양손을 번갈아 벽을 짚으며 대피한다.

⑤ 연기가 많은 경우 기어서 이동하되 배는 바닥에 닿지 않게 한다.

28 다음 대화에서 요양보호사의 공감적 반응보이기로 옳은 것은?

> • 대상자 : "저는 어린애가 아니에요. '양치질하라, 속옷 갈아입어라, 머리 빗어라' 명령하지 말고 제발 화 좀 내지 마세요."
>
> • 요양보호사 : "_____"

① "그런 말씀은 저한테 하지 마세요."

② "할머니는 어린아이처럼 스스로 못 챙기고 계시잖아요."

③ "그럼, 말을 잘 들었어야죠."

④ "제가 간섭하는 것 같아서 화가 나시나 봐요."

⑤ "요양보호사를 바꾸어 드릴까요?"

29 비언어적 의사소통기법 중 바람직한 태도로 옳은 것은?

① 눈썹 치켜세우기

② 팔장끼기

③ 대상자와 같은 눈높이

④ 몸을 앞으로 굽힌 자세

⑤ 시선을 한 곳에 고정

30 의사소통 중 경청의 방법으로 옳은 것은?

① 하고 싶은 이야기가 있으면 먼저 한다.

② 의견이 다르면 상대방의 말을 반박한다.

③ 상대방의 주장을 먼저 들어준다.

④ 마음에 들지 않을 경우 슬쩍 넘어간다.

⑤ 상대방의 말을 나 자신의 경험에 맞춘다.

31 다음 중 대상자와 말벗하기 중 요양보호사의 정보 제공에 해당되는 내용으로 옳은 것은?

> 어르신께서는 사별하신 배우자 때문에 잠을 잘 못 주무셨다고 아침부터 투덜거리신다.
>
> • 대상자 : "영감님이 돌아가신 후엔 도둑이 들까 겁도 나고…잠을 잘 못자…."
> • 요양보호사 : "_____"

① "할아버지가 용감한 분이셨네요."
② "할아버지를 한 번 뵙고 싶어요. 사진 가지고 계시면 보여주세요."
③ "잠을 못 주무셔서 몸이 무거우신지요? 제가 마사지 해드릴게요."
④ "식사하고 산책하면 밤에 주무시는 데 도움이 될 것 같아요."
⑤ "많이 무서우셨어요? 잠을 못 주무셔서 피곤하시겠어요."

32 쾌적한 실내환경을 조성하는 방법으로 옳은 것은?

① 환기는 하루에 2~3시간 간격으로 3번 한다.
② 야간에는 모든 조명을 꺼 놓는다.
③ 환기할 때 대상자가 직접 바람을 느낄 수 있도록 한다.
④ 실내 습도는 50~70%가 적당하다.
⑤ 배설물 확인이 쉬운 간접 조명으로 이용한다.

33 다음 방법으로 의사소통할 때 도움이 되는 대상자는?

> • 어깨를 다독이거나 눈짓으로 신호를 주면서 이야기를 시작한다.
> • 밝은 방에서 입 모양을 볼 수 있도록 시선을 맞추며 말한다.
> • 몸짓, 얼굴 표정 등으로 의미 전달을 돕는다.

① 시각장애
② 노인성 난청
③ 이해력장애
④ 지남력장애
⑤ 주의력결핍장애

34 치매 대상자의 사고예방을 위한 방법으로 옳은 것은?

① 온수가 나오는 수도꼭지는 파란색으로 표시한다.
② 거실에 양탄자, 깔개를 깔아준다
③ 무섭지 않도록 밤에도 환하게 불을 켜 준다.
④ 난간, 출입구 주변에 밝은색 야광 테이프를 붙여 놓는다.
⑤ 1층보다는 전망이 좋은 2층이 좋다.

35 다음 중 치매 대상자의 옷 갈아입히기를 돕는 방법으로 옳은 것은?

① 앞뒤 구분이 확실한 옷을 입는다.
② 항상 요양보호사가 입혀준다.
③ 시간이 걸려도 혼자 입도록 격려한다.
④ 안전을 위해 옆에서 지켜보고, 서서 입게 한다.
⑤ 손을 많이 사용할 수 있도록 단추가 달린 옷을 입힌다.

36 치매 대상자의 배설을 돕는 방법으로 옳은 것은?

① 아무데서나 바지를 벗지 않도록 단추나 벨트가 있는 바지를 입힌다.
② 가능하면 낮에 기저귀를 채워둔다.
③ 실금한 경우에는 괜찮다고 말해준다.
④ 실금을 예방하기 위해 외출 전 화장실 이용을 강요한다.
⑤ 배뇨곤란의 경우 충분한 야간 수분섭취를 권장한다.

37 치매 대상자가 음식섭취관련 문제행동을 일으킬 때 요양보호사의 돕기 방법으로 옳은 것은?

① 동일한 크기의 식기로 식사를 돕는다.
② 식사는 자유롭게 한다.
③ 식사 도구를 사용하지 못할 경우 두고 사용법을 교육한다.
④ 체중조절과는 상관없이 먹고 싶은 음식을 먹게 한다.
⑤ 식사한 것을 알 수 있도록 먹고 난 식기를 그대로 둔다.

38 해질 무렵이 되면 혼란스러워하고 불안 증세를 보이는 치매 대상자를 돕기 위한 방법으로 옳은 것은?

① 애완동물과 시간을 갖게 한다.
② 실내조명을 어둡게 유지한다.
③ 피곤할 경우 낮잠을 자게 한다.
④ 실내에 소음이 나지 않도록 조용하게 한다.
⑤ 오후에 따뜻한 녹차를 마시게 한다.

39 치매 대상자가 갑자기 흥분하여 고함을 치며 요양보호사를 때리려고 할 때 대처방법은?

① 난폭한 행동이 나타날 경우 신체를 구속해 행동을 멈추게 한다.
② 대상자가 진정한 후 왜 그랬는지 물어본다.
③ 이해하지 못하면 다른 형태로 설명한다.
④ 자극을 주지 말고 조용한 장소에서 쉬게 한다.
⑤ 그런 행동을 그만두라고 단호한 목소리로 제지한다.

40 치매 대상자의 의사소통 기본 원칙으로 옳은 것은?

① "어디가 불편한 곳 있으세요?"라며 질문한다.
② "왜 그러세요?"라며 질문한다.
③ "이것은 해도 되고, 저것은 안 돼요."라며 표현한다.
④ 대상자가 요양보호사를 믿지 않으면 대화를 하지 않는다.
⑤ 대상자가 선택할 수 있는 내용을 간단하고 확실하게 제시한다.

41 치매 대상자에게 신체적 언어 사용 시 유의사항으로 옳은 것은?

① 대상자의 눈높이보다 높은 위치에서 의사소통한다.

② 언어적 표현과 비언어적 표현을 섞어 사용한다.

③ 팔짱을 끼고 대화를 한다.

④ 대상자의 행동을 분석하고 이해한다.

⑤ 대상자가 놀랄 수 있으므로 신체적 접촉은 하지 않는다.

42 경증 인지기능 장애 대상자에게 할 수 있는 인지자극 훈련으로 옳은 것은?

① 인사말 연결하기

② 손 모양 똑같이 만들기

③ 똑같이 그리기

④ 이름 맞히기

⑤ 숫자 찾아 체크하기

43 화상의 따른 요양보호사의 돕기 및 예방 방법으로 옳은 것은?

① 화상 부위에 열을 낮추기 위해 알로에 크림을 발라준다.

② 몸에 붙어 있는 옷은 바로 벗긴다.

③ 화상으로 인한 물집이 생기면 소독한 바늘로 터트린다.

④ 가벼운 화상을 입었을 때에도 반드시 진료를 받아야 한다.

⑤ 화상을 입은 즉시 흐르는 수돗물을 환부에 대어준다.

44 출혈이 있는 대상자의 응급처치로 옳은 것은?

① 119에 신고하고 기다린다.

② 출혈 부위를 심장보다 낮게 위치하도록 한다.

③ 맨손으로 직접 출혈지점을 압박한다.

④ 압박붕대는 꽉 조이게 감아준다.

⑤ 멸균거즈 위에 압박붕대를 감아준다.

45 대상자가 몸이 뻣뻣해지고, 입에서 거품을 내며 쓰러졌을 때 응급처치로 옳은 것은?

① 대상자의 머리 아래에 딱딱한 것을 대주고 위험한 물건을 치운다.

② 몸을 흔들어 정신을 차릴 수 있도록 돕는다.

③ 얼굴을 옆으로 돌려 기도를 유지한다.

④ 호흡을 할 수 있도록 입에 손수건을 물려준다.

⑤ 대상자를 꽉 붙잡아 발작을 멈추게 한다.

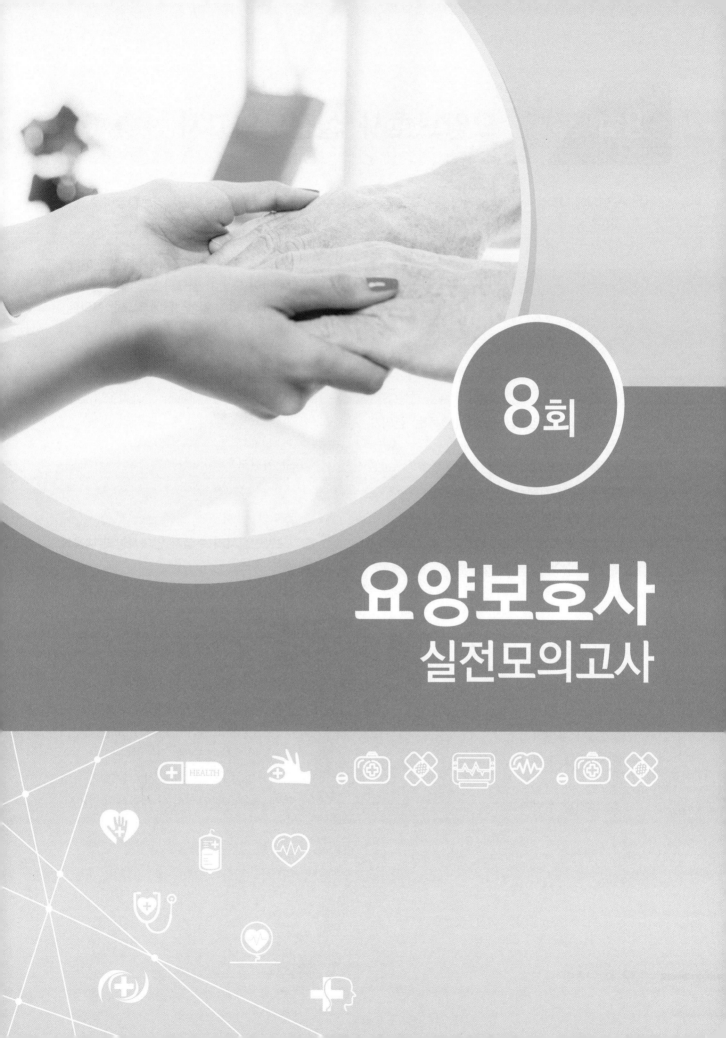

8회

요양보호사
실전모의고사

01 노년기에 나타날 수 있는 심리적 특성으로 옳은 것은?

① 의존성 감소
② 조심성의 감소
③ 우울증 감소
④ 내향성 감소
⑤ 경직성 증가

02 다음 중 장기요양등급을 최종 판정하는 심의기구로 옳은 것은?

① 장기요양기관위원회
② 국민건강보험공단
③ 노인장기요양보험공단
④ 등급판정위원회
⑤ 보건복지부

03 요양시설에서 소외되고 차별받는 대상자를 위해 대상자의 입장에서 지지해주고 지켜주는 요양보호사의 역할로 옳은 것은?

① 관찰자
② 동기 유발자
③ 숙련된 수발자
④ 옹호자
⑤ 말벗과 상담자

04 다음에서 설명하는 장기요양보험급여로 옳은 것은?

> 노인성 질환 등으로 심신에 상당한 장애가 발생하여 도움이 필요한 노인에게 급식·요양과 그 밖에 일상생활에 필요한 편의를 제공한다.

① 방문요양
② 단기보호
③ 방문간호
④ 노인요양시설
⑤ 주·야간보호

05 장기요양인정서의 수급자 안내사항의 내용으로 옳은 것은?

① 등급판정결과에 대해 이의신청은 30일 이내에 한다.
② 월 한도액 범위 내에서 초과하는 비용은 50%만 낸다.
③ 장기요양보험료를 3회 이상 미납 시 장기요양급여를 받을 수 없다.
④ 갱신 신청 유효기간이 끝나기 90일 전부터 30일 전까지 공단에 신청한다.
⑤ 장기요양급여를 받기 위해서는 보건복지부에 장기요양인정서를 제출해야 한다.

06 다음 중 요양보호사가 할 수 있는 업무로 옳은 것은?

① 흡인
② 관장
③ 도뇨관 교체
④ 주사주입
⑤ 응급처치

07 다음에서 설명하고 있는 시설생활 노인의 권리보호를 위한 윤리강령으로 옳은 것은?

> 김 씨 할아버지는 종사자들이 다른 일을 하는 사이에 동료 노인을 꼬집거나 발로 차기도 하고 동료 노인의 따귀를 때린다. 그래도 동료 노인들은 또 해코지를 당할까 봐 아무런 말을 하지 못하고 그냥 참고 있다. 요양보호사들은 이 사실을 알면서도 김 씨 할아버지의 오래된 습성이라고 고치기 힘들고 다른 노인들이 조용해지는 효과도 있다고 생각하여 모르는 체하고 있다.

① 차별 및 노인학대를 받지 않을 권리
② 개별화된 서비스를 제공받고 선택할 권리
③ 안락하고 안전한 생활환경을 제공받을 권리
④ 질 높은 서비스를 받을 권리
⑤ 존엄한 존재로 대우받을 권리

08 근골격계의 주요 질환인 골다공증에 대한 설명으로 옳은 것은?

① 칼륨을 충분히 섭취한다.
② 저체중을 유지한다.
③ 비타민 C를 복용한다.
④ 녹색채소와 해조류를 충분히 섭취한다.
⑤ 커피 섭취를 권장한다.

09 대상자가 자신의 특정 부위를 고의적으로 노출하거나 만지는 행위를 반복적으로 하는 경우 장기요양기관장의 대처방법으로 옳은 것은?

① 대상자에게 제공하는 서비스를 중단한다.
② 즉시 경찰에 신고한다.
③ 요양보호사의 모든 업무를 중단하게 한다.
④ 못 본척하고 일을 계속하게 한다.
⑤ 가족에게 피해보상을 요구한다.

10 대상자의 눈에 안약 투여를 돕는 방법으로 옳은 것은?

① 멸균솜으로 눈 바깥쪽에서 안쪽으로 닦아 준다.
② 각막에 직접 점안한다.
③ 안약을 투약 후 비루관을 누르면 안 된다.
④ 결막낭을 노출하여 아래눈꺼풀의 중앙에 투여한다.
⑤ 대상자에게 바닥을 보게 하고 점안한다.

11 근로자의 업무상 재해를 신속하고 공정하게 보상하며, 재해근로자의 복지를 증진하기 위하여 제정된 것으로 옳은 것은?

① 근로기준법
② 산업안전보건법
③ 국민건강보험법
④ 산업재해보상보험법
⑤ 노인장기요양보험법

12 요양보호사가 서비스를 제공하는 동안 직업윤리를 준수한 사례로 옳은 것은?

① 자신과 동일한 종교를 가진 대상자에게만 서비스를 제공하였다.
② 배회하는 대상자는 실종의 위험이 있기 때문에 방문을 잠궈 놓는다.
③ 추가 서비스에 대해 보호자에게 물질적 보상을 받는다.
④ 요양보호사는 대상자에게 일방적으로 도움을 제공하는 관계이다.
⑤ 대상자의 사생활을 보호하고 개인정보를 비밀로 한다.

13 방문요양서비스를 받고 있는 대상자가 아들 집 방문을 이유로 서비스 시간 변경을 요청할 때 대처방법은?

① 친한 요양보호사에게 부탁한다.
② 정해진 서비스 시간은 변경할 수 없다.
③ 시간 변경 후 요양보호사가 원하는 시간대에 방문을 한다.
④ 담당자에게 보고하고 시간을 조정한다.
⑤ 대상자가 없어도 서비스 제공이 가능하다고 말한다.

14 노화에 따른 심혈관계의 특성으로 옳은 것은?

① 하지에 정맥류, 항문에 치질이 생긴다.
② 최대 심박출량이 증가한단.
③ 심장의 근육이 얇아져 탄력성이 떨어진다.
④ 말초혈관으로부터 심장으로의 혈액순환이 증가된다.
⑤ 심박동수가 증가한다.

15 안전한 약 사용을 위한 방법으로 옳은 것은?

① 스스로 증상을 판단하여 약을 복용한다.
② 모든 약은 식후에 복용하는 것이 좋다.
③ 약을 삼키는 것이 힘들 경우 갈아서 복용한다.
④ 철분제는 오렌지주스와 복용하면 흡수율이 증가된다.
⑤ 약 복용을 잊었을 경우 2개를 복용한다.

16 노화에 따른 소화기계 특성으로 옳은 것은?

① 맛을 느끼는 세포수가 줄어들지만 후각기능은 향상된다.
② 짠맛과 단맛에 둔해지고 쓴맛을 잘 느끼게 된다.
③ 위액의 산도가 증가된다.
④ 췌장에서의 소화효소 생산이 증가한다.
⑤ 약물의 대사와 제거 능력이 향상된다.

17. 대상자의 수면을 돕는 방법은?

① 물 대신 녹차를 마시게 한다.
② 공복감이 있어 잠이 안 오는 경우 따뜻한 우유를 마신다.
③ 낮에 졸리면 낮잠을 자게 한다.
④ 잠을 잘 수 있을 때 최대한 오래 자도록 한다.
⑤ 텔레비전을 시청하는 등 집중하는 일을 하게 한다.

18. 섬망이 있는 대상자를 돕는 방법은?

① 큰 소리로 대화한다.
② 밤에는 커튼을 열고 불을 꺼 둔다.
③ 많은 사람이 방문하도록 한다.
④ 사진, 달력, 시계 등을 가까이에 둔다.
⑤ 낮에는 창문이나 커튼을 닫아둔다.

19. 고혈압에 관한 설명으로 옳은 것은?

① 혈관이 좁아지면 혈압이 낮아진다.
② 염분의 충분한 섭취는 혈압조절에 도움이 된다.
③ 처방된 혈압약은 혈압이 조절되어도 계속 복용한다.
④ 수축기 혈압은 혈액이 심장으로 들어올 때의 압력이다.
⑤ 고혈압이란 성인 최고 혈압이 160mmHg, 최저 혈압이 120mmHg 이상인 경우를 말한다.

20. 요실금 증상의 치료 및 예방으로 옳은 것은?

① 대퇴부 근육강화운동을 한다.
② 기저귀를 채운다.
③ 채소와 과일을 섭취한다.
④ 수분섭취를 제한한다.
⑤ 약물요법은 사용하지 않는다.

21. 안압 상승으로 시신경이 손상되어 시력이 저하되는 질환으로 옳은 것은?

① 황반변성
② 결막염
③ 백내장
④ 망막박리
⑤ 녹내장

22. 당뇨병을 관리하는 방법으로 옳은 것은?

① 고콜레스테롤 식이를 기본으로 한다.
② 당뇨병은 인슐린이 과도하게 분비되는 질환이다.
③ 혈당 조절을 위해 금식을 한다.
④ 운동은 식후 30~1시간 경에 시작한다.
⑤ 혈압이 높아도 꾸준히 운동을 실시한다.

23 대상자의 의복 관리방법으로 옳은 것은?

① 얼룩이나 더러움이 심한 것은 모아서 세탁한다.
② 새로 구입한 의류는 입고 난 후 세탁한다.
③ 입지 못할 정도라고 생각되는 옷은 요양보호사가 버린다.
④ 대상자에게 몸에 딱 맞는 옷을 입힌다.
⑤ 외출 시 교통사고를 방지하기 위해 밝은색 옷을 입는다.

24 대상자의 흡인 물품을 관리방법으로 옳은 것은?

① 흡인병은 일주일에 1회 소독한다.
② 카테터는 분비물이 잘 빠지게 줄에 걸어둔다.
③ 소독한 카테터 컵은 햇볕에 말려 소독한다.
④ 가래가 가득 담기면 분비물을 버리고 세척한다.
⑤ 카테터 등 고무제품은 15분 이상 끓인 후 세척한다.

25 노화로 인한 수면의 특성으로 옳은 것은?

① 수면량이 늘어난다.
② 낮 시간동안 졸림증이 많아진다.
③ 쉽게 잠이 든다.
④ 깊은 수면을 한다.
⑤ 수면의 질이 향상된다.

26 대상자의 안전한 운동관리 방법으로 옳은 것은?

① 저강도 운동을 할 경우 준비운동을 생략한다.
② 준비운동은 근육 손상을 방지한다.
③ 추운 날씨에는 야외에서 운동의 강도를 높인다.
④ 빠르게 방향을 바꾸어야 하는 운동을 한다.
⑤ 고강도 운동으로 시작하여 저강도 운동으로 마무리한다.

27 노인 대상자의 안전하고 올바른 의약품 사용방법으로 옳은 것은?

① 통증이 심할 경우 복용량을 늘린다.
② 증상이 비슷한 사람의 약을 나누어 먹는다.
③ 여러 곳의 병원을 이용하고 처방받은 약을 함께 먹는다.
④ 약 복용시간은 약마다 다르므로 처방에 따른다.
⑤ 이전 처방약이 남은 경우 복용 후 새로운 처방약을 먹는다.

28 골다공증의 위험요인으로 옳은 것은?

① 폐경
② 연골의 탄력성 저하
③ 비만
④ 당뇨병
⑤ 남성 호르몬 부족

29 치매 대상자의 배설 돕기 방법으로 옳은 것은?

① 변비로 배변이 어려울 경우 관장을 해준다.
② 실금을 한 경우 민감하게 반응하여 주의를 준다.
③ 배뇨곤란이 있는 경우 야간에 수분섭취를 제한한다.
④ 낮과 밤에 기저귀를 사용한다.
⑤ 치매 대상자가 변을 만지는 것은 가지고 노는 행동이다.

30 치매 대상자와의 의사소통 기본 원칙으로 옳은 것은?

① 대상자의 신체적 상태를 파악하기 위해 "어디 불편한 곳이 있으세요?"라고 물어본다.
② 대상자가 실수했을 경우 화를 내어 실수가 반복되지 않게 한다.
③ 대상자가 이해하기 쉽게 목소리의 톤을 높여 말한다.
④ 대상자가 이상 행동을 했을 경우 "왜?"그런 행동을 했는지 물어본다.
⑤ 말을 걸어도 알아듣지 못하는 경우 글씨를 써서 의사소통을 한다.

31 결론부터 보고하고, 경과와 상태, 원인을 보고하는 것으로 옳은 것은?

① 전산망보고
② 서면보고
③ 구두보고
④ 팩스보고
⑤ 실시간보고

32 상대방이 나에게 미친 영향에 초점을 맞추어 이야기하는 표현방법으로 옳은 것은?

① 라포형성
② 경청
③ 공감
④ 나-전달법
⑤ 수용

33 장기요양기관에서 사례회의를 하는 목적으로 옳은 것은?

① 요양보호사의 근무 평가
② 대상자에 대한 정보를 교환하여 서비스의 질을 높임
③ 기관 중심의 서비스 계획 수립
④ 업무와 관련된 정보와 업무 준수사항 전달
⑤ 요양보호사의 애로사항 접수

34 임종을 앞둔 대상자가 같은 동작을 반복하며 불안정한 상태를 보일 때 대처방법으로 옳은 것은?

① 얼음 조각을 입에 넣어주어서 입안을 상쾌하게 해준다.
② 진정제를 투약한다.
③ 잘 들을 수 있게 큰 소리고 이야기한다.
④ 움직이지 못하게 억제한다.
⑤ 책을 읽어주거나 음악을 들려준다.

35 임종 적응의 마지막 단계로 옳은 것은?

① 타협
② 분노
③ 우울
④ 수용
⑤ 부정

01 노년기의 특성으로 '응어리졌던 감정을 해소해 주는 역할을 할 뿐 아니라 실패와 좌절에 담담해 짐으로서 자아통합이 가능해지도록'하는 심리적 특성으로 옳은 것은?

① 조심성의 증가
② 시간 전망의 변화
③ 우울증 경향의 증가
④ 생에 대한 회고의 경향
⑤ 내향성 및 수동성의 증가

02 복지 용구를 제공하고나 가정을 방문하여 재활에 관한 지원 등을 제공하는 장기요양급여로 옳은 것은?

① 방문요양급여
② 단기보호급여
③ 장기요양급여
④ 특별현금급여
⑤ 기타 재가급여

03 요양보호사의 업무로 옳게 짝지어진 것은?

① 신체활동지원서비스 : 신체·인지향상프로그램
② 일상생활지원서비스 : 취사
③ 개인활동지원서비스 : 이동 도움
④ 기능회복서비스 : 화장실 이용 돕기
⑤ 시설환경관리서비스 : 청소 및 주변정돈

04 다음에서 설명하는 학대의 종류로 옳은 것은?

> 큰 아들은 어머니 생신을 맞아 방문한 작은 아들이 준 용돈을 빌려달라고 하여 다 써버리고 경로연금이 지급된 통장과 도장을 가져가서는 돌려주지 않았다.

① 방임
② 유기
③ 정서적 학대
④ 경제적 학대
⑤ 신체적 학대

05 골밀도가 낮아져 골절이 발생하기 쉬운 상태의 대상자를 돕는 방법으로 옳은 것은?

① 저체중을 유지한다.
② 비타민 C를 섭취한다.
③ 따뜻한 녹차를 마신다.
④ 칼슘을 섭취하게 한다.
⑤ 적당한 음주를 권한다.

06 냉장보관 중인 귀약을 투여하는 방법으로 옳은 것은?

① 햇빛에 노출시켜 온도를 높인 후 투여한다.
② 따뜻한 생리식염수를 섞어 투여한다.
③ 중탕시킨 후 투여한다.
④ 전자레인지에 10초간 돌린 후 투여한다.
⑤ 약물을 주사기에 넣어 조금씩 투여한다.

07 대상자가 치아 착색을 걱정하여 약 먹기를 꺼려
할 때 사용하는 도구로 옳은 것은?

① 숟가락
② 빨대
③ 계량컵
④ 바늘을 제거한 주사기
⑤ 눈금이 있는 약물통

08 다음 중 배설 돕기의 일반적인 원칙으로 옳은
것은?

① 환기를 위해 창문을 열어둔다.
② 스스로 할 수 있도록 돕는다.
③ 감염 예방을 위해 항문은 뒤에서 앞으로
닦아준다.
④ 정해진 시간에 배설할 수 있도록 돕는다.
⑤ 낙상 예방을 위해 배설 처음부터 끝까지
돕는다.

09 수정체가 혼탁해져 시력장애가 발생하는 질환
으로 옳은 것은?

① 녹내장
② 결막염
③ 백내장
④ 황반변성
⑤ 안구 건조증

10 대상자의 엉덩이 부위 피부가 약간 붉게 변하였
을 때 요양보호사의 초기 대처방법으로 옳은
것은?

① 냉찜질을 해준다.
② 파우더를 사용한다.
③ 뜨거운 바람으로 건조시킨다.
④ 기저귀를 사용한다.
⑤ 두 시간마다 자세를 바꾸어준다.

11 대상자의 침상배설 돕기 방법으로 옳은 것은?

① 오염을 방지하기 위해 상·하의를 모두 탈
의한다.
② 피부에 좋지 않으므로 방수포는 깔지 않는다.
③ 음악을 켜 놓는다.
④ 실수하면 즉시 기저귀를 채워준다.
⑤ 배변 후 뒤에서 앞으로 닦는다.

12 왼쪽 편마비 대상자의 옷 갈아입히기 방법으로
옳은 것은?

① 상하의 전체 탈의 후 갈아입힌다.
② 하의를 입힐 때는 오른쪽부터 입힌다.
③ 목욕 수건을 걸쳐 노출부위를 적게한다.
④ 상의를 벗길 때는 왼쪽부터 벗긴다.
⑤ 상·하의가 붙어 있는 원피스형을 선택한다.

13 오른팔에 수액을 맞고 있는 왼쪽 편마비 대상자의 상의를 벗기는 순서는?

① 수액 – 왼팔 – 오른팔
② 오른팔 – 수액 – 왼팔
③ 왼팔 – 수액 – 오른팔
④ 왼팔 – 오른팔 – 수액
⑤ 수액 – 오른팔 – 왼팔

14 대상자의 손발 청결 돕기로 옳은 것은?

① 가능한 한 대상자를 눕혀서 돕는다.
② 찬 물에 담가 혈액순환을 촉진한다.
③ 손톱은 둥글게, 발톱은 일자로 자른다.
④ 감염의 위험으로 오일은 사용하지 않는다.
⑤ 발톱 주위 염증이 있으면 제거하고 소독한다.

15 기저귀를 사용하는 대상자를 돕는 방법으로 옳은 것은?

① 3시간마다 살펴보고 갈아준다.
② 실금을 하면 즉시 기저귀를 채운다.
③ 기저귀를 사용하면 욕창을 예방할 수 있다.
④ 더러워진 기저귀는 세척 후 재사용한다.
⑤ 도움을 받아 이동할 수 있다면 이동변기 사용을 시도해 본다.

16 왼쪽 편마비 대상자의 이동변기 사용을 돕는 방법으로 옳은 것은?

① 변기는 4시간마다 세척한다.
② 이동변기를 대상자의 왼쪽에 놓는다.
③ 팔걸이와 등받이가 있는 변기를 선택한다.
④ 이동변기의 높이를 침대보다 낮게 한다.
⑤ 배설이 어려울 때는 찬 물을 항문에 끼얹어 변의를 자극한다.

17 대상자의 칫솔질 돕기 방법으로 옳은 것은?

① 바로 누운 상태에서 양치질을 도와준다.
② 칫솔은 옆으로 강하게 문질러준다.
③ 요양보호사가 처음부터 끝까지 도와준다.
④ 혈액응고장애가 있는 대상자에게는 치실을 사용한다.
⑤ 건강한 쪽이 아래로 향하고 옆으로 누운 자세로 칫솔질한다.

18 오르막길을 갈 때 휠체어 작동법으로 옳은 것은?

① 휠체어를 뒤쪽으로 기울이고 이동한다.
② 휠체어를 뒤로 돌려 이동한다.
③ 지그재그로 밀고 올라간다.
④ 고개를 뒤로 돌려 가고자 하는 방향을 살펴보며 이동한다.
⑤ 앞바퀴를 뒤로 올려 젖힌 상태로 이동한다.

19 방바닥에서 휠체어로 옮기는 순서로 옳은 것은?

> 가. 무릎을 꿇고 엉덩이를 들어 허리를 편다.
>
> 나. 건강한 쪽 무릎을 세워 천천히 일어나 도록 도와주어 휠체어에 앉힌다.
>
> 다. 대상자는 바닥에 무릎을 대고 한 손으로 휠체어를 잡게 한다.
>
> 라. 대상자 뒤에서 허리와 어깨를 지지하여 준다.

① 가 → 나 → 다 → 라
② 가 → 다 → 라 → 나
③ 다 → 라 → 가 → 나
④ 다 → 가 → 라 → 나
⑤ 라 → 가 → 나 → 다

20 다음 그림에서 왼쪽 편마비 대상자의 지팡이 보행을 도울 때 지팡이의 끝을 놓는 위치로 옳은 것은?

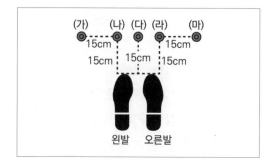

① (가)   ② (나)
③ (다)   ④ (라)
⑤ (마)

21 대상자의 통목욕 돕기 방법으로 옳은 것은?

① 다리, 팔, 몸통의 순서로 물로 헹구고 회음 부를 닦는다.
② 욕조에 있는 시간은 20분 이내로 한다.
③ 몸의 중심에서 말초부위로 닦는다.
④ 욕조 안에는 마비된 다리부터 먼저 들어간다.
⑤ 욕조의자의 높이는 욕조 높이보다 낮게 한다.

22 성인용 보행기 사용 돕기 방법으로 옳은 것은?

① 항상 대상자의 건강한 쪽에 서서 돕는다.
② 보행기를 대상자 옆에 두고, 바퀴를 잠그고 대상자가 일어서도록 돕는다.
③ 보행기 높이는 팔꿈치가 약 45° 구부러지 도록 둔부 높이로 조절한다.
④ 보행기의 손잡이, 고무받침이 닳지 않았는 지 확인한다.
⑤ 한쪽 다리가 불편한 경우 먼저 건강한 다리 와 보행기를 함께 한 걸음 정도 옮긴다.

23 거동이 불편한 대상자의 화장실 이용을 돕는 방법으로 옳은 것은?

① 화장실 조명을 어둡게 한다.
② 습도 조절을 위해 화장실 바닥에 물을 뿌린다.
③ 응급벨을 설치한다.
④ 낙상사고를 예방하기 위해 처음부터 끝까 지 돕는다.
⑤ 편마비 대상자의 경우 마비된 쪽에 휠체어 를 둔다.

24 시설에서 화재가 발생하였을 때 대피하는 방법으로 옳은 것은?

① 숨을 깊게 들이마시며 대피한다.

② 야간 화재시 양손으로 벽을 짚으며 이동한다.

③ 엘리베이터를 이용하여 빠르게 대피한다.

④ 젖은 수건으로 입을 감싸고 이동한다.

⑤ 화재가 발생하면 방화문을 열어놓는다.

25 대상자의 낙상을 예방하는 방법으로 옳은 것은?

① 방의 문턱을 제거한다.

② 은은한 빛을 내는 전구를 사용한다.

③ 취침 시 침대높이를 최대한 높인다.

④ 화장실 사용이 쉽도록 침대 난간을 내려놓는다.

⑤ 건강을 위해 엘리베이터보다 계단을 이용하도록 한다.

26 대상자를 위한 식사준비 방법으로 옳은 것은?

① 식단은 요양보호사가 정한다.

② 연하능력이 저하된 대상자는 재료를 작게 썰어서 준비한다.

③ 생각이 나는 대로 식사를 준비한다.

④ 생선은 오래 삶으면 부드러워지고 육류는 질기고 딱딱해진다.

⑤ 한 번에 섭취할 수 있는 양만큼씩 나누어 준비해 둔다.

27 노인장기요양보험 복지용구 중 구입 가능한 품목으로 옳은 것은?

가. 목욕의자

나. 수동휠체어

다. 이동욕조

라. 요실금 팬티

마. 간이변기

바. 이동변기

① 가, 나, 다

② 나, 마, 바

③ 나, 라, 마

④ 가, 다, 라, 마

⑤ 가, 라, 마, 바

28 다음 그림과 같은 휠체어를 접는 순서로 옳은 것은?

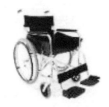

가. 팔걸이를 접는다.

나. 발 받침대를 올린다.

다. 잠금장치를 잠근다.

라. 시트를 들어 올린다.

① 나 - 다 - 가 - 라

② 다 - 나 - 라 - 가

③ 나 - 라 - 가 - 다

④ 라 - 나 - 가 - 다

⑤ 다 - 가 - 나 - 라

29 도마와 칼이 1개씩밖에 없을 경우, 닭고기, 생선, 육류, 과일 사용 순서로 옳은 것은?

① 과일 → 생선 → 닭고기 → 육류
② 과일 → 육류 → 생선 → 닭고기
③ 육류 → 닭고기 → 생선 → 채소
④ 육류 → 생선 → 닭고기 → 과일
⑤ 생선 → 닭고기 → 육류 → 과일

30 의사소통 장애가 있는 대상자와 의사소통 방법으로 바르게 연결된 것은?

① 시각장애 - 신체 접촉 후 말을 건넨다.
② 지남력장애 - 물품에 이름표를 붙인다.
③ 언어장애 - 사람이 많은 곳에서 대화한다.
④ 주의력결핍 장애 - 장황하고 복잡하게 설명한다.
⑤ 판단력, 이해력 장애 - 친근함을 위해 반말을 한다.

31 다음 상황에서 '나 - 전달법'을 활용한 반응으로 옳은 것은?

> • 요양보호사 : 요즘 식사도 조금 하시고, 몸무게도 줄어든 것 같아요. 좋아하시는 간식을 준비했으니 좀 드셔보세요.
> • 대상자 : (조금 먹더니) "입맛이 없어 못 먹겠어."
> • 요양보호사 : "＿＿＿＿＿＿＿＿"

① "입맛이 떨어지셨군요."
② "무슨 걱정 있으세요?"
③ "힘들 때 일수록 잘 먹어야 해요."
④ "건강이 나빠지실까 봐 걱정이 돼요."
⑤ "드시고 싶은 다른 음식이 있으세요?"

32 대상자와 효과적으로 의사소통하는 방법으로 옳은 것은?

① 모든 일에 전문가라고 말한다.
② 대상자보다 잘 알고 있다고 말한다.
③ 자신감 없는 소극적인 태도로 말한다.
④ 상대방을 감정적으로 공격하지 않는다.
⑤ 특정 상대를 지칭하고 험담을 한다.

33 다음 대화를 읽고 대상자에게 추천할 여가활동 유형으로 옳은 것은?

> • 대상자 : "젊었을 땐 영화도 자주 보러가고 좋았지."
> • 요양보호사 : "그러셨어요? 주말을 이용해 아드님과 영화 보러 가시는 건 어떠세요?"

① 소일활동
② 운동활동
③ 자기계발활동
④ 사교오락활동
⑤ 가족중심활동

34 대상자와 의사소통을 할 때, 편안하게 대면하는 방법은?

① 대상자의 옆에서 짧게 힐끗 쳐다본다.
② 정면에서 같은 눈높이로 대상자를 바라본다.
③ 대상자가 이야기하지 않으면 말을 걸지 않는다.
④ 대상자를 보지 않고 대화를 한다.
⑤ 대상자가 벽 쪽으로 돌아누워 시선을 피하면 말을 건네지 않는다.

35 대상자가 허리를 들썩이며 끙끙거릴 때 요양보호사의 돕기 방법으로 옳은 것은?

① 수분을 섭취시킨다.

② 야외 활동을 시킨다.

③ 조용히 방으로 데리고 간다.

④ 화장실로 데리고 간다.

⑤ 식사를 제공한다.

36 대상자가 밤에 깬 후 다시 잠을 이루지 못할 때 돕는 방법으로 옳은 것은?

① 텔레비전을 틀어준다.

② 가벼운 운동을 하게 한다.

③ 따뜻한 우유를 제공한다.

④ 음식을 제공한다.

⑤ 단순한 일거리를 준다.

37 치매 대상자가 제공된 음식을 먹지 못하고 쳐다보고만 있을 때 대처방법으로 옳은 것은

① 계속 거부하면 음식을 치우겠다고 한다.

② 식사를 하지 않으면 건강에 해롭다고 설명한다.

③ 먹을 때까지 음식을 그대로 둔다.

④ 식사하는 방법을 가르쳐준다.

⑤ 식사할 때까지 옆에서 지켜본다.

38 치매 대상자가 소리를 치며 물건을 던지려고 할 때 대처방법으로 옳은 것은?

① 신속하게 자리를 피한다.

② 빠르게 움직여 상황에 대처한다.

③ 조용한 장소에서 쉬도록 한다.

④ 진정 된 후 왜 그랬는지 상기시킨다.

⑤ 힘으로 제압하여 진정시킨다.

39 치매 대상자가 해질녘이 되면 집에 가려고 할 때 대처방법으로 옳은 것은?

① 집 주변을 산책한다.

② 현관문을 잠가 놓는다.

③ 거실에서 휴식을 취하게 한다.

④ 나가지 못하도록 신체 일부를 구속시킨다.

⑤ 커튼을 걷어서 저녁임을 알게 한다.

40 치매 대상자가 식사를 하고 난 후 계속 밥을 달라고 할 때 요양보호사의 반응으로 적절한 것은?

① "준비하고 있으니 조금만 기다리세요."

② "시금치하고 국에 식사셨잖아요."

③ "방금 드셨잖아요. 배 나온 것 좀 보세요."

④ "언제 식사를 했는지 다른 어르신에게 물어보세요."

⑤ 시계를 보여주며 식사시간이 지났음을 알려준다.

41 다음과 같은 내용의 활동 프로그램을 진행하는 대상자로 옳은 것은?

- 이것과 관련하여 즐거웠던 기억은 무엇입니까?
- 이것은 무엇으로 만들었습니까?
- 이것을 언제, 무엇을 만들 때 사용하였습니까?
- 이것과 관련된 행복한 기억이 있습니까?
- 이것을 사용할 때 주의할 점은 무엇인가요?

① 고혈압 대상자
② 의사소통에 장애가 있는 대상자
③ 노인성 난청 대상자
④ 중증 인지기능 장애 대상자
⑤ 경증 인지기능 장애 대상자

42 대상자가 화장실에서 나오던 중 갑자기 경련을 일으키며 쓰러졌을 때 대처 방법으로 옳은 것은?

① 입에 손수건을 물려 호흡을 하게 한다.
② 119가 올 때까지 기다린다.
③ 옷을 느슨하게 풀어준다.
④ 침이나 거품 등으로 숨을 쉴 수 없을 경우 물을 마시게 한다.
⑤ 몸을 잡아 경련을 멈추게 한다.

43 다음 중 3도 화상에 대한 설명으로 옳은 것은?

① 표피에만 국한된 가장 가벼운 화상이다.
② 손상된 진피는 재생되지 않는다.
③ 커다란 물집이 생긴다.
④ 며칠 내에 아물고 손상된 피부의 껍질이 벗겨진다.
⑤ 3일정도 지나면 통증이 줄어들고 대부분 14일 내에 완전히 치유된다.

44 심폐소생술 실시 순서로 옳은 것은?

가. 기도유지	나. 가슴압박
다. 인공호흡	라. 회복자세
마. 반응 확인	바. 119 신고

① 바 - 나 - 가 - 다 - 마 - 라
② 바 - 마 - 다 - 나 - 가 - 라
③ 마 - 바 - 나 - 가 - 다 - 라
④ 마 - 바 - 다 - 가 - 나 - 라
⑤ 다 - 가 - 라 - 마 - 바 - 라

45 심정지 대상자에게 자동심장충격기(자동제세동기)를 사용하는 방법은?

① 패드는 가슴과 등에 부착한다.
② 분석 중에도 계속 가슴압박을 실시한다.
③ 자동심장충격기가 올 때까지 대상자를 관찰한다.
④ 호흡은 있으나 반응이 없는 대상자에게 사용한다.
⑤ 30:2의 비율로 가슴압박과 인공호흡을 반복한다.

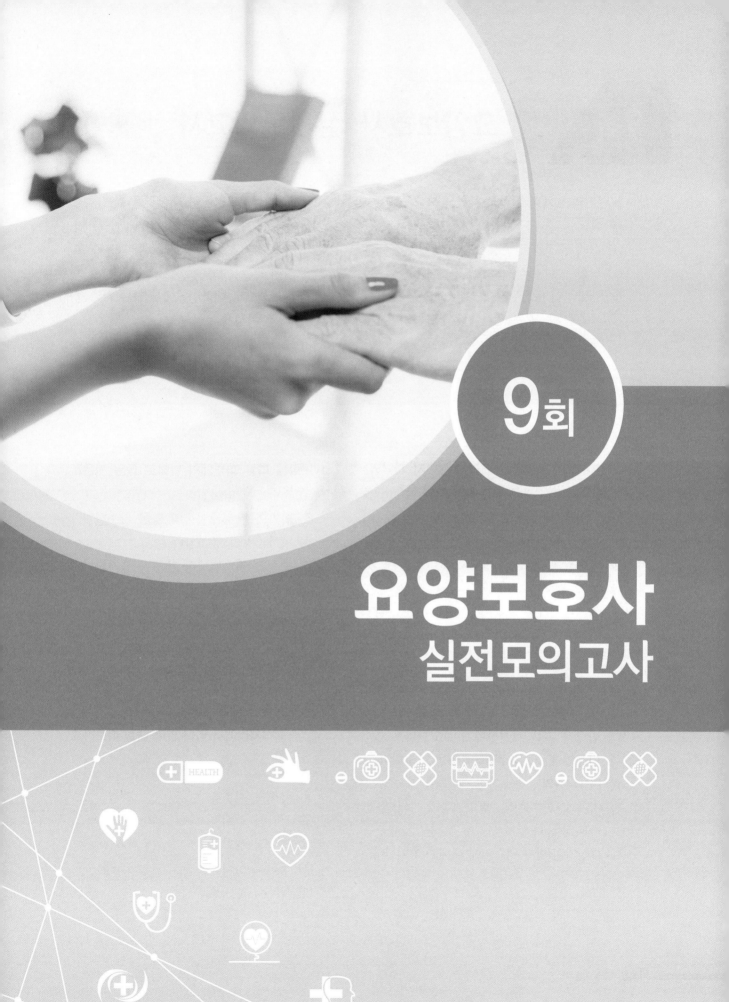

9회

요양보호사
실전모의고사

01 노년기의 신체적·심리적·사회적 특성으로 옳은 것은?

① 신체 조직의 잔존능력이 향상된다.
② 노화는 비가역적으로 진행된다.
③ 내향성이 감소된다.
④ 새로운 방식으로 일을 처리하려는 경향을 보인다.
⑤ 직장 퇴직 후 활발한 사회생활로 인해 사회적 관계가 좋아진다.

02 노인 부모가 자녀와 근거리에 살면서 자녀의 보살핌을 받는 가족 형태로 옳은 것은?

① 노인독거가구
② 노인돌봄가구
③ 수정확대가족
④ 노인부양가족
⑤ 독거노인가구

03 대상자가 며느리에 대한 이야기를 하며 험담을 할 때 요양보호사의 태도로 옳은 것은?

① 담당자 혹은 시설장에게 보고한다.
② 아들에게 이야기하고 대책을 강구한다.
③ 며느리와의 문제에 대한 해결책을 제시한다.
④ 이야기를 들어주되, 옳고 그름에 대해 판단하지 않는다.
⑤ 대상자와 함께 며느리에 대해 이야기한다.

04 다음 중 장기요양급여 대상자로 옳은 것은?

① 결핵으로 신체 활동이 어려운 65세 남성
② 당뇨병 치료 중이며 일상생활 가능한 75세 남성
③ 뇌경색으로 대학병원에서 입원 치료 중인 55세 여성
④ 교통사고로 신체활동이 어려운 60세 여성
⑤ 뇌경색에서 회복 중이며 일상생활이 가능한 65세 남성

05 노화에 따른 피부계의 변화로 옳은 것은?

① 손발톱이 얇아진다.
② 입가와 뺨 등 얼굴의 털이 감소한다.
③ 피하지방이 증가한다.
④ 모근의 멜라닌생성 세포가 증가된다.
⑤ 상처회복이 지연되고 궤양이 생기기 쉽다.

06 다음과 같은 내용을 포함하는 성희롱 유형은?

- 성적 관계를 강요하는 행위
- 회식자리에서 옆에 앉아 술을 따르라고 함

① 사회적 성희롱
② 시각적 성희롱
③ 언어적 성희롱
④ 정신적 성희롱
⑤ 육체적 성희롱

07 요양보호사가 지켜야 하는 서비스 제공 원칙은?

① 대상자가 치매 등으로 인지 능력이 없는 경우에는 동의를 받지 않아도 된다.
② 대상자의 상태와 관계없이 일정한 서비스를 제공한다.
③ 대상자가 원할 경우 관장을 해준다.
④ 대상자 개인에 대한 정보를 동료와 공유한다.
⑤ 대상자에게만 서비스를 제공한다.

08 다음의 내용이 속하는 노인학대 유형으로 옳은 것은?

> 이 씨 할머니는 삶의 의욕을 잃었는지 세수도 하지 않고, 식사도 제대로 하지 않아 몸이 나로 쇠약해져 갔다.

① 방임
② 자기방임
③ 신체적 학대
④ 경제적 학대
⑤ 정서적 학대

09 골다공증 예방을 위해 비타민 D생성에도 도움이 되는 방법으로 옳은 것은?

① 저체중을 유지한다.
② 카페인 섭취를 권장한다.
③ 칼륨을 충분히 섭취한다.
④ 하루 30분씩 햇볕을 쬔다.
⑤ 실외운동보다는 실내운동을 강화한다.

10 고혈압 대상자의 치료 및 예방 돕기로 옳은 것은?

① 두통 등의 증상이 있을 때만 약을 먹는다.
② 혈압이 조절되어도 약을 계속 복용한다.
③ 증상이 없으면 복용을 중단해도 된다.
④ 금식할 때는 혈압약을 복용하지 않는다.
⑤ 지속적으로 복용해도 고혈압이 계속될 때는 약 복용을 멈춘다.

11 천식 대상자가 운동을 하려 한다. 처방받은 기관지 확장제 사용방법으로 옳은 것은?

① 운동 후 천식 증상이 나타나면 사용한다.
② 10초 이상 천천히 깊게 숨을 들이쉰다.
③ 코에 흡인기를 대고 심호흡을 하면서 투약한다.
④ 사용 후 흡인기를 흐르는 물에 씻는다.
⑤ 다음 투약까지 적어도 30분을 기다린다.

12 우울증이 있는 대상자를 돕는 방법은?

① 사적인 모임은 자제한다.
② 대상자의 감정이나 분노 표현을 자제시킨다.
③ 힘듦을 호소할 때 '괜찮아 질거예요.'라고 말하며 지지해준다.
④ 야외에서 운동을 한다.
⑤ 우울증은 본인 스스로 극복해야 한다.

13 요양보호사로서 지켜야 할 윤리적 태도로 옳은 것은?

① 경제적으로 어려운 대상자에게는 본인 부담금을 면제 혹은 할인해준다.

② 대상자를 방문하였을 때 대상자가 없을 경우 청소업무 후 메모를 남겨둔다.

③ 대상자에게 선교의 목적으로 자신의 종교를 믿게 한다.

④ 요양보호사의 판단으로 대상자에게 서비스를 제공한다.

⑤ 의료진의 지시가 있을 경우 반드시 지시에 따라야 한다.

14 다음 사례에서 요양보호사가 법적·윤리적 책임을 지키지 못한 태도로 옳은 것은?

> 요양보호사가 갑자기 몸이 아파 대상자에게만 전화로 금일 서비스를 주말에 대신하기로 양해를 구하고 쉬었다.

① 업무를 비효율적으로 수행, 무능력, 태만한 행위

② 자신의 근무를 대신 해달라고 요구하는 행위

③ 대상자를 존중하고 존엄을 지키고자하는 권리를 침해하는 행위

④ 감독자에게 알리지 않고 근무지를 비우는 행위

⑤ 비도덕적이고 정직하지 못한 행위

15 근골격계 질환의 치료 방법으로 옳은 것은?

① 초기에는 온찜질을 하는 것이 좋다.

② 부상 부위를 심장보다 높게 올려준다.

③ 만성 통증일 경우 얼음주머니를 대주는 것이 좋다.

④ 부상 후 빠른 회복을 위해서 해당 부위 스트레칭을 해준다.

⑤ 손상부위에 압박붕대를 사용하면 부종이 생겨 조직이 손상된다.

16 대상자의 투약 돕기 방법 중 주의사항으로 옳은 것은?

① 알약의 개수가 많은 경우에는 2~3번으로 나누어 투약한다.

② 손바닥에 올려놓은 알약이 많을 경우 다시 약병에 넣는다.

③ 금식인 경우 혈압약 복용을 중단한다.

④ 유효기간이 확실하지 않은 약이라도 이상이 없다 판단되면 복용해도 된다.

⑤ 약을 삼키지 못할 경우 약을 갈거나 쪼개서 복용한다.

17 침상에서 오른쪽 편마비 대상자의 식사 돕기 자세로 옳은 것은?

① 침대를 등받이를 수직으로 세워준다.
② 허리에 쿠션을 대어주어 편안한 자세를 취하게 한다.
③ 식사하기 힘든 경우 똑바로 누워서 식사하도록 한다.
④ 편마비 대상자는 마비된 쪽에서 음식을 넣어준다.
⑤ 왼쪽을 밑으로 하여 약간 옆으로 누운 자세를 취한다.

18 의치를 사용할 때 돕기 방법으로 옳은 것은?

① 뜨거운 물이 담긴 물에 보관한다.
② 아래쪽 의치를 먼저 뺀다.
③ 위, 아래 의치를 각각의 용기에 보관한다.
④ 의치세정제가 없을 경우 주방세제를 대신 사용한다.
⑤ 의치의 변색을 막기 위해 표백제에 담가둔다.

19 노인 대상자의 영양관리 방법으로 옳은 것은?

① 나이가 들면 활동량은 줄어드나 기초대사량은 증가한다.
② 식사를 조금씩 자주 하는 것이 좋다.
③ 당질 대사능력은 좋아져 단순당이 많은 음식을 섭취한다.
④ 지방의 소화기능이 저하되므로 섭취량을 늘린다.
⑤ 새우, 달걀노른자 등 음식 섭취를 권장한다.

20 철분제와 같이 마시면 좋은 음료는?

① 녹차
② 우유
③ 자몽주스
④ 오렌지주스
⑤ 커피

21 전립선 비대증의 증상으로 옳은 것은?

① 소변줄기가 굵어진다.
② 힘을 주지 않아도 실금하게 된다.
③ 소변에서 혈액이 섞여 나온다.
④ 소변이 마려울 때 참기 힘들다.
⑤ 소변을 볼 때 냄새가 심하다.

22 요양보호사가 서비스를 제공하다 발목 염좌가 발생한 경우 초기 치료에 대한 설명으로 옳은 것은?

① 초기 치료에는 냉찜질이 좋다.
② 부종을 예방하기 위해 부상부위를 압박하지 않는다.
③ 손상 부위는 심장보다 낮게 한다.
④ 통증부위를 스트레칭해준다.
⑤ 냉찜질은 세포의 대사과정을 촉진시킨다.

23 다음의 지시에 따른 대상자의 반응으로 확인할 수 있는 질환은?

> • "말해 보세요."-발음이 정확한지 확인한다.
> • "웃어 보세요."-입의 좌우 모양이 대칭인지 확인한다.
> • "걸어 보세요."-비틀거리고 한쪽으로 쓰러지는지 확인한다.

① 고혈압
② 심부전
③ 뇌졸중
④ 동맥경화증
⑤ 알츠하이머병

24 쾌적한 주거환경을 위한 방법으로 옳은 것은?

① 요양보호사의 희망사항을 고려하여 환경을 만든다.
② 환기는 하루에 2~3시간 간격으로 3번 실시한다.
③ 환기할 때 바람이 대상자에게 직접 닿아 시원함을 느끼도록 한다.
④ 습도를 조절하기 위해 여름에는 가습기, 겨울에는 제습기를 사용한다.
⑤ 배설물을 치울 때는 간접 조명을 사용한다.

25 노인의 여가활동 유형이 올바르게 연결된 것은?

① 자기계발활동 - 영화
② 가족중심활동 - 퍼즐놀이
③ 운동활동 - 가벼운 산책
④ 사교오락활동 - 서예교실
⑤ 소일활동 - 창작활동

26 화재예방을 위한 습관으로 옳은 것은?

① 난로 옆에 빨래를 널어놓는다.
② 자신만의 방법으로 전열기구와 화기를 사용한다.
③ 콘센트에 여러 개의 전열기구 플러그를 꽂아 사용한다.
④ 음식 조리와 다른 일을 함께 한다.
⑤ 자리를 떠날 때 전기기구 등이 꺼졌는지 확인한다.

27 대상자의 투약을 돕는 방법으로 옳은 것은?

① 금식인 경우에는 혈압약 복용을 하지 않는다.
② 약을 삼키지 못할 경우 갈거나 쪼개서 준다.
③ 여러 종류의 약을 섞어 먹는다.
④ 가루약은 바늘이 달린 주사기를 이용하여 녹인 가루약을 조금씩 주입한다.
⑤ 물약은 뚜껑을 열어 뚜껑의 위가 바닥으로 가도록 놓는다.

28 65세 이상 노인에게 매년 1회 권장하는 예방접종은?

① 파상풍
② 말라리아
③ 대상포진
④ 인플루엔자
⑤ 디프테리아

29 계절별 생활안전 수칙으로 옳은 것은?

① 여름에는 몸에 딱 맞는 옷을 입는다.

② 여름에는 햇빛이 잘 드는 오후에 야외 작업을 실시한다.

③ 겨울에는 실외에서 가벼운 운동을 실시한다.

④ 겨울에는 준비운동과 마무리운동을 신경 써서 한다.

⑤ 새벽에 가볍게 걷기 및 조깅을 한다.

30 노인 대상자의 영양관리 시 고려해야 할 사항으로 옳은 것은?

① 에너지 요구량이 증가한다.

② 싱겁게 조리하여 제공한다.

③ 단백질 필요량이 감소한다.

④ 장 운동성이 증가한다.

⑤ 단순당이 많은 음식을 섭취한다.

31 치매 대상자와의 의사소통 기본 원칙으로 옳은 것은?

① 항상 동일한 방법으로 의사소통을 시도한다.

② 여러 사람이 있는 장소에서 대화를 한다.

③ 대상자가 반응할 때까지 기다린다.

④ 친근함을 위해 어린아이에게 이야기하는 것처럼 말한다.

⑤ 대상자가 한 행동에 대한 이유를 "왜?"라고 질문한다.

32 대상자가 "나는 아니야, 왜 하필이면 나야?"라는 반응을 보이는 임종 적응 단계는?

① 수용

② 우울

③ 분노

④ 부정

⑤ 타협

33 결핵 대상자와 접촉한 후 요양보호사의 대처로 옳은 것은?

① 백일해 예방접종을 한다.

② 대상자와 함께 사용한 물건을 소각한다.

③ 항생제를 복용한다.

④ 감염 여부를 확인하기 위해 검사를 한다.

⑤ 기침을 할 때는 손으로 가리고 한다.

34 천골 부위의 욕창을 예방하기 위해 도넛 모양의 베개 사용을 제한하는 이유로 옳은 것은?

① 체위변경이 어렵다.

② 혈액 순환이 저하된다.

③ 배설물 처리가 어렵다.

④ 피부의 건조함이 증가한다.

⑤ 옷을 갈아입히기가 어렵다.

35 대상자의 임종 직후 사후관리 방법으로 옳은
것은?

① 분비물이 배출되도록 옆으로 눕힌다.

② 튜브나 장치가 부착된 경우 제거해놓는다.

③ 시트로 대상자의 얼굴에서 발끝까지 덮어
놓는다.

④ 눈이 감기지 않을 경우 거즈를 적셔 눈 위
에 올려놓는다.

⑤ 사후 강직이 시작되면 바른 자세를 취하게
한다.

01 식사를 도울 때 사레를 예방하는 방법으로 옳은 것은?

① 입에 있는 음식을 다 먹었는지 수시로 물어본다.
② 포만감을 위해 많은 양을 입에 넣어준다.
③ 레몬소스를 곁들인 샐러드를 만들어준다.
④ 음식을 반 정도 삼켰을 때 다음 음식을 넣어준다.
⑤ 상체를 약간 앞으로 숙이고 턱을 당기는 자세로 식사한다.

02 일상생활에서 상당 부분 다른 사람의 도움이 필요한 장기요양 인정점수 85점인 등급으로 옳은 것은?

① 장기요양 1등급
② 장기요양 2등급
③ 장기요양 3등급
④ 장기요양 4등급
⑤ 장기요양 5등급

03 가루약을 복용하는 대상자를 돕는 방법으로 옳은 것은?

① 쓴 맛이 강한 약은 우유와 함께 마시게 한다.
② 복용 중인 다른 물약에 섞어서 준다.
③ 바늘을 제거한 주사기로 입 안으로 조금씩 주입한다.
④ 빨대를 이용해 복용하게 한다.
⑤ 하루분의 약을 물에 녹여 두고 나누어 복용한다.

04 다음 내용의 노인 학대 유형으로 옳은 것은?

> 집을 나가 공원에 홀로 앉아 계신 어머니를 찾은 아들은 "내가 노친네 때문에 진짜 힘들어서 못 살겠어! 늦게까지 집에 안 들어오고 여기서 뭐해?"라고 고함을 질렀다.

① 방임
② 유기
③ 경제적 학대
④ 신체적 학대
⑤ 정서적 학대

05 노인장기요양보험제도에 대한 설명으로 옳은 것은?

① 노인장기요양보험의 보험자는 보건복지부이다.
② 장기요양보험사업은 보건복지부장관이 관장한다.
③ 장기요양인정 등급은 방문조사자가 판정한다.
④ 장기요양인정은 본인만 신청할 수 있다.
⑤ 장기요양인정 유효기간은 최소 1년 이상으로 한다.

06 노인장기요양보험 표준서비스 중 개인활동지원서비스 내용에 해당하는 것은?

① 은행업무 동행
② 머리 감기기
③ 이동 도움
④ 식사 도움
⑤ 몸단장

07 정맥주사를 맞는 대상자를 돕는 방법으로 옳은 것은?

① 수액병의 높이는 심장보다 낮게 한다.
② 주사바늘을 제거한 후 상의를 갈아입힌다.
③ 주사 부위가 심하게 부었을 경우 즉시 바늘을 제거한다.
④ 대상자가 요청하면 주사바늘을 제거한다.
⑤ 바늘을 제거한 후 알코올 솜으로 지그시 눌러준다.

08 배설 돕기의 일반적인 원칙으로 옳은 것은?

① 배변 후 뒤에서 앞으로 닦아준다.
② 실금을 하면 즉시 기저귀를 채운다.
③ 일정한 시간에 배설하도록 돕는다.
④ 처음부터 끝까지 대상자를 도와준다.
⑤ 야간에는 이동변기를 사용하게 한다.

09 염증이 있는 왼쪽 귀에 물약을 넣는 방법으로 옳은 것은?

① 약을 넣은 후 귀 입구를 부드럽게 눌러준다.
② 솜을 1시간 동안 귀에 느슨하게 끼워 놓았다 제거한다.
③ 투약하기 전에 면봉으로 귓속을 닦는다.
④ 약은 시원하게 하여 넣는다.
⑤ 귓바퀴를 후하방으로 잡아당긴 후 투약한다.

10 대상자의 침상 배설을 돕는 방법으로 옳은 것은?

① 변의를 호소할 때만 배설을 도와준다.
② 배설 시 심리적으로 안정되게 조용한 환경을 만들어준다.
③ 변기를 시원하게 만들어 변의를 잘 느끼게 한다.
④ 변기 밑에 화장지를 깔아준다.
⑤ 배설이 끝날 때까지 옆에서 도와준다.

11 식탁에서 의자에 앉아 식사하는 대상자를 돕는 방법으로 옳은 것은?

① 대상자를 의자 끝부분에 걸터앉게 한다.
② 식탁의 윗부분이 대상자의 가슴 높이에 오게 한다.
③ 팔걸이와 등받이가 없는 의자에 앉게 한다.
④ 발가락 끝이 바닥에 닿는 높이로 의자를 조절한다.
⑤ 식탁에 팔꿈치를 올릴 수 있도록 앉게 한다.

12 경관영양 대상자의 돕기 방법으로 옳은 것은?

① 비위관이 빠지면 천천히 밀어 넣는다.
② 청색증이 나타나면 비위관을 교체한다.
③ 영양액이 새거나 역류하면 즉시 비위관을 제거한다.
④ 의식이 없는 대상자에게 식사 시작과 끝을 알린다.
⑤ 차가운 음식은 차게, 뜨거운 음식은 뜨겁게 하여 제공한다.

13 유치도뇨관 소변주머니의 관리방법으로 옳은 것은?

① 소변색이 이상하거나 탁해진 경우 소변주머니를 교체한다.
② 소변량, 색깔을 매 식사 전에 확인한다.
③ 소변주머니는 아랫배보다 밑으로 가도록 들어야 한다.
④ 유치도뇨관이 빠지면 세척해서 다시 삽입한다.
⑤ 유치도뇨관을 삽입했을 때는 이동을 제한한다.

14 기저귀가 젖었을 때 즉시 갈아 주어야 하는 이유로 옳은 것은?

① 욕창 예방
② 변비 완화
③ 치질 예방
④ 변실금 예방
⑤ 요실금 예방

15 대상자의 칫솔질을 돕는 방법으로 옳은 것은?

① 치약이 솔 사이에 끼어 들어가게 한다.
② 칫솔로 옆으로 강하게 문질러 이를 닦는다.
③ 앉은 자세에서 머리 부분을 뒤로 젖힌 자세로 칫솔질한다.
④ 건강한 쪽이 위로 향하고 옆으로 누운 자세로 칫솔질 한다.
⑤ 혈액응고장애가 있는 대상자에게는 치실을 사용한다.

16 대상자의 의치 관리와 사용을 돕는 방법으로 옳은 것은?

① 아래쪽 의치를 먼저 뺀다.
② 뜨거운 물에 담가둔다.
③ 세척 후 착용하고 잠을 자게 한다.
④ 미온수에 의치를 헹군 후 건조시킨다.
⑤ 전체 의치인 경우 위쪽과 아래쪽을 맞추어서 보관한다.

17 대상자의 침상에서 머리 감기 돕기 방법으로 옳은 것은?

① 침대 전체에 방수포를 깐다.
② 수건으로 두 눈을 덮어 보호한다.
③ 머리와 두피를 손톱으로 마사지한다.
④ 문과 창문을 열어 습기가 차지 않도록 한다.
⑤ 수건으로 물기를 닦고 남아 있는 물기는 자연건조 시킨다.

18 왼쪽 편마비 대상자에게 단추가 없는 상의를 입히는 순서로 옳은 것은?

① 오른쪽 팔 → 왼쪽 팔 → 머리
② 오른쪽 팔 → 머리 → 왼쪽 팔
③ 왼쪽 팔 → 오른쪽 팔 → 머리
④ 왼쪽 팔 → 머리 → 오른쪽 팔
⑤ 머리 → 왼쪽 팔 → 오른쪽 팔

19 편마비 대상자의 옆으로 눕히기 순서로 옳은 것은?

> 가. 엉덩이를 뒤로 이동시키기
> 나. 아래쪽 어깨를 살짝 뒤로 움직이기
> 다. 엉덩이와 어깨를 지지하여 돌려 눕히기
> 라. 무릎을 세우고 팔을 가슴 위에 놓기

① 가 - 나 - 다 - 라
② 나 - 다 - 라 - 가
③ 다 - 나 - 라 - 가
④ 라 - 다 - 가 - 나
⑤ 다 - 나 - 가 - 라

20 대상자를 휠체어에서 침대로 이동할 때 요양보호사의 신체손상을 예방하기 위한 방법으로 옳은 것은?

① 신체의 작은 근육을 사용하여 들어올린다.
② 대상자와 자신의 몸을 가능한 한 멀게 한다.
③ 무릎을 피고 무게중심을 높게 하여 들어올린다.
④ 빠르게 반동을 이용하여 이동시킨다.
⑤ 두 발을 벌려 지지면을 넓힌 상태에서 들어올린다.

21 오른쪽 다리가 불편한 대상자가 다음 그림과 같은 보행기 사용법으로 옳은 것은?

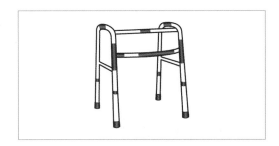

① 보행기 → 왼쪽, 오른쪽 다리 동시에
② 오른쪽 다리 → 보행기 → 왼쪽 다리
③ 보행기 → 왼쪽 다리 → 오른쪽 다리
④ 왼쪽 다리 → 보행기 → 오른쪽 다리
⑤ 오른쪽 다리와 보행기 → 왼쪽 다리

22 분비물을 처리할 때 감염을 예방하기 위한 방법으로 옳은 것은?

① 배설물이 묻은 세탁물은 따로 세탁한다.
② 소변이 묻은 기저귀는 말려서 재사용한다.
③ 오염된 세탁물은 맨손으로 처리한 후 손을 씻는다.
④ 체액이 묻었을 경우 표백제에 담가놓는다.
⑤ 분비물이 묻은 일회용 장갑은 깨끗이 씻어서 말린 후 사용한다.

23 좌측편마비 대상자의 지팡이 이용 보행 돕기 방법으로 옳은 것은?

① 평지를 걸을 때는 우측 발을 먼저 옮겨 놓는다.

② 옆에서 보조할 때는 오른쪽에 서서 보조한다.

③ 계단을 오를 때는 우측 다리 → 지팡이 → 좌측 다리 순으로 이동한다.

④ 계단을 내려갈 때는 지팡이 → 좌측 다리 → 우측 다리 순으로 이동한다.

⑤ 지팡이의 손잡이가 대상자의 팔꿈치 높이로 한다.

24 당뇨병 대상자의 혈당 관리에 도움이 되는 혈당지수가 낮은 식품으로 옳은 것은?

① 찐 감자

② 쌀밥

③ 수박

④ 당면

⑤ 떡

25 대상자의 침구를 관리하는 방법으로 옳은 것은?

① 양모는 햇빛에서 말린다.

② 푹신한 매트리스를 사용한다.

③ 재봉선이 없는 시트 커버를 사용한다.

④ 베개는 습기를 잘 흡수하는 재질을 사용한다.

⑤ 감염대상자는 베개를 매일 세탁한다.

26 대상자의 면 속옷을 삶으려고 한다. 요양보호사의 세탁방법으로 옳은 것은?

① 세탁 후 세탁한 물에 그대로 삶는다.

② 속옷을 삶은 후에 세탁을 한다.

③ 삶을 때는 뚜껑을 열고 삶는다.

④ 색이 빠질 우려가 있는 제품은 삶지 않는다.

⑤ 삶으면 때도 잘 빠지고 살균효과도 있다.

27 노인 대상자의 약물사용 방법으로 옳은 것은?

① 증상이 비슷한 다른 사람에게 처방된 약을 먹는다.

② 증상이 호전되면 복용하던 약을 중단한다.

③ 이전 처방약을 모두 복용한 후 새로운 처방약을 복용한다.

④ 칼슘제나 철분제는 식사 중 혹은 식사 직후 복용한다.

⑤ 비처방약은 의사와 상담 없이 복용한다.

28 대상자의 안전을 위한 주거환경으로 옳은 것은?

① 욕실의 물기는 습도조절을 위해 자연건조 시킨다.

② 주거공간을 구분하기 위해 방마다 문턱을 설치한다.

③ 문고리는 열고 닫기가 편하도록 원형으로 설치한다.

④ 요양보호사의 희망사항을 고려하여 환경을 조성한다.

⑤ 현관에 계단이나 문턱을 없애고 경사로를 설치한다.

29 식기 및 주방의 위생관리 방법으로 옳은 것은?

① 씻은 식기류는 행주로 닦아 건조시킨다.
② 수세미는 그물형보다 스펀지형이 위생적이다.
③ 기름기가 많은 음식을 넣었던 용기는 쌀뜨물에 두었다가 닦으면 냄새가 없어진다.
④ 기름기가 많은 그릇은 뜨거운 물로 헹군 후 설거지한다.
⑤ 설거지는 반찬 그릇 → 밥그릇 → 수저 → 유리컵 순으로 한다.

30 식품별 보관방법으로 옳은 것은?

① 생선 - 그대로 냉동 보관한다.
② 채소 - 시금치는 눕혀서 보관한다.
③ 달걀 - 뾰족 부분이 위로 향하게 놓는다.
④ 닭고기 - 술과 소금으로 밑간을 한 후 냉장 보관 한다.
⑤ 육류 - 오래 두려면 냉장실에 보관한다.

31 구두보고의 내용으로 옳은 것은?

① 정확성을 필요로 할 때 구두보고를 한다.
② 경과와 상태를 먼저 보고하고 원인과 결과를 나중에 보고한다.
③ 정확한 기록을 남길 수 없다는 단점이 있다.
④ 보고내용이 복잡하거나 숫자나 지표가 필요한 경우에 한다.
⑤ 대표적으로 정기 업무보고, 사건보고를 들 수 있다.

32 치매 대상자의 일상생활 돕기 기본원칙으로 옳은 것은?

① 실수할 경우 화를 내어 같은 실수를 반복하지 않게 한다.
② 대상자가 원하는 생활을 하게 한다.
③ 사소한 것이라도 요양보호사가 도와준다.
④ 대상자별로 서로 다른 서비스를 제공한다.
⑤ 적응능력 향상을 위해 주기적으로 환경을 바꿔준다.

33 가정에서 치매 대상자의 안전사고를 예방하는 방법으로 옳은 것은?

① 온수 수도꼭지에 파란색 테이프를 감아 놓는다.
② 채광을 고려하여 1층 보다는 2층에 배치한다.
③ 방문 안쪽에 잠금장치를 설치한다.
④ 난간 주변에 야광 테이프를 붙여놓는다.
⑤ 냉장고에 과일 모양의 자석을 붙여놓는다.

34 치매 대상자의 식사를 돕는 방법으로 옳은 것은?

① 모든 음식은 먹기 쉽게 잘게 썰어서 제공한다.
② 약간 무거운 숟가락을 쥐어준다.
③ 조미료를 등을 식탁 위에 놓아둔다.
④ 대상자가 졸려하더라도 정해진 시간에 식사를 하도록 한다.
⑤ 색이 다양한 유리접시에 음식을 담아준다.

35 치매 대상자의 운동을 돕는 방법으로 옳은 것은?

① 치매 대상자와 마주한 첫날부터 운동을 시작한다.
② 운동은 심장에서 가깝고 작은 근육을 사용하는 운동으로 시작한다.
③ 걷는 시간을 서서히 늘리며 운동한다.
④ 운동 시간을 매일 다르게 한다.
⑤ 선 자세보다 앉은 자세에서 운동하는 것이 효과적이다.

36 요양보호 기록의 원칙으로 옳은 것은?

① 요양보호사는 객관적인 내용을 기록한다.
② 서비스가 모두 끝난 후에 기록한다.
③ 빠르게 기록하기 위해 육하원칙의 보고는 생략한다.
④ 서비스의 결과에 대해서만 작성한다.
⑤ 기록을 정정할 때는 덧칠하여 작성한다.

37 치매 대상자가 흥분하여 주먹으로 벽을 치는 행동을 계속 할 때 대처 방법으로 옳은 것은?

① 벽을 치는 이유를 물어본다.
② 팔을 잡아 벽을 치지 못하게 한다.
③ 행동이 멈출 때까지 지켜본다.
④ 방으로 데리고 가 안정시킨다.
⑤ 그만하라고 큰 소리로 말한다.

38 다음 사례를 읽고 치매 대상자에 대한 요양보호사의 대처방법으로 옳은 것은?

> 시설에서 낮 동안 잘 지내던 대상자가 해질녘이 되면 "저는 손자들 돌봐야 해서 이만 퇴근합니다."라고 하면서 신발을 신고 나가려고 한다.

① 가족에게 연락하여 대상자 면회를 오게 한다.
② 대상자가 좋아하는 텔레비전 프로그램을 켜준다.
③ 잔업을 해야 한다고 하고 일거리를 준다.
④ 못 들은 척 요양보호사는 다른 일은 한다.
⑤ "어르신 어디 가세요? 여기가 집이잖아요!"라며 입소한 사실을 인식시킨다.

39 다음과 같이 의사소통을 할 때 도움이 되는 대상자로 옳은 것은?

> • 사물의 위치를 정확히 시계 방향으로 설명한다.
> • 청각이나 촉각, 후각 등에 의지하여 대상물을 인지한다.

① 청각장애
② 언어장애
③ 시각장애
④ 노인성 난청
⑤ 이해력장애

40 집에 가야 한다며 배회하는 치매 대상자를 돕는 방법으로 옳은 것은?

① 대상자의 정신적 욕구를 우선적으로 해결해 준다.
② 주변을 새로운 것으로 채워 주의를 끈다.
③ 라디오를 크게 틀어놓는다.
④ 집 안에 배회 코스를 만들어준다.
⑤ 집 주소와 전화번호를 외우게 한다.

41 임종을 앞둔 대상자가 "나는 지쳤어."라는 반응을 보일 때 해당하는 단계로 옳은 것은?

① 부정
② 분노
③ 타협
④ 우울
⑤ 수용

42 치매 대상자와 신체적 언어를 사용하여 의사소통하는 방법으로 옳은 것은?

① 팔짱을 끼고 대화한다.
② 옆에 서서 대화한다.
③ 눈이 잘 안 보이는 대상자에게는 손짓, 발짓으로 표현한다.
④ 치매 대상자 뒤에서 천천히 다가가 어깨를 감싸준다.
⑤ 말을 걸어도 알아듣지 못할 경우 글을 써서 의사소통 한다.

43 대상자가 뜨거운 물을 커피를 다리에 쏟아 화상을 입었을 때 응급처치 방법으로 옳은 것은?

① 화상 부위에 된장을 발라준다.
② 흐르는 수돗물에 환부를 대어준다.
③ 물집이 생기면 소독한 바늘로 터뜨린다.
④ 얼음 조각을 환부에 대어준다.
⑤ 몸에 달라붙는 바지는 가위로 잘라낸다.

44 요양보호사의 심폐소생술 방법으로 옳은 것은?

① 119가 올 때까지 대상자를 관찰한다.
② 가슴 압박과 인공호흡을 30:3로 실시한다.
③ 심폐기능이 멈춘 후 6분 이내에 실시한다.
④ 동료 요양보호사에게 연락하여 도움을 요청한다.
⑤ 대상자의 왼쪽 가슴에 압박을 실시한다.

45 자동심장충격기를 시행하는 순서로 옳은 것은?

① 전극패드 부착 - 전원 켜기 - 제세동 시행 - 심장리듬 분석
② 전원 켜기 - 전극패드 부착 - 제세동 시행 - 심장리듬 분석
③ 제세동 시행 - 전원 켜기 - 전극패드 부착 - 심장리듬 분석
④ 전원 켜기 - 전극패드 부착 - 심장리듬 분석 - 제세동 시행
⑤ 전극패드 부착 - 전원 켜기 - 심장리듬 분석 - 제세동 시행

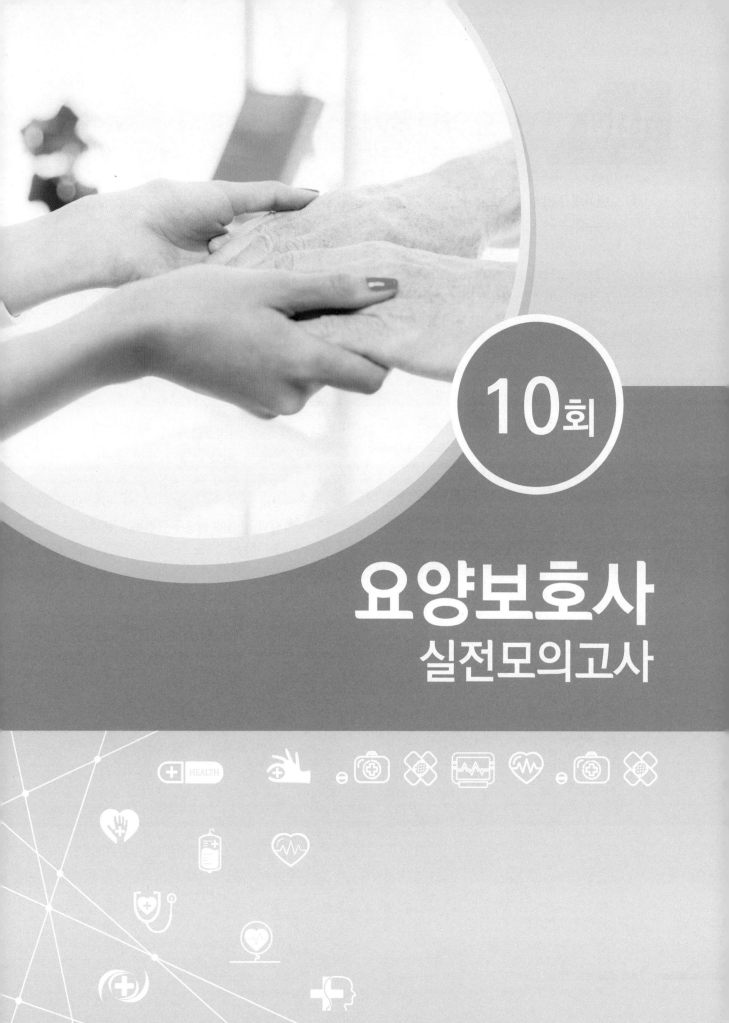

10회

요양보호사
실전모의고사

01 노년기의 신체적 특성으로 옳은 것은?

① 노화는 비점진적으로 일어난다.

② 피하지방이 증가한다.

③ 신체 조직의 잔존능력이 증가한다.

④ 질병이 발생할 경우 급격하게 악화된다.

⑤ 만성질환이 있는 노인은 합병증의 위험이 낮다.

02 노년기의 바람직한 가족관계로 옳은 것은?

① 노인의 성적 관심과 욕구 충족은 금기해야 한다.

② 형제자매와 경쟁심이나 갈등이 증가한다.

③ 자녀가 부모를 전적으로 돌보아야 한다.

④ 조부모는 손자녀의 성장을 책임져야 한다.

⑤ 배우자와 역할과 취미를 공유해야 한다.

03 장기요양급여 대상자로 인정받을 수 있는 노인성 질병으로 옳은 것은?

① 결핵

② 만성 기관지염

③ 뇌졸중

④ 욕창

⑤ 고혈압

04 다음은 시설 대상자의 권리에 대한 설명으로 옳은 것은?

> 송 씨 할머니는 와상상태로 거동이 매우 불편하다. 송 씨 할머니의 유일한 낙은 자녀들과 얘기를 나누는 일이다. 그러나 휴대전화가 없고 방에는 별도의 전화가 설치되어 있지 않아 자녀들이 방문했을 때만 이야기를 나눌 수 있고 평소에는 늘 외롭게 지내고 있다.

① 질 높은 서비스를 받을 권리

② 사생활과 비밀 보장에 관한 권리

③ 개별화된 서비스를 제공받고 선택할 권리

④ 안락하고 안전한 생활환경을 제공받을 권리

⑤ 자신의 견해와 불평을 표현하고 해결을 요구할 권리

05 다음 중 언어적 성희롱에 해당하는 행위는?

① 안마를 해준다며 다리를 주무르는 행위

② 입맞춤, 포옹하는 행위

③ 외모를 성적으로 평가하는 행위

④ 특정 신체부위를 고의적으로 노출

⑤ 음란한 사진을 보여주는 행위

06 다음 중 대상자를 위한 일상 업무 대행 서비스로 옳은 것은?

① 손주의 간식을 만들어 주었다.
② 대상자 배우자의 옷을 세탁해주었다.
③ 대상자 집의 정원을 손질해주었다.
④ 대상자에게 필요한 물품을 시장에 가서 사왔다.
⑤ 가족과 함께 거주하는 대상자 집안 대청소를 해주었다.

07 연하장애가 있는 편마비 대상자의 사레 예방을 위한 돕기 방법으로 옳은 것은?

① 상체를 뒤로하고 턱을 든 자세로 식사한다.
② 의자에 앉을 수 없는 대상자는 바로 눕혀 식사한다.
③ 음식을 먹는 중 맛있는지 질문한다.
④ 입맛이 없다면 신맛이 강한 음식을 제공한다.
⑤ 음식을 삼키기 쉽게 국으로 먼저 목을 축이고 음식을 먹게 한다.

08 다음 내용은 "시설생활 노인권리 보호를 위한 윤리강령" 중 어떤 권리에 대한 설명인가?

> 김 씨 할머니는 외출이나 병원진료가 있는 경우 식사 시간이 지나 시설에 도착하는 경우가 많아 그때마다 식은 반찬을 드셔야 했다. 식사시간을 조정하거나 개인적으로 따뜻한 식사를 할 수 있기를 바라지만 유별나게 구는 것 같아 얘기를 꺼내 본 적이 없다고 하신다.

① 개별화된 서비스를 제공받고 선택할 권리
② 질 높은 서비스를 받을 권리
③ 존엄한 존재로 대우받을 권리
④ 차별 및 노인 학대를 받지 않을 권리
⑤ 자신의 견해와 불평을 표현하고 해결을 요구할 권리

09 다음과 같은 내용의 노인학대 유형으로 옳은 것은?

> • 강제로 수감하거나 위협하여 일을 강요한다.
> • 집에 들어오지 못하게 한다.
> • 침대 등에 묶어 움직이지 못하게 한다.

① 신체적 학대
② 방임
③ 경제적 학대
④ 자기 방임
⑤ 정서적 학대

10 다음 상황에서 요양보호사의 권리를 보장해주는 법은?

> 근로자의 기본적 생활을 보장, 향상하며 균형 있는 국민경제의 발전에 기여하는 것을 목적으로 한다.

① 국민건강보험법
② 산업안전보건법
③ 노인장기요양보험법
④ 산업재해보상보험법
⑤ 근로기준법

11 요양보호사의 윤리적 태도로 옳은 것은?
① 서비스 중 급한 용무가 있을 경우 대상자에게 이야기하고 다녀온다.
② 대상자에게 필요하지 않더라도 복지용구 업체를 알려주어 구매하게 한다.
③ 서비스를 제공하기 힘든 대상자는 서비스 대상에서 제외한다.
④ 서비스 방법이 확실하지 않을 때는 자신의 경험에 따라 제공한다.
⑤ 대상자를 방문했을 때 대상자가 없으면, 메모를 남겨두고 온다.

12 다음과 같은 증상을 보이는 질병으로 옳은 것은?

> • 관절의 경직현상
> • 물렁뼈가 닳고 관절 사이의 간격이 좁아짐

① 골수염
② 골다공증
③ 골연화증
④ 퇴행성관절염
⑤ 골절

13 골다공증이 있는 대상자의 골절 위험을 낮출 수 있는 방법은?
① 저체중을 유지한다.
② 아스피린을 섭취한다.
③ 칼슘을 충분히 섭취한다.
④ 야간 실내운동을 실시한다.
⑤ 따뜻한 녹차 섭취를 권장한다.

14 욕창 대상자에게 도넛 모양의 베개를 사용하지 않는 이유로 옳은 것은?
① 피부에 땀띠가 난다.
② 자세를 변경하는데 어려움이 생긴다.
③ 천골 부위의 혈액순환을 저해한다.
④ 허리 통증이 생긴다.
⑤ 고관절 골절의 위험이 높다.

15 요양보호사가 서비스 중 발목을 삐었을 때 초기 치료로 옳은 것은?

① 손상 후 초기에 따뜻한 물주머니를 대어준다.
② 1시간 씩 휴식과 찜질을 번갈아 하는 것이 좋다.
③ 혈액 순환을 위해 손상부위 압박은 하지 않는다.
④ 손상부위를 심장보다 높게 하면 안 된다.
⑤ 얼음찜질은 세포의 대사과정을 늦춰 손상과 부종을 감소시킨다.

16 근골격계 손상을 예방하기 위한 스트레칭 방법은?

① 근육의 긴장을 강화하여 부상을 예방한다.
② 스트레칭 된 자세로 10~15초 정도 유지한다.
③ 통증이 느껴질 때까지 실시한다.
④ 스트레칭 된 자세에서는 호흡을 멈춘다.
⑤ 요일별로 상, 하, 좌, 우 나누어 스트레칭한다.

17 고혈압 대상자의 식사관리 방법으로 옳은 것은?

① 가능한 한 단순당질을 섭취한다.
② 저체중을 유지한다.
③ 식사 후 커피를 마신다.
④ 고등어, 바나나 등 칼륨이 많은 식품을 섭취한다.
⑤ 반찬으로 젓갈류, 장아찌 등을 섭취하게 한다.

18 대상자의 요실금을 예방하는 방법으로 옳은 것은?

① 수분 섭취를 제한한다.
② 골반 근육강화 운동을 한다.
③ 약물요법이나 수술 치료는 하지 않는다.
④ 체중을 늘려 복부 내 압력을 감소시킨다.
⑤ 채소와 과일 섭취를 제한한다.

19 침상 배설 돕기 방법으로 옳은 것은?

① 변의를 호소할 때 참는 연습을 시킨다.
② 배변 후 뒤처리를 할 때에는 뒤에서 앞으로 닦아준다.
③ 배변 시 텔레비전이나 음악을 틀어놓는다.
④ 대상자가 배변을 하는 동안 다른 서비스를 제공한다.
⑤ 대상자를 바로 눕힌 상태에서 배변하도록 한다.

20 분비물 묻은 흡인 물품을 관리하는 방법으로 옳은 것은?

① 흡인병은 1일 1회 이상 깨끗이 닦는다.
② 카테터는 분비물이 빠질 수 있게 건조대에 걸어놓는다.
③ 소독한 카테터 컵은 햇볕에 말려 소독한다.
④ 고무제품은 흐르는 물에 씻어서 말린다.
⑤ 음압을 이용하는 기계를 사용하여 감염의 위험이 없다.

21 성희롱 대처방법으로 옳은 것은?

① 성희롱 문제가 발생했을 때 예방교육을 실시한다.

② 직원들 사이에 성희롱이 발생하였을 경우 보상금을 요구한다.

③ 화를 내며 감정적으로 대처한다.

④ 성희롱으로 인한 피해가 발생한 경우 모든 업무를 중단시킨다.

⑤ 대상자에 대한 서비스 중단 등의 조치를 취한다.

22 뇌졸중 증상 중 운동실조증에 대한 설명으로 옳은 것은?

① 술 취한 사람처럼 말을 어눌하게 한다.

② 물건을 잡으려고 할 때 정확하게 잡지 못한다.

③ 손상된 뇌의 반대쪽 팔다리에 마비가 온다.

④ 극심한 두통과 반복적인 구토, 의식소실을 동반한다.

⑤ 메스껍고 토하는 증상과 함께 몸의 불균형을 보인다.

23 대상자의 영양관리 방법으로 옳은 것은?

① 저작능력이 저하된 대상자는 재료를 끓이거나, 믹서에 갈아서 준비한다.

② 에너지 요구량이 증가하기 때문에 열량을 과잉으로 섭취한다.

③ 미각 기능 저하되기 때문에 싱겁게 조리하고 다양한 향신료를 사용한다.

④ 고 콜레스테롤 위주로 하루 세끼 식사를 한다.

⑤ 음식을 한꺼번에 많이 만들어 냉장고에 보관 후 섭취한다.

24 뇌간이 손상된 뇌졸중 대상자에게 나타날 수 있는 증상은?

① 의식 장애

② 우측 마비

③ 전신 마비

④ 언어 장애

⑤ 반신 마비

25 수분 섭취를 제한해야 하는 질환으로 옳은 것은?

① 폐렴

② 간경화

③ 전립선염

④ 협심증

⑤ 당뇨병

26 두 사람 사이의 상호신뢰 관계를 나타내는 것으로 옳은 것은?

① 공감
② 침묵
③ 수용
④ 경청
⑤ 라포 형성

27 다음의 상황에서 요양보호사의 대처방법으로 옳은 것은?

> 대상자가 하루 종일 사용하여 젖은 일회용 마스크를 보호자가 빨아서 재사용해 달라고 요구하였다.

① 동료 요양보호사와 논의 후 답해준다며 답변을 피한다.
② 상태가 괜찮은 마스크는 빨아서 재사용하겠다고 한다.
③ 마스크의 기능이 약해져 감염의 위험하다고 말한다.
④ 대상자에게 괜찮은지 물어보고 판단한다.
⑤ 노인학대로 기관에 신고한다.

28 안전한 식품을 섭취하기 위한 위생관리로 옳은 것은?

① 식품을 모두 다룬 후에 손을 씻는다.
② 익히지 않은 육류, 해산물은 다른 식품과 함께 보관한다.
③ 도마와 칼이 1개씩 밖에 없을 경우 생선류→육류→과일 순으로 사용한다.
④ 식품을 75℃까지 가열하면 안전하게 식품을 섭취할 수 있다.
⑤ 냉동식품은 실온에서 해동 후 조리한다.

29 노화에 따른 소화기계 특성으로 옳은 것은?

① 직장벽의 탄력성 증가
② 쓴 맛을 못 느낌
③ 당내성 증가
④ 위액의 산도 증가로 소화능력이 저하된다.
⑤ 짠맛과 단맛에 둔해짐

30 연하 능력이 없고 의식장애가 있는 대상자에게 제공해야 하는 음식으로 옳은 것은?

① 잘게 썬 음식
② 경구 유동식
③ 일반식
④ 경관 유동식
⑤ 갈아서 만든 음식

31 치매 대상자와의 의사소통 방법으로 옳은 것은?

① 대상자가 이해하지 못하면 다른 주제에 대해 이야기한다.
② 물건을 잃어버리고 주변 사람들을 의심할 경우 아니라고 설득한다.
③ 팔짱을 끼고 대화한다.
④ 대상자의 측면에서 이야기한다.
⑤ 고향 사투리로 말을 건다.

32 업무보고의 원칙으로 옳은 것은?

① 천천히 정확하게 보고한다.
② 정확한 보고를 위해 같은 내용을 중복 보고한다.
③ 객관적인 사실을 보고한다.
④ 요양보호사의 주관적 판단을 보고한다.
⑤ 긴급한 경우에는 육하원칙에 따라 보고하지 않아도 된다.

33 임종 대상자 가족에 대한 요양보호 시 요양보호사가 지녀야 할 자세로 옳은 것은?

① 장지에 동행한다.
② 임종 시 임종 대상자를 직접 돕게 한다.
③ 가족이 자신의 감정을 숨길 수 있도록 도와준다.
④ 가족의 태도와 행동을 주관적으로 판단한다.
⑤ "괜찮아질 거예요."라고 격려한다.

34 떡을 먹다가 목에 걸려 기침과 호흡곤란을 보이고 있는 경우 응급처치로 옳은 것은?

① 물을 마시게 한다.
② 턱을 들어 기도를 확보한다.
③ 손이나 기구를 이용해 떡을 빼낸다.
④ 119에 신고하고 대상자를 관찰한다.
⑤ 하임리히법을 시행한다.

35 심폐소생술의 단계로 옳은 것은?

① 도움요청 - 반응확인 - 가슴압박 - 기도유지 - 인공호흡 - 회복자세
② 반응확인 - 도움요청 - 가슴압박 - 기도유지 - 인공호흡 - 회복자세
③ 반응확인 - 회복자세 - 기도유지 - 도움요청 - 가슴압박 - 인공호흡
④ 가슴압박 - 도움요청 - 반응확인 - 기도유지 - 인공호흡 - 회복자세
⑤ 반응확인 - 가슴압박 - 기도유지 - 인공호흡 - 회복자세 - 도움요청

01 독거노인 고독사·자살 예방 및 공동체 형성을 목적으로 하는 밑반찬 배달 및 자원봉사 서비스를 제공하며 시군구와 농림부에서 주체하는 사업으로 옳은 것은?

① 노인보호전문기관
② 독거노인 공동생활 홈서비스
③ 노인맞춤돌봄서비스
④ 독거노인 보호사업
⑤ 학대피해노인 전용쉼터

02 배우자 사별 이후 배우자 없는 생활을 받아들이는 단계로 옳은 것은?

① 공포감
② 상실감
③ 소외감
④ 정체감
⑤ 개척의지

03 대상자가 냉장고 안에 있는 유효기간이 지난 식품을 버리지 못하게 할 경우 대처방법은?

① 상태가 괜찮으면 요리해서 준다.
② 대상자가 모르게 버린다.
③ 보호자에게 말하고 버린다.
④ 대상자와 함께 냉장고를 정리한다.
⑤ 시설장에게 보고 후 버린다.

04 다음과 같은 내용의 노인학대 유형으로 옳은 것은?

- 시설에 입소시키고 연락과 왕래를 두절한다.
- 배회하는 상태에서 발견된 노인에 대하여 부양의무자가 부양의무 이행을 거부한다.

① 유기
② 방임
③ 자기방임
④ 경제적 학대
⑤ 신체적 학대

05 스스로 화장실을 이용할 수 있는 대상자를 돕는 방법으로 옳은 것은?

① 낙상사고를 예방하기 위해 처음부터 끝까지 대상자를 도와준다.
② 화장실 문 앞에 매트를 깔아준다.
③ 화장실은 어두운 조명을 사용하고 건조하지 않게 물을 뿌려둔다.
④ 화장실 문은 열어두어 쉽게 도움을 요청할 수 있게 한다.
⑤ 변기 옆에 손잡이를 설치하여 잡을 수 있게 한다.

06 진한 농도의 경관영양액을 주입하거나 빠르게 주입할 때 대상자에게 발생할 수 있는 증상으로 옳은 것은?

① 오심, 구토
② 경관액 역류
③ 오한, 발열
④ 설사, 탈수
⑤ 변실금, 요실금

07 대상자의 경구약 복용을 돕는 방법으로 옳은 것은?

① 가루약은 음식에 섞어서 복용시킨다.
② 물약의 경우 뚜껑을 열어 뚜껑 안쪽이 바닥을 향하도록 놓는다.
③ 물약은 용기에 입을 대고 빨아먹게 한다.
④ 잘못 따른 약은 변질되는 원인이 되므로 버린다.
⑤ 약물은 먹기 쉽게 식탁 위에 보관한다.

08 요양보호사의 주사주입 대상자를 돕는 방법으로 옳은 것은?

① 의복을 갈아입을 땐 바늘을 뺐다가 다시 끼운다.
② 수액 병은 대상자의 허리보다 높게 유지한다.
③ 바늘을 제거한 후에는 알코올 솜으로 비벼 준다.
④ 주사 부위가 붉게 변하게 되면 바늘을 제거한다.
⑤ 주사부위에 통증이 있는 경우 조절기를 잠근 후 보고한다.

09 요양보호사가 배설 중 관찰해야 할 내용으로 옳은 것은?

① 배설량
② 이전 배설과의 간격
③ 혼탁 여부
④ 변의 유무
⑤ 통증

10 대상자가 두통이 생길 때마다 비처방약을 구입하여 복용할 때 대처방법으로 옳은 것은?

① 한 번에 많은 양을 구매해 보관 후 복용하게 한다.
② 약 복용은 몸에 해롭기 때문에 통증을 최대한 참는다.
③ 비처방약이라도 복용하기 전에 의사와 상담을 한다.
④ 두통 증상이 비슷한 다른 사람의 약을 복용하게 한다.
⑤ 빠른 통증 완화를 위해 약을 갈아서 준다.

11 요양보호사의 식사 돕기 방법으로 옳은 것은?

① 시설대상자에게 음식 선택, 조리, 섭취까지 모든 과정을 돕는다.
② 입에 있는 음식을 다 먹었는지 수시로 확인한다.
③ 입맛이 없는 경우 금식하게 한다.
④ 식사 도중 사레에 들리지 않도록 등을 앞으로 구부리고 먹도록 한다.
⑤ 신맛이 강한 음식은 대상자가 사레들릴 수 있으니 주의한다.

12 이동변기를 사용하여 배변 중인 대상자를 돕는 방법으로 옳은 것은?

① 주변을 조용하게 해준다.
② 배에 힘을 주도록 침대머리를 낮춘다.
③ 변기를 찬물로 시원하게 만들어 놓는다.
④ 항문이나 미지근한 물을 끼얹어 준다.
⑤ 편하게 배변할 수 있도록 기저귀를 채워준다.

13 침상에서 대상자의 세면을 돕는 방법으로 옳은 것은?

① 눈곱이 끼었다면 눈곱이 있는 쪽 눈부터 먼저 닦아준다.
② 세안 후 귀 안의 귀지를 제거해준다.
③ 수건에 비누를 묻혀 얼굴을 닦아준다.
④ 눈은 밖에서 안쪽으로 닦아준다.
⑤ 숨쉬기 편안하게 코털을 안쪽까지 깎는다.

14 대상자의 손발 청결을 돕는 방법으로 옳은 것은?

① 손톱과 발톱은 둥글게 깎아 준다.
② 모직으로 된 양말을 신긴다.
③ 차가운 물에 손발을 담근 후 씻긴다.
④ 발톱 주변에 염증이 있으면 발톱을 짧게 깎은 후 소독한다.
⑤ 로션을 사용하여 마사지한다.

15 대상자의 침상 목욕을 도울 때 손목 쪽에서 팔 쪽, 발끝에서 허벅지 쪽으로 닦는 이유로 옳은 것은?

① 피부 쓸림을 예방하기 위해서
② 욕창을 예방하기 위해서
③ 정맥 혈액을 심장 쪽으로 보내기 위해서
④ 에너지 소모를 줄이기 위해서
⑤ 더 잘 닦이기 때문에

16 편마비 대상자가 약물 복용 시 치아 착색을 호소할 때 돕기 방법으로 옳은 것은?

① 바늘을 제거한 주사기를 이용한다.
② 숟가락을 사용한다.
③ 작은 물약 병을 이용한다.
④ 약물 복용 후 칫솔질을 한다.
⑤ 빨대 컵을 사용한다.

17 오른쪽 편마비 대상자를 단추가 없는 옷으로 갈아입힐 때의 순서로 옳은 것은?

① 머리 → 왼쪽 팔 → 오른쪽 팔
② 왼쪽 팔 → 머리 → 오른쪽 팔
③ 왼쪽 팔 → 오른쪽 팔 → 머리
④ 오른쪽 팔 → 왼쪽 팔 → 머리
⑤ 오른쪽 팔 → 머리 → 왼쪽 팔

18 의치를 사용하는 대상자 돕기 방법으로 옳은 것은?

① 의치를 세척한 후 그늘에서 건조시킨다.
② 아래쪽 의치부터 뺀다.
③ 의치는 뜨거운 물에 담근다.
④ 칫솔에 의치세정제를 묻혀 미온수로 닦는다.
⑤ 의치 삽입 후 구강세정제로 입을 헹군다.

19 침상 청결관리의 기본원칙으로 옳은 것은?

① 이불은 두껍고 무게감이 느껴지는 것을 선택한다.

② 오리털, 양모 등의 이불은 햇볕에서 말린다.

③ 매트리스는 많이 푹신한 것이 편안하고 좋다.

④ 베개는 습기를 흡수하는 재질이 좋다.

⑤ 베개는 척추와 머리가 수평이 되는 높이가 좋다.

20 대상자가 왼쪽으로 쏠려서 누워 있을 경우 침대 중앙으로 이동시키는 방법으로 옳은 것은?

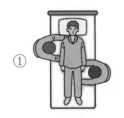 ①

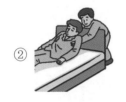 ②

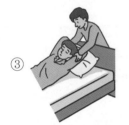 ③

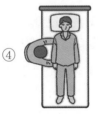 ④

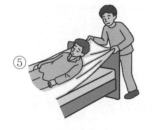 ⑤

21 요양보호사가 휠체어의 앞바퀴를 들고 이동시켜야 하는 경우로 옳은 것은?

① 오르막길을 갈 때, 엘리베이터를 탈 때

② 내리막길을 갈 때, 문턱을 내려갈 때

③ 울퉁불퉁한 길을 갈 때, 문턱을 오를 때

④ 문턱을 오를 때, 내리막길을 갈 때

⑤ 오르막길을 갈 때, 문턱을 내려갈 때

22 치매 대상자가 초초하게 복도를 배회하며 잠옷을 벗으려 할 때 대처방법으로 옳은 것은?

① 텔레비전을 틀어준다.

② 복도 조명을 어둡게 한다.

③ 화장실로 데리고 간다.

④ 시원한 물을 마시게 한다.

⑤ 침실을 바꾸어준다.

23 한쪽 다리가 마비된 대상자가 버스에 올라 탈 때 지팡이사용법으로 옳은 것은?

① 건강한 다리 → 마비된 다리 → 지팡이

② 건강한 다리 → 지팡이 → 마비된 다리

③ 마비된 다리 → 건강한 다리 → 지팡이

④ 지팡이 → 마비된 다리 → 건강한 다리

⑤ 지팡이 → 건강한 다리 → 마비된 다리

24 재가대상자와 외출할 때 동행하는 방법으로 옳은 것은?

① 요양보호사의 주관적으로 계획한 후 외출한다.

② 도보 시 보폭을 넓게 하여 이동한다.

③ 계단을 오를 때는 한 번에 올라간 후 휴식을 한다.

④ 차량 이용 시 요양보호사가 먼저 탑승한 후 대상자 탑승을 돕는다.

⑤ 예기치 못한 상황이 발생했을 경우 대상자와 상의하여 처리한다.

25 노인 식사 준비 시 주의사항으로 옳은 것은?

① 저작능력이 부족한 대상자에게는 음식을 믹서에 갈아서 준다.

② 생선은 오래 삶아 먹는다.

③ 식초나 소스로 무침을 하면 입맛을 찾는 데 도움이 된다.

④ 한 번에 많은 양의 음식을 만들어 보관하여 먹는다.

⑤ 신맛과 쓴맛을 감지하는 기능은 점차 떨어진다.

26 다음 중 낙상을 일으킬 수 있는 환경적 요인으로 옳은 것은?

① 활동량 저하

② 어두운 조명

③ 저하된 시력

④ 약물 복용

⑤ 기립성 저혈압

27 대상자의 침상의 청결을 관리하는 방법으로 옳은 것은?

① 양모, 오리털 이불은 햇볕에서 말려 살균한다.

② 이불 커버는 감촉이 좋은 모제품이 좋다.

③ 침상을 정돈할 때는 반드시 대상자의 동의를 구한다.

④ 시트의 소재는 방수가 되는 재질이 좋다.

⑤ 베개는 습기를 잘 흡수하는 재질을 사용한다.

28 다음 설명에 해당하는 복지용구로 옳은 것은?

> * 체중을 지지하고 균형을 잡아준다.
> * 뇌졸중, 반신마비 대상자는 사용하지 않거나 신중하게 고려한다.
> * 지팡이로 걷는 연습하기 바로 전 단계에서 사용한다.

① 보행보조차(실버카)

② 보행차

③ 네발 지팡이

④ 휠체어

⑤ 전동차

29 지진 발생 시 집안에서의 대처방법으로 옳은 것은?

① 침대에서 이불을 덮어쓰고 멈추길 기다린다.

② 방문 손잡이를 꼭 잡고 기다린다.

③ 화장실 욕조 안으로 들어가 머리를 숙이고 앉는다.

④ 식탁 밑으로 들어가 식탁 다리를 꼭 잡고 있는다.

⑤ 엘리베이터를 타고 신속하게 건물 밖으로 이동한다.

30 안전한 주거환경 조성을 위한 관리로 옳은 것은?

① 현관 – 문고리는 열고 닫기가 용이하도록 원형으로 설치한다.
② 거실 – 공간 구분을 위해 문턱을 만들어 놓는다.
③ 대상자의 방 – 창가에 화분을 놓는다.
④ 화장실 – 양변기 옆과 세면대 옆에 안전손 잡이를 설치한다.
⑤ 욕실 – 높이가 높은 욕조를 사용한다.

31 다음에서 요양보호사가 권유하는 여가활동의 유형을 옳은 것은?

• 대상자 : "정년퇴임하고 나이가 더 들어가니 하루하루가 무의미하네. 하루가 너무 길어…"
• 요양보호사 : "독서 좋아하시잖아요. 독서교실에 다녀보시는 것은 어떠세요?"

① 소일 활동
② 운동 활동
③ 자기계발 활동
④ 사교오락 활동
⑤ 종교참여 활동

32 다음과 같은 의사소통 방법이 필요한 대상자로 옳은 것은?

• 이미지 전달이 어려운 사물은 직접 만져보게 한다.
• 사물의 위치를 정확히 시계방향으로 설명한다.

① 난청
② 시각장애
③ 지남력장애
④ 언어장애
⑤ 판단력, 이해력 장애

33 치매 대상자와 신체적 언어를 사용하여 의사소통하는 방법으로 옳은 것은?

① 대상자에게 뒤에서 다가간다.
② 눈높이를 낮추어서 이야기한다.
③ 정면에서 마주보며 이야기한다.
④ 위협으로 느낄 수 있기 때문에 신체접촉은 하지 않는다.
⑤ 대상자의 신체적 행동을 복잡하게 해석한다.

34 치매 대상자의 식사를 도울 때 고려해야 할 사항은?

① 투명한 유리컵을 사용한다.
② 그릇은 사발보다는 접시를 사용하여 음식을 덜 흘리게 한다.
③ 음식의 간을 쉽게 맞추기 위해 간장을 식탁위에 둔다.
④ 물을 마실 때는 빨대와 플라스틱 덮개가 부착된 컵을 사용한다.
⑤ 가벼운 숟가락을 사용하게 한다.

35 의사소통 장애가 있는 대상자의 요양보호 활동으로 옳은 것은?

① 시각장애 – 신체 접촉 후 말을 건넨다.
② 주의력결핍장애 – 구체적이고 자세하게 설명한다.
③ 판단력, 이해력 장애 – 친근함을 위해 반말을 사용한다.
④ 노인성난청 – 말을 알아듣기 쉽도록 천천히 작은 목소리로 이야기한다.
⑤ 지남력장애 – 모든 물품에 이름표를 붙여 놓는다.

36 치매 대상자의 약물복용을 돕는 방법으로 옳은 것은?

① 완치를 목표로 약물을 복용한다.
② 인지장애 증상이 나타날 때마다 약을 복용한다.
③ 증상이 줄어들면 복용량을 줄인다.
④ 약물의 부작용이 나타나면 메모하여 병원에 갈 때 가져간다.
⑤ 조증 유사증상, 수면장애가 있을 때 항우울제를 투여한다.

37 다음에서 설명하는 치매 대상자의 문제 행동 유형으로 옳은 것은?

- 기억력 상실
- 시간과 방향감각의 저하로 인한 혼란
- 아무 계획도 목적지도 없이 돌아다니는 것

① 망상
② 배회
③ 석양증후군
④ 환각
⑤ 망상

38 어릴 때 아들이 사망한 치매 대상자가 "아들이 왜 이렇게 안 오지?"라고 반복해 물으며 밖으로 나가려 할 때 대처방법으로 옳은 것은?

① 아들이 어렸을 때 사망했다는 사실을 알려준다.
② 좋아하는 텔레비전 프로그램을 같이 보자고 한다.
③ 아들은 멀리 여행을 가서 당분간 오지 못한다고 말해준다.
④ 증상이 사라질 때까지 모르는 척 지켜본다.
⑤ 남성 직원에게 아들인 척 해달라고 부탁한다.

39 음식을 지나치게 많이 먹는 치매 대상자를 돕는 방법으로 옳은 것은?

① 음식에 향신료를 넣어 제공한다.
② 같은 식단을 계속 제공한다.
③ 과식은 건강에 해롭다고 설명해준다.
④ 그릇의 크기를 조절하여 음식을 제공한다.
⑤ 대상자가 좋아하는 다른 간식을 제공한다.

40 치매 대상자가 "저 요양보호사가 내 지갑을 훔쳐갔어"라며 자주 화를 낼 때 대처방법으로 옳은 것은?

① 잠시 동료의 지갑을 빌려서 준다.

② 지갑을 잃어버린 장소가 어디인지 물어본다.

③ 화가 가라앉을 때까지 모르는 척한다.

④ 지갑을 가져간 적이 없다고 차분하게 설명한다.

⑤ 동일한 지갑을 사 두었다가 대상자가 찾도록 도와준다.

41 치매 대상자의 배설을 돕는 방법으로 옳은 것은?

① 낮 시간에 기저귀를 채워준다.

② 배뇨곤란일 경우 야간에 충분히 수분을 섭취하게 한다.

③ 민감하게 반응하여 실수하지 않도록 유도한다.

④ 뒤처리 후에는 아무 일도 없었던 것처럼 행동한다.

⑤ 변비일 경우 관장을 해준`다.

42 임종 대상자의 가족이 슬퍼할 때 요양보호사의 돕기 방법으로 옳은 것은?

① 대상자 가족의 일에는 관여하지 않는다.

② 장례식이나 장지에 가는 일에는 참석하지 않는다.

③ 가족들이 감정을 억제할 수 있도록 돕는다.

④ 가족의 행동이나 태도를 주관적으로 판단한다.

⑤ 대상자 가족들과는 신체접촉을 하지 않는다.

43 의식을 잃고 쓰러져 있는 대상자에게 심폐소생술을 하는 순서로 옳은 것은?

① 반응확인→기도유지→인공호흡→도움요청→가슴압박

② 반응확인→인공호흡→도움요청→가슴압박→기도유지

③ 반응확인→가슴압박→인공호흡→기도유지→도움요청

④ 반응확인→가슴압박→기도유지→인공호흡→도움요청

⑤ 반응확인→도움요청→가슴압박→기도유지→인공호흡

44 길을 가다가 넘어진 대상자가 왼쪽 발목에 통증을 호소하며 부종과 출혈이 발생되었을 때 응급처치 방법으로 옳은 것은?

① 상태를 확인하기 위해 발목을 돌려본다.

② 출혈 부위를 심장보다 낮게 위치시킨다.

③ 부종 부위에 온찜질을 해준다.

④ 출혈부위를 압박붕대로 강하게 감는다.

⑤ 출혈부위를 멸균거즈로 직접 압박한다.

45 자동심장충격기 사용 시 전극 패드를 붙이는 위치로 옳은 것은?

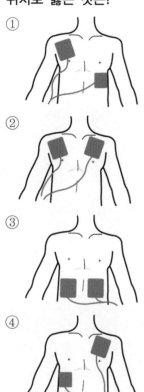

① ② ③ ④ ⑤

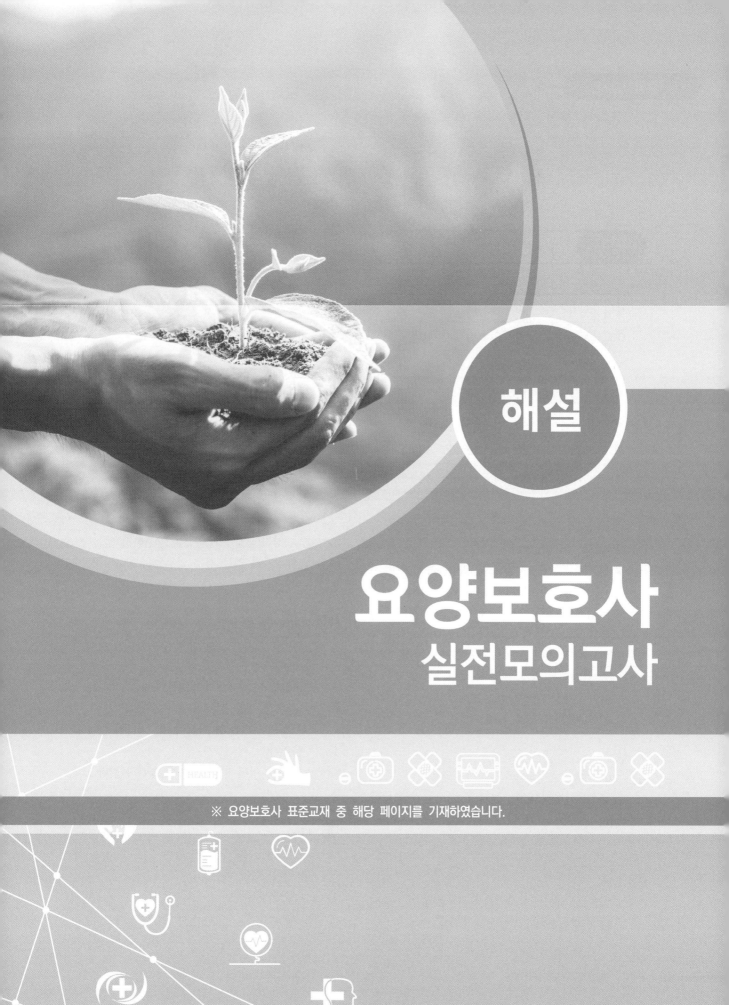

해설

요양보호사
실전모의고사

정답

필기 **1회**

01	②	02	③	03	⑤	04	②	05	③
06	⑤	07	④	08	②	09	④	10	④
11	②	12	⑤	13	③	14	①	15	④
16	②	17	⑤	18	④	19	⑤	20	③
21	①	22	⑤	23	④	24	②	25	④
26	③	27	⑤	28	⑤	29	②	30	⑤
31	③	32	③	33	⑤	34	②	35	⑤

01 12~15p **노년기의 특성**
- 신체적 특성 - 세포의 노화, 면역능력의 저하, 잔존능력의 저하, 회복능력의 저하, 비가역적 진행
- 심리적 특성 - 우울증 경향의 증가, 내향성의 증가, 조심성의 증가, 경직성의 증가, 생에 대한 회고의 경향, 친근한 사물에 대한 애착심, 유산을 남기려는 경향, 의존성의 증가
- 사회적 특성 - 역할 상실, 경제적 빈곤, 유대감의 상실, 사회적 관계 위축

02 33p **국민건강보험공단**
노인장기요양보험의 보험자는 국민건강보험공단이다.

03 59p
- 대처1 - 대상자 이야기를 들어주되 옳고 그름에 대해 판단하지 않는다.

- 대처2 - 대상자의 이야기를 들어주되 가족관계에 깊이 관여하지 않는다.

04 70p
성별, 종교, 신분, 경제력, 장애 등 신체조건 및 사회적 신분 등을 이유로 차별해서는 안 된다.

05 93p
①,④,⑤ 언어적 성희롱
② 육체적 성희롱

06 97~99p
① 요양보호사의 판단만으로 업무를 수행하면 안 된다.
② 본인부담금을 할인하거나 추가로 부담하게 하는 행위를 하지 않는다.
③ 대상자에게 복지용구를 알선하지 않는다.
④ 대상자가 없는 경우 업무는 수행하지 않는다.

07 112p **요통을 예방하면서 물건을 이동하는 방법**
- 허리를 펴고 무릎을 굽혀 몸의 무게 중심을 낮추고 지지면을 넓힌다.
- 물건을 든 상태에서 방향을 바꿀 때 허리를 돌리지 않고 발을 움직여 조절한다.
- 물체는 최대한 몸 가까이 위치하도록 하여 들어 올린다.
- 허리가 아닌 다리를 펴서 들어 올린다.

08 156p
① 적당한 체중을 유지
③ 비타민D를 복용
④ 금연과 금주
⑤ 칼슘 섭취

09 136~137p
① 위·대장 반사 감소
② 수분섭취 감사
③ 운동량 감소
⑤ 하제 남용

10 147~148p
고혈압은 증상이 없는 경우가 대부분이기 때문에 의사의 처방이 있으면 약을 계속 먹어야 한다.

11 160p
- 복압성 요실금 - 복부 내 압력 증가로 인해 소변이 나오는 것.(기침, 웃음, 재채기, 달리기 등)
- 역류성 요실금 - 소변의 배출이 원활하지 않아 소변이 가득 찬 방광에서 소변이 조금씩 넘쳐 계속적으로 흘러나오는 것

12 154~155p **퇴행성관절염 증상**
- 날씨나 활동의 정도에 따라 통증의 호전과 악화가 반복된다.
- 운동하면 악화되고 안정하면 호전된다.
- 아침에 일어나면 관절이 뻣뻣해져 있는 경직 현상이 있다.
- 관절을 많이 사용할수록 통증이 심해질 수 있다.(계단 오르내리기, 장거리 걷기, 등산 등)

13 129p **위염의 치료 및 예방**
- 하루 정도 금식하여 위의 부담을 덜고 구토를 조절한다.
- 금식 후에는 미음 등의 유동식을 섭취한 후 된죽을 먹는다.
- 제산제, 진정제 등의 약물을 사용한다.
- 과식, 과음을 피하고, 너무 뜨겁거나 찬 음식을 섭취하지 않는다.

- 자극적인 음식을 피하고 규칙적으로 식사하여 위를 자극하지 않는다.

14 193~194p
운동장애, 감각장애, 언어장애(실어증), 의식장애 등의 증상이 나타남

15 208~209p
① 술과 함께 먹으면 효과가 떨어지거나 부작용이 있을 수 있다.
② 의사의 처방 없이 중단하면 안 된다.
③ 약 삼키는 것이 힘들다고 쪼개서 복용하면 안 된다.
⑤ 증상이 비슷하다고 해서 다른 사람에게 처방된 약을 먹거나 자기 약을 남에게 주면 안 된다.

16 214p **노인대상 예방접종 종류와 주기**
- 인플루엔자 : 50세 이상(매년 1회)
- 파상풍/디프테리아/백일해 : 50세 이상(1회 접종 후 10년마다 파상풍/디프테리아 접종)
- 폐렴구균 : 50세 이상 64세 미만은 위험군(1~2회), 65세 이상(1회)
- 대상포진 : 50세 이상(1회)

17 227~230p
① 침대 머리를 높여주어야 한다.
② 마비된 쪽을 베개나 쿠션으로 지지하고 안정된 자세를 취하게 한다.
③ 누워있는 상태라도 삼키고 소화하기 쉽도록 가능한 한 상체를 세운 편안한 자세를 취한다.
④ 오른쪽을 밑으로 하여 약간 옆으로 누운 자세를 취한다.

18 236p

① 대상자에게 투약 절차를 설명한다.
② 점적이 끝난 후 비루관을 잠시 가볍게 눌러 안약이 코안으로 흘러가는 것을 막아준다.
③ 아래눈꺼풀(하안검)의 중앙이나 외측으로 점적한다.
⑤ 대상자에게 천장을 보게 하고 안약을 투여한다.

19 244~247p

① 변기는 따뜻한 물로 데워서 준비한다.
③ 배설 시 소리가 나는 것에 부담을 느끼지 않도록 텔레비전이나 음악을 틀어놓아 심리적으로 안정된 상태에서 용변을 보게 한다.

20 257~258p

① 의치 삽입 전 구강세정제와 미온수로 입을 충분히 헹군다.
② 뜨거운 물에 삶으면 변형이 될 수 있다.
④ 잇몸 압박 자극을 해소하기 위해 자기 전에는 의치를 빼서 보관한다.

21 304p 지팡이 보행 순서

☞ Tip : 오지건마
올라갈 때 지팡이 - 건강한 쪽 - 마비된 쪽

22 361~362p

① 흰밥보다는 잡곡밥이 좋다.
② 혈당지수가 낮은 식품을 선택한다.
③ 단순 당질은 피하고, 복합당질 식품을 섭취한다.
④ 약에 의존하기보다는 음식으로 조절한다.

23 369~371p

① 실온에서 해동하지 않는다.

② 둥근 부분이 위로, 뾰족한 부분이 아래로 향하게 놓는다.
③ 조리된 음식이 남았을 경우 냉장보관 한다.
⑤ 수세미는 스펀지형보다 그물형이 위생적이다.

24 393~394p

① 국소난방보다는 전체난방을 한다.
③ 배설물을 치울 때는 간접조명보다 배설물 확인이 쉬운 직접조명으로 전체를 환하게 한다.
④ 채광에 의한 직사광선이 눈에 닿으면 각막에 장애를 초래하는 경우도 있으므로 커튼, 발, 블라인드 등을 사용한다.
⑤ 환기는 하루에 2~3시간 간격으로 3번, 최소한 10~30분 창문을 열어 환기한다.

25 411p 시각장애 대상자와 이야기하는 방법

① 대상자의 정면에서 이야기한다.
② 판단력, 이해력 장애 대상자와 이야기하는 방법
③ 노인성 난청 대상자와 이야기하는 방법
④ 사물의 위치를 정확히 시계방향으로 설명한다.

26 408p 수용

상대방의 표현을 비판 없이 있는 그대로 받아들이는 것으로 단순한 동의나 칭찬과는 다르다. 대상자를 있는 그대로의 한 인간으로 받아들여 그의 특성 모두를 인정하고 존중하는 태도이다.

27 424~425p 요양보호 기록의 원칙

- 사실을 있는 그대로 기록한다.
- 육하원칙을 바탕으로 기록한다.
- 서비스의 과정과 결과를 정확하게 기록한다.
- 기록을 미루지 않고, 그때그때 신속하게 작성한다.
- 공식화된 용어를 사용한다.
- 간단명료하게 기록한다.

- 기록자를 명확하게 한다.
- 애매한 표현은 피하고 구체적으로 기록한다.

28 451p
① 잠시 기다린 뒤 다시 시도하거나 목욕시간을 이용하여 갈아입힌다.
② 앞뒤를 구분하지 못하는 경우에는 앞뒤를 바꿔 입어도 무방한 옷을 입게 한다.
③ 시간이 걸려도 혼자 입도록 격려한다.
④ 자신의 옷이 아니라고 하면, 옷 라벨에 이름을 써 둔다.

29 446~448p
① 민감하게 반응하지 않고, 비난하거나 화를 내지 않는다.
③ 배뇨 곤란이 있는 경우 야간 수분섭취를 제한한다.
④ 몸을 앞으로 구부리도록 도와주거나 치골상부를 눌러준다.
⑤ 낮에는 2시간, 밤에는 4시간 간격으로 배뇨하게 한다.

30 456~457p
①,②,③ 해가 되지 않으면 무리하게 중단시키지 말고 그냥 놔두어도 된다.
④ 반복되는 행동을 억지로 고치려고 하지 않는다.

31 468~471p 치매 대상자와의 의사소통 기본 원칙
① 반복적으로 설명한다.
② 대상자에게는 한 번에 한 가지씩 설명한다.
④ 대상자를 인격적으로 대한다.
⑤ 대상자에게 상처를 주고 자존심이 상하는 말이나 표현은 하지 않는다.

32 503p 임종 적응 단계
부정 → 분노 → 타협 → 우울 → 수용

33 512p 임종 대상자 가족에 대한 요양보호
- 돕는 자로서 도움을 제공한다.
- 가족들과 관계를 형성하면서 함께 있는다.
- 여러 가지 방법으로 가족을 지지한다.
- 가족이 자신의 감정을 표현할 수 있게 돕는다.
- 가족의 태도와 행동을 판단하지 말고 중립적 자세를 유지한다.

34 514~526p
① 골절 시 튀어나온 뼈는 직접 압박하지 않는다.
③ 토사물을 모아 두었다가 의료진이 분석할 수 있게 한다.
④ 119에 연락한 후 응급처치를 시행한다.
⑤ 대상자를 꽉 붙잡거나 억지로 발작을 멈추게 하려고 하지 말고 조용히 기다리며 관찰한다.

35 526p
심장이 뛰지 않고 호흡을 하지 않는 대상자에게 인공적으로 혈액을 순환시키고 폐에 산소를 공급하는 행위

정답

실기 1회

01	①	02	③	03	③	04	④	05	⑤
06	④	07	⑤	08	②	09	①	10	⑤
11	⑤	12	④	13	②	14	④	15	⑤
16	③	17	④	18	①	19	④	20	③
21	①	22	③	23	②	24	④	25	⑤
26	①	27	④	28	⑤	29	④	30	②
31	④	32	④	33	①	34	②	35	⑤
36	⑤	37	④	38	④	39	④	40	⑤
41	③	42	④	43	④	44	②	45	④

01 11p 노인보호전문기관
② 사회적 관계를 유지하고 생산적 활동을 한다.
③ 신체 기능에 적합한 운동을 지속함으로써 신체적 노화를 늦추도록 노력한다.
④ 여가활동 등 생산적 활동으로 자신감을 유지한다.
⑤ 적극적인 애정 표현과 의사소통을 한다.

02 37p 장기요양 인정 점수에 따른 등급
1등급 - 95점 이상
2등급 - 75점 이상 95점 미만
3등급 - 60점 이상 75점 미만
4등급 - 51점 이상 60점 미만
5등급 - 45점 이상 51점 미만
인지지원등급 - 45점 미만

03 48p 요양보호 업무의 유형과 내용
① 신체활동지원서비스 : 세면도움, 구강관리, 목욕도움, 식사도움 등
② 일상생활지원서비스 : 취사, 청소 및 주변정돈, 세탁
④ 정서지원서비스 : 말벗·격려·위로, 생활상담, 의사소통 도움
⑤ 방문목욕서비스 : 방문목욕

04 86p
요양보호사가 직무상 노인학대를 알게 된 때에는 즉시 노인보호전문기관 또는 수사기관에 신고할 것을 의무화하고 있다.

05 98~99p
① 대상자나 가족에게 돈을 빌리거나 뇌물 혹은 팁을 받는 행위
② 복지용구를 직접 판매 또는 대여하거나 이를 알선하는 행위
③ 대상자의 기록 또는 직무기록을 고의로 위조, 변조하여 기록하는 행위
④ 대상자를 존중하지 않고 대상자가 존엄을 지키고자 하는 권리를 침해하는 행위

06 117p
① 통증을 느끼지 않고 시원하다고 느낄 때까지 계속한다.
② 같은 동작은 5~10회 반복한다.
③ 천천히 안정되게 한다.
⑤ 호흡은 편안하고 자연스럽게 한다.

07 184p
① 대체로 회복됨
② 주의력 감소

③ 정서 불안정

④ 수면 양상이 매우 불규칙함

08 155~156p

- 문제지 내의 설명은 골다공증에 관한 설명이다.

09 175p

녹내장 증상

좁은 시야, 눈 이물감 / 어두움 적응 장애 / 색깔 변화 인식 어려움 / 뿌옇게 혼탁한 각막 / 안구 통증 / 두통, 구역질 / 심하면 실명됨

10 161~163p 전립성 비대증 증상

- 소변줄기가 가늘어짐
- 소변을 보고 나서도 시원하지 않음
- 힘을 주어야 소변이 나옴
- 소변이 자주 마렵거나 소변을 참기 힘듦
- 자다가 깨서 소변을 봐야 함

11 226~227p

① 팔받침, 등받이가 있는 의자는 안전하고 좌우 균형을 잡는데 도움이 된다.

② 휠체어를 식탁 가까이 붙이고 팔을 올렸을 때 편안한 자세를 취하게 해준다.

③ 의자에 깊숙이 앉고 식탁에 팔꿈치를 올릴 수 있도록 의자를 충분히 당겨준다.

④ 의자의 높이는 발바닥이 바닥에 닿을 수 있는 정도이어야 안전하다.

12 231~232p

① 영양 주머니는 매번 깨끗이 씻어서 말린 후 사용한다.

② 너무 빠르게 주입하면, 설사나 탈수를 유발할

수 있다.

③ 비위관이 새는 경우 간호사에게 연락해야 한다.

⑤ 영양액의 온도는 체온 정도가 적절하며 차가운 영양액이 주입되면 통증이 유발된다.

13 237p

약물이 귀 안쪽으로 잘 들어가도록 하기 위해서 대상자의 귀 윗부분을 잡고 뒤쪽(후상방)으로 잡아당겨야 한다.

14 233~234p

① 알약은 개수가 많은 경우에는 2~3번으로 나누어 투약한다.

② 물약은 뚜껑의 위가 바닥으로 가도록 놓는다.

③ 색이 변하거나 혼탁한 약물은 버린다.

⑤ 계량컵은 눈높이로 든다.

15 249~250p

① 기저귀는 재사용하지 않는다.

② 대상자가 몇 번 실금을 했다고 해서 기저귀를 바로 사용하는 것은 좋지 않다.

③ 배변시간에 맞추어 자주 살펴보고 젖었으면 속히 갈아준다.

④ 피부 손상과 욕창이 잘 생긴다.

16 241~242p

① 잠금장치를 걸어둔다.

② 화장실 내에 응급 벨을 설치한다.

④ 낙상사고의 위험이 있어 문턱을 제거한다.

⑤ 대상자를 의존하게 만들고 자존감을 저하시킬 수 있다.

17 251~253p
① 방광 위치보다 높게 두지 않는다.
② 소변량과 색깔은 2~3시간마다 확인한다.
③ 침대에서 자유로이 움직일 수 있으며 보행도 할 수 있다.
⑤ 유치도뇨관의 교환 또는 방광 세척 등은 하지 않는다.

18 263p
손톱은 둥글게, 발톱은 일자로 깎는다.

19 275~280p
☞ Tip 건벗불입 : 건강한 쪽부터 벗고 불편한 쪽부터 입는다
① 상·하의 따로 탈의 후 갈아입힌다.
② 마비된 쪽부터 입힌다.
③ 상·하의가 분리되어 입고 벗기 쉬우며 가볍고 신축성이 좋은 옷을 선택한다.
④ 티셔츠를 벗길 때는 건강한 쪽 팔 → 머리 → 마비된 쪽 팔 순서로 벗긴다.

20 260~261p
① 눈에 수건을 올려놓는다.
②,④ 방수포는 어깨 밑까지 깐다.
⑤ 베개를 치우고 침대 모서리에 머리가 오도록 몸을 비스듬히 한다.

21 270~271p
② 욕조에 있는 시간은 5분 정도로 한다.
③ 욕조 턱의 높이와 욕조 의자 높이를 맞춘다.
④ 건강한 다리부터 들어간다.
⑤ 실내온도는 대상자의 상태와 기호를 고려한다. 물의 온도는 따뜻하게(40°C) 맞춘다.

22 283p
① 반대쪽 어깨와 엉덩이에 손을 대고, 옆으로 돌려 눕힌다.
② 돌려 눕히려고 하는 쪽으로 머리를 돌린다.
④ 돌려 눕히려고 하는 쪽에 선다.
⑤ 눕히려는 쪽의 손을 위로 올리거나 양손을 가슴에 포개놓는다.

23 302~304p
① 마비된 발(오른쪽 다리)을 먼저 옮겨 놓는다.
③ 지팡이 → 건강한 다리(왼쪽 다리) → 마비된 다리(오른쪽 다리)
④ 지팡이 → 마비된 다리(오른쪽 다리) → 건강한 다리(왼쪽 다리)
⑤ 지팡이 길이는 손목 높이로 한다.

24 281p
① 무릎을 굽히고 허리를 편다.
② 큰 근육을 사용한다.
③ 갑작스러운 동작은 피한다.
⑤ 신체손상 위험이 증가한다.

25 292p
휠체어로 턱을 내려갈 때는 휠체어를 뒤로 돌려 뒤쪽부터 먼저 내린 후 앞바퀴를 들어 내려간다.

26 293p
휠체어를 이용해서 엘리베이터를 타고 내릴 때는 뒤쪽 먼저 뒷걸음질하며 엘리베이터 안으로 들어간 후 앞쪽으로 밀면서 나온다.

27 311p

대여 품목(8종)	구입 품목(11종)
수동휠체어, 전동침대, 수동침대, 이동욕조, 목욕리프트, 배회감지기, 경사로, 욕창예방 매트리스	이동변기, 목욕의자, 성인용 보행기, 안전손잡이, 간이변기, 미끄럼방지용품, 지팡이, 욕창예방방석, 자세변환용구, 요실금팬티, 욕창예방매트리스

28 333~334p
① 불길이 커져 불을 끄기 어려운 경우 신속히 대피한다.
② 배는 바닥에 닿지 않게 한다.
③ 엘리베이터는 사용하지 않는다.
④ 젖은 수건 등으로 코와 입을 감싼다.

29 375~377p
① 물기가 건조되도록 어긋나게 엎어 놓는다.
② 행주는 자주 삶는 것이 가장 위생적이다.
③ 즉시 식기를 닦는다.
⑤ 유리컵 → 수저류 → 밥그릇, 국그릇 → 반찬그릇 → 프라이팬

30 378~380p
① 세탁 후 입는다.
③ 즉시 세탁한다.
④ 방충제는 모직물에 넣어둔다.
⑤ 습기를 배출할 수 있는 것이 적합하다.

31 404p
대상자가 이야기 한 부분에 대해 요양보호사로 충

분히 공감하고 있다고 표현해준다.

32 405~407p
방관적인 태도가 아닌 현재 상황에 대해 사실적으로 묘사하며 자신의 감정을 표현해준다.

33 414p

유형	내용
자기계발 활동	책읽기, 독서교실, 그림그리기, 서예교실, 시낭송, 악기연주, 창작활동 등
가족중심 활동	가족 소풍, 가족과의 대화, 외식나들이
종교참여 활동	교회, 사찰, 성당가기
사교오락 활동	영화, 연극, 음악회, 전시회
운동 활동	체조, 가벼운 산책
소일 활동	텃밭야채 가꾸기, 식물 가꾸기, 신문 보기, 텔레비전 시청, 종이접기 등

34 444~445p
① 안정된 분위기를 조성(조용한 음악)
③ 앞치마를 입혀 옷을 깨끗이 유지한다.
④ 손잡이가 크거나 고무를 붙인 약간 무거운 숟가락을 준다.
⑤ 졸려 하거나 초조해하는 경우 식사를 제공하지 않는다.

35 461~462p

① 대상자의 감정을 이해하고 수용한다.

② 대상자가 보고 들은 것에 대해 아니라고 부정하거나 다투지 않는다.

③ 다른 것에 신경을 쓰도록 계속 관심을 돌린다.

④ 다른 사람들에게 치매 대상자에 대한 이야기(특히 귓속말)를 하지 않는다.

36 463p

① 오래 지속되지 않는다.

② 자주 일어나지 않는다.

③ 분노로 시작한다.

④ 에너지가 소모되면 파괴적 행동을 중지한다.

37 461~462p **의심, 망각, 환각 행도 대처방법**

- 잃어버린 물건에 대한 의심을 부정하거나 설득하지 말고 함께 찾아본다.

- 같은 물건을 준비해 두었다가 잃어버렸다고 하는 경우 물건을 준다.

- 물건을 두는 장소를 파악해 놓는다.

- 방을 지킨다며 방 안에만 있기를 고집하면 위험하지 않은 범위 내에서 허용한다.

- 좋아하는 노래를 함께 부르거나 음악을 틀어놓는다.

- 망상이 심할 경우 시설장이나 간호사 등에게 알린다.

38 456~457p **반복적 질문이나 행동을 돕는 방법**

- 크게 손뼉을 치는 등 관심을 바꾸는 소음을 낸다.

- 치매 대상자가 좋아하는 음식을 준다.

- 좋아하는 노래를 함께 부른다.

- 과거의 경험 또는 고향과 관련된 이야기를 나눈다.

- 콩 고르기, 나물 다듬기 등 단순하게 할 수 있는 일거리를 제공한다.

39 457~458p **음식섭취 관련 문제행동 기본원칙**

- 치매 대상자의 식사시간과 식사량을 점검한다.

- 체중을 측정하여 평상시 체중과 비교한다.

- 치매 대상자의 영양실조와 비만을 예방한다.

- 화를 내거나 대립하지 않는다.

- 서두르지 않고 천천히 먹게 한다.

- 장기적인 식사거부는 시설장이나 간호사 등에게 보고한다.

40 472p **치매 대상자에게 신체적 언어를 사용할 때 유의사항**

- 정면으로 마주 보며 이야기한다.

- 눈높이를 맞추고 이야기한다.

- 위협적으로 느끼는 자세를 취하지 않는다.

- 대상자에게 관심을 보인다.

- 대상자에게 접근할 때 앞에서 다가간다.

- 뒤에서 다가가면 대상자가 놀랄 수 있다.

41 504p **임종 단계별 표현**

부정 - "아니야. 나는 믿을 수 없어."

분노 - "나는 아니야. 왜 하필이면 나야.", "왜 지금이야."

타협 - "우리 아이가 시집갈 때까지만 살게 해 주세요."

우울 - 말로 표현하지 않고 조용히 있거나 울기도 한다.

수용 - "나는 지쳤어."

42 527~531p

①, ② 119에 신고하고 상황별 응급처치를 한다.

③ 훈련되지 않은 일반인에게는 어렵고 부정확하여 시간만 지체된다.

⑤ 잠시 현장을 이탈해 도움을 요청한다.

43 520p

① 세균감염의 위험이 있고 상처를 악화시킬 수 있다.
② 가슴 압박은 의식과 호흡이 없는 대상자에게 실시한다.
③ 감염의 위험 때문에 물집을 터뜨리면 안 된다.
⑤ 독립성을 위축시키지 않는 범위 내에서 하게 한다.

44 526p

가. 인공적으로 혈액을 순환시키고 호흡을 돕는다.
라. 누구나 가능하다.

45 533~535p

① 패드는 오른쪽 빗장뼈 밑과 왼쪽 중간 겨드랑선에 붙인다.
② 대상자에게서 손을 뗀다.
③ 즉시 자동심장충격기를 부착한다.
⑤ 충전은 수초 이상 소요된다.

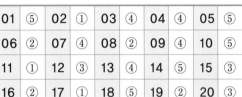

01	⑤	02	①	03	④	04	④	05	⑤
06	②	07	④	08	②	09	④	10	⑤
11	①	12	③	13	④	14	⑤	15	③
16	②	17	①	18	⑤	19	②	20	③
21	①	22	⑤	23	⑤	24	①	25	⑤
26	⑤	27	⑤	28	⑤	29	④	30	②
31	⑤	32	④	33	⑤	34	⑤	35	①

01 86p

요양보호사가 직무상 노인학대를 알게 된 때에는 즉시 노인보호전문기관 또는 수사기관에 신고할 것을 의무화하고 있다.

02 45p 욕구평가

대상자의 욕구와 문제를 해결하기 위하여 정보를 수집하고 분석하여 대상자의 상황을 명확하게 하는 것이다. 욕구평가를 할 때는 대상자의 신체적 상황뿐만 아니라 정신심리 상태, 사회 환경까지 파악해야 한다.

03 48p

①,②,⑤ 신체활동지원서비스
③ 정서지원서비스

04 68p

05 26p

학대피해노인에 대한 일정기간 보호조치 및 심신치유 프로그램을 제공하는 사업으로 사업 주체인 보건복지부 및 시도지사는 중앙노인보호전문기관 또는 지역노인보호전문기관을 쉼터 운영기관으로 지정하여 운영하도록 하고 있다.

06 93p 언어적 성희롱

- 음란한 농담, 음탕하고 상스러운 이야기
- 성적 관계를 강요하거나 회유하는 행위
- 성적 사실관계를 묻거나 성적인 정보를 의도적으로 유포하는 행위
- 음란한 내용의 전화통화

07 98~99p

① 서비스에 대한 물질적 보상을 받지 않는다.
② 정상적인 절차로 교대 근무한다.
③ 정상적인 방법으로 등급을 받게 한다.
⑤ 본인부담금을 할인하거나 추가로 부담하게 하면 안 된다.

08 116p

① 통증 부위를 심장보다 높게 한다.
③,⑤ 통증이 있는 움직임은 피해야 한다.
④ 손상 직후 냉찜질을 한다.

09 155~156p

①, ③ 비타민D를 섭취한다.
② 혈전예방 약물(아스피린, 헤파린 등)은 골다공증을 유발시킨다.
⑤ 실내운동보다는 실외운동을 강화한다.

10 184p 섬망과 치매의 비교

섬망	치매
갑자기 나타남	서서히 나타남
급성질환	만성질환
대체로 회복됨	대부분 만성으로 진행됨
초기에 사람을 못 알아봄	나중에 사람을 못 알아봄
신체 생리적 변화가 심함	신체 생리적 변화는 적음
의식의 변화가 있음	말기까지 의식의 변화는 적음
주의 집중이 매우 떨어짐	주의 집중은 별로 떨어지지 않음
수면 양상이 매우 불규칙함	수면 양상은 개인별로 차이가 있음

11 141~142p 천식의 증상
- 기침, 숨을 내쉴 때 쌕쌕거리는 호흡음, 호흡곤란
- 점액 분비량의 증가
- 가슴이 답답한 느낌이나 불쾌감
- 기도 경련
- 알레르기성 비염

12 168p 대상포진의 원인
- 고령
- 과로, 스트레스
- 백혈병, 골수나 기타 장기 이식
- 자가 면역질환 및 면역 억제제 복용

13 155~156p
① 적당한 체중을 유지한다.
② 체중부하운동을 한다.
③ 칼슘을 충분히 섭취한다.
⑤ 금주와 금연을 한다.

14 147~148p
①,②,③,④ 증상이 없더라도 꾸준히 복용한다.

15 226p
① 의자에 깊숙이 앉는다.
② 팔받침, 등받이가 있는 의자는 안전하고 좌우 균형을 잡는 데 도움이 된다.
④ 발바닥이 바닥에 닿을 수 있는 정도여야 한다.
⑤ 배꼽 높이에 오는 것이 가장 좋다.

16 233p
① 유효기간이 지난 약은 절대 사용하지 않는다.
③ 잘못 복용했을 경우 시설장이나 관리책임자에게 보고한다.
④,⑤ 요양보호사가 임의로 갈거나 쪼개지 않는다.

17 251~253p
② 시설장이나 간호사에게 보고한다.
③ 도뇨관을 강제로 빼면 요도점막이 손상되므로 주의한다.
④ 침대에서 자유로이 움직일 수 있으며, 보행도 할 수 있다.
⑤ 방광 위치보다 높게 두지 않는다.

18 257~258p
① 흐르는 미온수에 의치를 헹군다.
② 위쪽부터 의치를 뺀다.
③ 위쪽부터 의치를 끼운다.
④ 구강세정제와 미온수로 입을 헹군다.

19 293p 내리막길을 갈 때
- 휠체어를 뒤로 돌려 뒷걸음으로 내려간다.
- 대상자 체중이 많이 나가거나 경사도가 큰 경우 지그재그로 내려간다.
- 고개를 뒤로 돌려가고자 하는 방향을 살펴야 한다.

20 307~310p
① 1일 1회 이상 깨끗이 닦는다.
② 액체비누로 손을 닦는다.
④ 물과 비누로 손을 씻는다.
⑤ 15분 이상 끓이고 말린 후 사용한다.

21 361~362p
② 혈당지수가 낮은 식품을 선택한다.
③ 음식을 제한하지 않는다.
④ 일정한 시간에 식사를 규칙적으로 한다.
⑤ 구이나 찌는 조리법을 이용한다.

22 368~375p
① 냉장 해동한다.
② 남은 음식은 냉장보관 한다.
③ 후숙 과일은 실온 보관한다.
④ 냉동식품은 해동 후 재냉동하지 않는다.

23 378~386p
① 한 번 세탁한 후 입는다.
② 니트류는 통기성이 좋은 곳에서 채반 등에 펴서 말린다.
③ 즉시 세탁한다.
④ 앞으로 나갈 때는 뒤에 힘을 주고 뒤로 보낼 때는 앞에 힘을 준다.

24 412p 판단력, 이해력 장애 대상자와 이야기하는 방법
- 어려운 표현을 사용하지 않고 짧은 문장으로 천천히 이야기한다.
- 몸짓, 손짓을 이용해 상대의 말하는 속도에 맞추어 천천히 이야기한다.
- 실물, 그림판, 문자판 등을 이용하여 이해를 돕는다.
- 불쾌감을 주는 언어를 쓰거나 아이처럼 취급하여 반말을 하지 않는다.

25 414p

유형	내용
자기계발 활동	책 읽기, 독서교실, 그림그리기, 서예교실, 시낭송, 악기연주, 창작활동 등
가족중심 활동	가족 소풍, 가족과의 대화, 외식나들이
종교참여 활동	교회, 사찰, 성당가기
사교오락 활동	영화, 연극, 음악회, 전시회
운동 활동	체조, 가벼운 산책
소일 활동	텃밭 야채가꾸기, 식물가꾸기, 신문 보기, 텔레비전 시청, 종이접기 등

26 416~417p 요양보호 기록의 목적
- 질 높은 서비스를 제공하는 데 도움이 된다.
- 요양보호사의 활동을 입증할 수 있다.
- 요양보호서비스의 연속성을 유지할 수 있다.
- 시설장 및 관련 전문가에게 중요한 정보를 제공한다.
- 요양보호서비스의 내용과 방법에 대한 지도 및 관리에 도움이 된다.

- 가족과 정보공유를 통해 의사소통을 원활하게
  한다.
- 요양보호서비스의 표준화와 요양보호사의 책임
  성을 높인다.

27 438p

구두보고는 상황이 급하거나 사안이 가벼울 때 많
이 이용한다. 구두보고를 할 때는 결론부터 보고하
고, 경과와 상태, 원인 등을 보고한다. 구두보고는
신속하게 보고할 수 있다는 장점은 있으나 정확한
기록을 남길 수 없다는 단점이 있다. 상황이 급할
때는 구두보고를 먼저 하고, 나중에 서면보고로 보
완할 수도 있다.

28 451p

①, ③ 색깔이 요란하지 않고 장식이 없는 옷을 선택
한다.
② 몸에 꼭 끼지 않고, 빨래하기 쉬운 옷을 제공한다.
④ 앞에 달린 옷

29 453~455p

①,② 대상자의 눈에 띄지 않는 곳에 보관한다.
③ 대상자가 먹을 수 있으므로 사용하지 않는다.
⑤ 2층보다는 1층이 좋다.

30 468~471p

① 간단한 언어를 사용한다.
③ 대상자를 존중하는 태도를 유지한다.
④ 대상자를 존중하는 태도와 관심을 갖는다.
⑤ 대상자가 반응할 때까지 기다린다.

31 500p 사전연명의료의향서 작성은?
- 누가 : 말기환자 또는 19세 이상 성인 본인이

스스로
- 무엇을 : '임종과정에 있는 환자에게 하는 심폐소
  생술, 혈액 투석, 항암제 투여, 인공호흡기 착용
  등 치료효과 없이 임종과정의 기간만을 연장하
  는 의학적 시술'에 대한 의향
- 작성 후 등록 : 사전연명의료의향서 등록기관

32 503p 부정

대상자는 치명적으로 진행되는 자신의 병을 인식
하면서도 이러한 사실에 충격적으로 반응하며 이
를 사실로 받아들이려 하지 않고, 다시 회복될 수
있다고 믿고 싶어한다.

33 518p

① 벗기지 말고 잘라낸다.
② 화상 부위에 간장, 기름, 된장, 핸드크림, 치약
   등을 바르면 세균감염의 위험이 있다.
③ 물의 압력으로 인해 피부 손상이 올 수 있으므
   로 찬물에 담그거나 물수건으로 감싼다.
④ 1도 화상은 표피에만 국한된 가장 가벼운 화상
   이다.

34 516p 하임리히법

35 533p

급성 심정지의 가장 흔한 원인이 급성심근경색 후
발생하는 심실세동이기 때문에 가슴압박과 빠른
제세동(자동 심장충격)이 매우 중요하다.

정답

실기 2회

01	③	02	③	03	⑤	04	①	05	④
06	②	07	②	08	③	09	⑤	10	⑤
11	①	12	④	13	②	14	④	15	④
16	⑤	17	③	18	②	19	③	20	②
21	①	22	④	23	④	24	①	25	②
26	①	27	⑤	28	⑤	29	②	30	⑤
31	③	32	③	33	④	34	②	35	①
36	⑤	37	⑤	38	④	39	③	40	④
41	③	42	③	43	②	44	②	45	③

01 13p
- 자신에게 익숙한 습관적인 태도나 방법을 고수한다.
- 융통성이 없어지고, 새로운 변화를 싫어하며, 도전적인 일을 꺼리는 경향을 보인다.
- 새로운 기구를 사용하거나 새로운 방식으로 일을 처리하는 데에 저항한다.

02 17p 배우자 사별에 대한 적응 단계
1단계 : 상실감의 시기, 우울감과 비탄
2단계 : 배우자 없는 생활을 받아들이고, 혼자된 사람으로서의 정체감을 지님
3단계 : 혼자 사는 삶을 적극적으로 개척함

03 60p
① 노인보호전문기관 또는 수사기관에 신고한다.

② 대상자의 상태를 관찰하면서 서비스를 제공해야 한다.
③ 요양보호사가 파악하여 시설장에게 전달한다.
④ 불필요한 마찰을 피하고, 시설장 또는 관리책임자에게 보고한다.

04 84p 방임
- 거동이 불편한 노인의 의식주 등 일상생활 관련 보호를 제공하지 않는다.
- 경제적 능력이 없는 노인의 생존을 위한 경제적인 보호를 제공하지 않는다.
- 의료 관련 욕구가 있는 노인에게 의료적 보호를 제공하지 않는다.

05 97~99p
① 먹지 않으려는 이유를 파악하거나 평소에 좋아하는 음식을 준비한다.
② 대상자가 없으면 서비스를 제공하지 않는다.
③,⑤ 시설장이나 관리책임자에게 보고한다.

06 120p
① 재사용하지 않는다.
② 감염성 질환이다.
④ 호흡기를 통하여 감염되므로 물건을 함께 쓰는 것은 괜찮다.
⑤ 2~3주 이상 증상이 지속되면 검사를 받는다.

07 155p
① 비타민D를 복용한다.
③ 카페인 음료는 섭취하지 않는다.
④ 낮에 운동을 한다.
⑤ 실내운동보다는 실외운동을 한다.

08 134p

① 몸을 따뜻하게 한다.
② 음식물 섭취량을 줄인다.
④ 장운동을 증가시키는 음식(카페인, 술, 고지방
  음식) 섭취를 피한다.
⑤ 의사의 지시에 따라 약물을 복용한다.

09 126~127p

① 하나의 질병에 걸리면 다른 질병을 동반하기
  쉽다.
② 원인이 불명확한 만성 퇴행성 질환이 대부분이다.
③ 경과가 길고, 재발이 빈번하며, 합병증이 생기기
  쉽다.
④ 약물이 체내에서 느리게 배출된다.

10 166p

①,② 미지근한 물수건으로 찜질하고 마른수건으
로 물기를 닦아낸다.
③ 미지근한 바람으로 건조시킨다.
④ 침대에서는 적어도 두 시간마다, 의자에서는
  한 시간마다 자세를 바꾸어준다.

11 227~228p

② 침상에 앉기 어려워도 상체를 세워준다.
③ 오른쪽을 베개나 쿠션으로 지지해준다.
④ 건강한 팔(왼팔)을 올려준다.
⑤ 왼쪽을 밑으로 하여 약간 옆으로 누운 자세를
  취한다.

12 231~232p

① 30분 정도 앉아 있도록 돕는다.
② 비위관을 잠근 후 바로 시설장이나 관리책임자
  등에게 알린다.
③ 새거나 역류되면 간호사에게 연락해야 한다.

④ 영양액의 온도는 체온 정도가 적절하다.

13 234p

① 숟가락을 사용하여 약간의 물에 녹인 후 투약한다.
③ 물을 충분히 제공하여 약을 잘 삼키게 한다.
④ 시설장이나 간호사 등에게 보고한다.
⑤ 가루약을 먹인 후 물을 마신다.

14 239p

① 그대로 보관한다.
② 건조한 곳에 보관한다.
③ 상온의 그늘진 곳에서 보관한다.
⑤ 유효기간이 지난 약물을 폐기한다.

15 252p

유치도뇨관이 막히거나 꼬여서 소변이 제대로 배
출되지 않으면 방광에 소변이 차서 아랫배에 팽만
감과 불편감이 있고 아플 수 있다.

16 245~246p

① 변의를 호소할 때 즉시 배설할 수 있도록 도와
  준다.
② 변기는 따뜻한 물로 데워놓는다.
③ 대상자가 부끄러워하거나 심리적으로 위축되
  지 않도록 주의해야 한다.
④ 앞에서 뒤로 닦는다.

17 247~249p

① 음악을 틀어주어 배설 시 나는 소리가 잘 들리
  지 않게 한다.
② 침대 높이와 이동변기의 높이가 같도록 맞춘다.
④ 배설 후 배설물을 즉시 처리하고 환기한다.
⑤ 미지근한 물을 끼얹어 변의를 돕는다.

18 277p

편마비나 장애가 있는 경우, 옷을 벗을 때는 건강한 쪽부터 벗고 옷을 입을 때는 불편한 쪽부터 입힌다.

19 257~258p

① 의치 세정제를 묻혀 미온수로 의치를 닦는다.
② 의치 삽입 전 구강세정제로 입을 헹군다.
④ 잇몸 압박자극을 해소하기 위해 자기 전에는 의치를 빼서 보관한다.
⑤ 위쪽과 아래쪽 의치를 맞추어서 용기에 넣어 보관한다.

20 270~271p

① 건강한 다리(좌측)부터 들어간다.
③ 높이는 같아야 한다.
④ 욕조에 있는 시간은 5분 정도로 한다.
⑤ 다리→팔→몸통→회음부 순서로 물로 헹구고 닦아낸다.

21 266~267p

② 안쪽에서 바깥쪽으로 닦는다.
③ 귀지는 의료기관에 가서 제거하는 것이 안전하다.
④ 하루에 한 번 이상 닦아준다.
⑤ 마른 수건을 이용하여 물기를 제거한다.

22 293p

크기가 작은 앞바퀴가 지면에 닿게 되면 휠체어를 앞으로 밀기가 힘들고, 대상자가 진동을 많이 느끼기 때문이다.

23 302p 지팡이 보행방법
  - 평지 : 지팡이 〉 마비된 다리 〉 건강한 다리

  - 계단(버스) 오를 때 : 지팡이 〉 건강한 다리 〉 마비된 다리
  - 계단(버스) 내려갈 때 : 지팡이 〉 마비된 다리 〉 건강한 다리

24 301p

대상자의 팔꿈치가 약 30°로 구부러지도록 대상자 둔부 높이로 조절한다.

25 287~288p

① 혈전과 부종을 예방한다.
③ 보통 2시간마다 체위를 변경한다.
④ 호흡이 원활해지고 폐확장이 촉진된다.
⑤ 등에 상처가 있거나 등 근육을 쉬게 해줄 때 엎드린 자세(복위자세)를 취해준다.

26 112p

② 허리를 펴고 들어올린다.
③ 여러 번 나누어 들어올린다.
④ 물체를 몸에서 가까이 위치시킨다.
⑤ 방향전환 시 다리를 움직여 조절한다.

27 308~309p

① 배설물이 묻은 의류나 물건을 따로 세탁하거나 씻는다.
② 오염된 세탁물은 장갑을 끼고 격리 장소에 따로 배출한다.
③ 장갑을 착용하였더라도 물과 비누로 손을 씻는다.
④ 배설물을 만질 때는 반드시 장갑을 착용한다.

28 314p 욕창예방 매트리스
압력을 분산하고 통풍을 원활하게 하여 욕창을 예방하기 위해 사용된다.

29 336~337p
① 건물 밖으로 대피한다.
③ 탁자 아래로 들어가 몸을 보호한다.
④ 높은 곳에서 떨어질 수 있는 물건, 깨질 수 있는 물건은 치운다.
⑤ 계단을 이용하여 신속하게 이동한다.

30 369~370p
① 실온 보관한다.
② 냉동 보관한다.
③ 둥근 부분이 위로 향하게 놓는다.
④ 시금치 등 잎채소는 세워서 보관한다.

31 381~382p
① 얼룩이 생긴 즉시 빨리 처리하는 것이 좋다.
② 립스틱은 클렌징폼으로 살살 문질러 따뜻한 물로 헹군다.
④ 튀김기름은 주방용 세제를 떨어뜨리고 비벼서 제거한다.
⑤ 커피는 식초와 주방세제를 1:1 비율로 섞어서 얼룩부분을 제거한다.

32 393~394p
① 환기는 하루에 2~3시간 간격으로 3번, 최소한 10~30분 창문을 열어 환기한다.
② 야간에는 화장실, 계단, 복도 등 넘어질 위험이 있는 장소에는 조명을 켜둔다.
④ 여름에는 제습기, 겨울에는 가습기를 사용한다.
⑤ 배설물을 치울 때는 간접 조명보다 배설물 확인이 쉬운 직접 조명을 이용한다.

33 404p
바람직한 공감은 상대방의 말에 충분히 귀를 기울이고 그 말을 자신의 말로 요약해서 다시 반복해주는 것이다.

34 468~473p
① 상대방과 가까운 거리의 정면에서 같은 눈높이로 바라본다.
③ 공간을 만들어 대상자와 눈을 맞추며 "제 눈을 봐주세요."라고 요청한다.
④ 잠에서 덜 깨었을 때는 침대판을 두드리고, 대답이 없으면 약 3초간 잠시 기다렸다가 다시 한 번 두드려 대상자를 깨운 뒤 말을 시작한다.
⑤ 요양보호사 혼자라도 상황을 설명한다. 대답을 못해도 알아들을 수 있다.

35 410~413p
② 주의력결핍장애 : 대상자와 눈을 맞춘다. 명확하고 간단하게 단계적으로 제시한다. 메시지를 천천히, 조용히 반복한다. 등
③ 판단력, 이해력 장애 : 짧은 문장으로 천천히 이야기한다. 몸짓, 손짓을 이용한다. 실물, 문자판 등을 이용하여 이해를 돕는다. 등
④ 노인성 난청 : 입을 크게 벌리며 정확하게 말한다. 몸짓, 얼굴표정 등으로 의미 전달을 돕는다. 보청기를 착용할 때는 입력은 크게, 출력은 낮게 조절한다.
⑤ 지남력장애 : 대상자의 이름과 존칭을 함께 사용한다. 물품에 이름표를 붙여준다. 등

36 424~425p
① 객관적인 사실을 토대로 작성한다.
② 간단명료하게 기록한다.
③ 기록을 미루지 않고, 그때그때 신속하게 작성한다.
④ 애매한 표현은 피하고 구체적으로 기록한다.

37 446p

대상자가 화장실에 가고 싶을 때 보이는 비언어적 신호
- 바지의 뒷부분을 움켜잡고 있다.
- 옷을 올린다.
- 구석진 곳을 찾는다.
- 대중 앞에서 옷을 벗으려고 한다.
- 서성이면서 안절부절한다.

38 464~465p

① 신체적 제한은 소리를 지르거나, 몸부림치거나, 화내고, 고집부리는 행동을 더욱 악화시킨다.
② 실내조명을 밝게 한다.
③ 낮시간에 산책을 한다.
⑤ 카페인 섭취를 제한한다.

39 456~457p 반복적인 질문이나 행동 돕는 방법
- 관심을 다른 곳으로 돌린다.
- 좋아하는 노래를 함께 부른다.
- 과거의 경험 또는 고향과 관련된 이야기를 나눈다.
- 단순하게 할 수 있는 일거리를 제공한다.

40 457p

대상자의 말을 부정하면 혼란스러워하므로 "지금 준비하고 있으니까 조금만 기다리세요."라고 친절하게 얘기한다.

41 461p 의심, 망각, 환각 증상 돕는 방법
- 잃어버린 물건에 대한 의심을 부정하거나 설득하지 말고 함께 찾아본다.
- 동일한 물건을 자주 잃어버렸다고 할 경우, 같은 물건을 준비해 두었다가 물건을 찾도록 도와준다.
- 대상자가 물건을 두는 장소를 파악해 놓는다.
- 방 안에 있기를 고집하면 위험하지 않은 범위

내에서 허용한다.
- 좋아하는 노래를 함께 부르거나 좋아하는 음악을 틀어놓는다.
- 망상이 심할 경우 시설장이나 간호사 등에게 알린다.

42 468p

① '왜'라는 질문보다는 '네, 아니요로 간단히 답할 수 있도록 질문한다.
② 신체 부위를 짚어가며 구체적으로 질문해야 한다.
④ 할 수 있는 것이 어떤 것인가를 정확히 이야기한다.
⑤ 대상자에게는 한 번에 한 가지씩 설명한다.

43 334p

① 자세를 낮추고 이동한다.
③ 계단을 이용해 이동한다.
④ 옥상 출입문은 항상 열어놓는다.
⑤ 대피한 경우에는 바람이 불어오는 쪽에서 구조를 기다린다.

44 522p

① 응급처치를 실시한다.
③ 멸균 거즈를 이용하여 직접 압박한다.
④ 압박붕대를 너무 꽉 조이게 감으면 혈액 순환에 방해된다.
⑤ 출혈 부위는 심장보다 높게 위치시킨다.

45 526p

① 호흡과 맥박이 없을 경우 사용한다.
② 가슴압박과 인공호흡은 30:2로 실시한다.
④ 분석 중이라는 음성지기가 나오면 환자에게서 떨어진다.
⑤ 두 개의 전극 패드로 심전도 신호를 분석한다.

정답

필기 3회

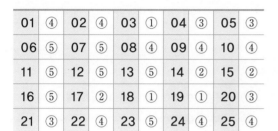

01	④	02	④	03	①	04	③	05	③
06	⑤	07	⑤	08	④	09	④	10	④
11	⑤	12	⑤	13	⑤	14	②	15	②
16	⑤	17	②	18	①	19	①	20	③
21	③	22	④	23	⑤	24	④	25	④
26	⑤	27	②	28	②	29	①	30	③
31	④	32	⑤	33	③	34	④	35	④

01 13p 노인의 심리적 특성
- 우울증 경향의 증가 / 내향성의 증가 / 조심성의 증가 / 경직성의 증가 / 생에 대한 회고의 경향 / 친근한 사물에 대한 애착심 / 유산을 남기려는 경향 / 의존성의 증가

02 33p
① 노인장기요양보험의 보험자는 국민건강보험공단이다.
② '65세 이상인자' 또는 '65세 미만이지만 노인성 질병을 가진자'이다.
③ 장기요양인정 신청서는 대리인이 할 수 있다.
⑤ 인지지원 등급 서비스 제공

03 61p
효율적인 의사소통 기법을 활용하여 대상자와 관계를 형성하고 필요한 서비스를 제공하여 대상자의 신체적, 정신적, 심리적 안위를 도모한다.

04 85p 자기방임
노인 스스로 의식주 제공 및 의료 처치 등의 최소한의 자기 보호관련행위를 의도적으로 포기하거나 비의도적으로 관리하지 않아 심신이 위험한 상황 또는 사망에 이르게 되는 경우를 말한다.

05 163~164p
① 손·발톱이 딱딱하고 두꺼워지며 세로줄이 생기고 잘 부서진다.
②,④ 머리카락이 전반적으로 가늘어지고 모근의 멜라닌생성 세포가 소실되어 탈색된다.
⑤ 피하지방의 감소로 기온에 민감해진다.

06 220p
① 공간을 만들어서라도 눈을 맞추며 이야기한다.
② 대상자 정면에서 같은 눈높이로 보며 이야기한다.
③ 손끝이 아니라 손바닥 전체를 이용해 접촉한다.
④ 느리더라도 부축하지 말고 가급적 혼자 움직이게 해야 한다.

07 228p
①,③ 수분이 적은 음식은 삼키기 어렵고 신맛이 강한 음식은 침을 많이 나오게 하여 사레 드릴 수 있어 주의해야 한다.
② 질문을 하지 않는다.
④ 가능하면 앉아서 상체를 약간 앞으로 숙이고 턱을 당기는 자세로 식사한다. 의자에 앉을 수 없는 경우 대상자 몸의 윗부분을 높게 해 주고 턱을 당긴 자세를 취하게 한다.

08 224p
① 일반식 - 치아에 문제가 없고 소화를 잘 시킬 수 있는 대상자에게 제공
② 경관 유동식 - 대상자가 연하 능력이 없고 의식

장애가 있을 때 제공

③ 경구 유동식 – 음식 맛을 느낄 수 있는 대상자에게 미음 형태의 삼키기 쉬운 음식 제공

⑤ 갈아서 만든 음식 – 아주 잘게 썰어도 삼키기 힘든 대상자에게 제공

09 239p

① 약이 변질되는 원인이 되므로 잘못 따른 약은 버려야 한다.

② 햇빛을 피해 보관해야 약성분이 변질되지 않는다.

③ 색깔이나 냄새를 확인하여 이전과 다르면 폐기한다.

⑤ 상온의 그늘진 곳에서 보관한다.

10 236p

대상자에게 천장을 보게 하고 대상자의 아래눈꺼풀(하안검)의 중앙이나 외측으로 1~2cm 높이에서 안약용액을 투여한다.

11 241p

① 대상자를 의존하게 만들고 자존감을 저하시킬 수 있다.

② 응급 벨은 변기 옆에 설치한다.

③ 중간에 대상자에게 말을 걸어 상태를 살핀다.

④ 배설 후 앞에서 뒤로 닦는다.

12 183p

① 대상자의 느낌, 분노를 인정하고 수용하며 언어로 표현하도록 돕는다.

② 막연히 괜찮을 것이라고 말하는 것은 도움이 되지 않는다.

③ 모임 등 사회적 활동을 늘린다.

④ 대상자에 대해 지속적으로 관심을 표현하고 신뢰관계를 형성한다.

13 154p

① 날씨나 활동의 정도에 따라 통증의 호전과 악화가 반복된다.

② 계단 오르내리기, 장거리 걷기, 등산 등의 활동은 통증을 유발시킨다.

③ 아침에 일어나면 관절이 뻣뻣해져 있는 경직 현상이 나타난다.

④ 관절의 부담을 완화하기 위해 체중을 조절한다.

14 134p

① 심신을 안정하고 몸을 따뜻하게 한다.

③ 설사를 유발한다.

④ 장운동을 증가시키는 음식의 섭취를 피한다.

⑤ 꼭 필요한 경우에만 짧게 사용해야 한다.

15 263p

 손톱은 둥글게,

 발톱은 일자로 깎는다.

16 202p

① 폐조직의 탄력성 감소, 폐활량의 감소로 쉽게 숨이 찬다.

② 관절이 뻣뻣해지고 관절이 움직이는 범위가 줄어들어 관절 움직임에 제한이 생긴다.

③ 심장근육의 수축하는 힘이 감소하여 쉽게 피곤해진다.

④ 근육 피로도가 증가한다.

17 204p

① 커피 등 카페인이 함유된 음료를 줄이거나 오후에는 금한다.

③ 늦게까지 텔레비전을 시청하는 등 지나치게 집

중하는 일을 하지 않는다.

④ 수면제나 진정제를 장기 복용하지 않는다.

⑤ 밤잠을 설치게 되므로 낮잠을 자지 않는다.

요구한다.

④,⑤ 모든 피해 사실에 대하여 기관의 담당자에게 보고하여 적절한 조치를 취하게 한다.

18 209p

건강기능식품과 의약품을 함께 복용할 때의 부작용

건강기능식품	의약품	부작용
인삼. 홍삼	고혈압 약	혈압 상승
	항혈소판제	약효 과잉
오메가-3 쟈방산	혈액응고억제제	약효 과잉
프로바이오틱스	항생제	약효 감소
알로에	이뇨제	칼륨 결핍
감마리놀렌산	항혈전제	약효 과잉

19 199~201p

② 소화액 분비가 감소되어 소화 및 흡수 기능이 떨어진다.

③ 비타민 D를 섭취한다.

④ 물을 마시는 양보다 마시는 방법이 중요하다.

⑤ 포만감을 일찍 느끼고, 복부팽만감과 식욕부진이 생긴다.

20 281p

① 대상자의 신체상황, 운동의 능력, 질병상황, 장애, 심리적인 측면 등을 고려한다.

② 동작을 설명하고 동의를 구한다.

④,⑤ 모든 과정은 상황에 적당한 방법과 속도로 안전하고 편안하게 실시해야 한다.

21 94p

① 성희롱 예방교육을 1년에 1번 이상 해야 한다.

② 대상자 가족에게 사정을 말하고 시정해 줄 것을

22 99p

①,②,③,⑤ 복지용구를 직접 판매 또는 대여하거나 이를 알선하는 행위는 하면 안 된다.

23 121p

노로바이러스는 감염력이 강하고 장염을 잘 일으킨다.

24 310p

① 흡인병은 1일 1회 이상 깨끗이 닦는다.

② 분비물이 빠질 수 있게 물에 담가 놓는다.

③ 카테터는 쟁반에 널어서 그늘에서 말린다.

⑤ 감염과 출혈의 위험이 있다.

25 311p

대여 품목(8종)	구입 품목(11종)
수동휠체어, 전동침대 수동침대, 이동욕조 목욕리프트, 배회감지기 경사로, 욕창예방 매트리스	이동변기, 목욕의자, 성인용 보행기, 안전손잡이 미끄럼방지용품, 간이변기 지팡이, 욕창예방방석 자세변환용구, 요실금팬티 욕창예방매트리스

26 332p

① 콘센트 하나에 여러 개의 전열기구 플러그를 꽂지 않는다.

② 성냥, 라이터, 양초 등은 노인과 어린이의 손이

닿지 않게 보관한다.
③ 난로 곁에는 불이 붙는 물건을 치우고 세탁물
  등을 널어놓지 않는다.
④ 소화기는 잘 보이는 곳에 놓는다.

27 366p **칼슘보충제 복용과 변비**
- 칼슘보충제를 복용하면 식품으로 같은 양의 칼
  슘을 섭취할 때보다 변비가 되기 쉬우므로 적당
  량의 식이섬유를 섭취하고 충분한 수분과 함께
  복용해야 한다.
- 우유나 요구르트와 같은 유제품을 함께 먹으면
  도움이 된다.

28 369~374p
① 칼이나 도마 등의 조리기구는 가열식품용과 비
  가열 식품용으로 구분하여 따로 사용한다.
③ 냉동식품은 실온에서 해동하지 않는다.
④ 냉장고 안이라도 식품을 장기간 보관하지 않는다.
⑤ 육류는 2~3일, 생선은 1~2일 냉장보관 한다.

29 411p
시각장애 대상자는 형태나 색상을 파악하기 어려
워 청각이나 촉각, 후각 등에 의지하여 대상물을
인지한다.

30 424p
① 객관적인 사실을 토대로 작성해야 한다.
② 기록은 미루지 않고, 그때그때 신속하게 작성한다.
④ 기록을 정정할 때는 밑줄을 긋고 빨간 펜으로
  정정한 후 서명을 한다.
⑤ 간단명료하게 기록한다.

31 468~472p
① 의미를 충분히 설명하고, 대상자가 이해하지
  못하면 반복하여 설명한다.
② 명령하는 투로 말하지 않으며 부정형 문장보다
  는 긍정형 문장을 사용한다.
③ "식사하세요.", "양치하세요.", "외출해요."라
  고 한 번에 한 가지씩 이야기한다.
⑤ 신체적인 접촉을 사용한다.

32 500p
① 의향서는 작성 후에 변경 및 철회할 수 있다.
② 의향서는 작성 후 등록기관에 등록해야만 효력
  을 가진다.
③ 말기환자나 임종과정 전의 19세 이상인 사람이다.
④ 연명의료 중단 의향을 명시하면 항암제 투여를
  멈춘다.

33 503~504p **임종 적응 단계**
부정 - "아니야. 나는 믿을 수 없어."
분노 - "나는 아니야. 왜 하필이면 나야.", "왜 지금
        이야."
타협 - "그래, 내게 이런 일이 벌어졌어. 인정해.
        그래도 우리 아이가 시집갈 때까지만 살게
        해주세요."
우울 - 자신이 더이상 회복 가능성이 없다고 느끼
        면서 침울해한다.
수용 - 죽는다는 사실을 체념하고 받아들인다.

34 524p
① 토사물을 모아 두었다가 의료진이 분석할 수
  있게 한다.
② 인공호흡은 호흡이 없을 경우 실시한다.
③ 의식이 없는 대상자에게는 마실 것을 주지 않는다.
⑤ 증상이 없고 복용량이 적더라도 반드시 병원에
  방문해야 한다.

35 534p

① 전원 켜기 – 패드부착 – 심장 리듬 분석 – 제세동 순서로 사용된다.

② 대상자에게서 손을 뗀다.

③ 자동심장충격기는 2분 간격으로 심장 리듬 분석을 자동 반복한다.

⑤ 충격이 전달된 즉시 가슴압박을 시작한다.

실기 3회

01	③	02	⑤	03	④	04	④	05	④
06	⑤	07	①	08	⑤	09	⑤	10	③
11	⑤	12	⑤	13	③	14	⑤	15	①
16	②	17	①	18	④	19	①	20	③
21	②	22	②	23	④	24	⑤	25	②
26	①	27	④	28	①	29	④	30	③
31	④	32	④	33	③	34	③	35	①
36	⑤	37	②	38	②	39	③	40	④
41	③	42	①	43	④	44	⑤	45	②

01 13p 내향성의 증가

- 청장년기에는 심적 에너지가 바깥 사회생활로 향해 있다가 노년기에 접어들면서 내면으로 향하기 때문에 내향성이 나타난다.

- 사회적 활동이 감소하고, 타인과 만나는 것을 기피할 뿐 아니라 내향적인 성격이 되어간다.

02 38p 장기요양인정서

대상자의 기본인적사항과 장기요양등급, 유효기간, 이용할 수 있는 급여의 종류와 내용, 대상자가 장기요양서비스를 제공받을 때 필요한 안내사항 등이 포함되어 있다. 장기요양서비스를 받으려면 대상자와 그 가족이 기관에 제출해야 한다.

03 59p 요구한 물건을 사 왔는데 마음에 들지 않는다고 할 때 대처 방안

- 물건을 구매하기 전에 대상자가 희망하는 상품이 무엇인지를 명확하게 파악한다.

- 대상자가 희망하는 상품을 명확하게 설명하지 못하면 가능한 한 대상자와 함께 구입하러 간다.

- 물건을 사러 갈 경우, 희망하는 물건을 찾지 못했을 때, 대체품을 사야 하는지, 산다면 어떤 것을 살지 등을 사전에 생각해 둔다.

04 88p 정서적 학대

비난, 모욕, 위협, 협박 등의 언어 및 비언어적 행위를 통하여 노인에게 정서적으로 고통을 주는 것이다.

05 154p

① 골다공증의 치료 및 예방

② 계단 오르내리기, 장거리 걷기, 등산 등의 활동은 통증을 심하게 만든다.

③ 일상적인 활동은 제한하지 않는다.

⑤ 충분한 수분을 섭취한다.

06 218p

① 수면을 방해하지 않는다.

②, ③ 무엇이든 강제로 하지 않는다.

④ 억제대는 하지 않는다.

07 233p

② 가루약은 숟가락을 사용하여 약간의 물에 녹인 후 투약하거나, 바늘을 제거한 주사기를 이용한다.
③ 물약은 뚜껑의 위가 바닥으로 가도록 놓는다.
④ 알약의 개수가 많은 경우 2~3번으로 나누어 투약한다.
⑤ 약은 의사의 처방 없이 변형시키지 않는다.

08 238p

① 수액병은 심장보다 높게 유지한다.
② 바늘을 제거한 후에는 1~2분간 알코올 솜으로 지그시 누르고, 절대 비비지 않는다.
③ 주사주입은 의료인의 고유 영역이므로 요양보호사는 주사주입을 하지 않는다.
④ 이상증상이 있는 경우 시설장이나 관리책임자에게 보고해야 한다.

09 361p

① 단순당질을 섭취를 피하고, 복합당질의 식품을 선택한다.
② 채소 조리 시 무침 겉절이로 먹는 것보다 생으로 먹는 것이 좋다.
③ 밥을 국이나 물에 말아 먹지 않는다.
④ 커피와 탄산음료는 체내에서 칼슘의 흡수를 방해하므로 섭취를 줄인다.

10 228p

신맛이 강한 음식은 침을 많이 나오게 하여 사레들릴 수 있으니 주의한다.

11 54p **요양보호서비스 유형별 대처방안 사례모음**
판례 : 한쪽으로만 누워있어야 하는 상태의 대상자가 기저귀를 차고 있지만 오줌이 샌다.
대처방안

1. 몸 한쪽에 베개나 방석을 대는 등의 방식으로 체위를 자주 바꾸어준다.
2. 대상자 성별, 상태별로 기저귀 사용 방법을 달리 적용하고 기저귀를 신속하게 갈아 준다.

12 247p

미지근한 물을 항문이나 요도에 끼얹으면 괄약근과 주변 근육이 이완되면서 변의를 느낄 수 있다.

13 251~253p

① 소변 색이 이상하거나 탁해진 경우 시설장이나 간호사에게 보고한다.
② 소변량, 색깔은 2~3시간마다 확인한다.
④ 요양보호사는 유치도뇨관의 교환 또는 삽입, 방광, 세척 등은 절대로 하지 않는다.
⑤ 금기 사항이 없는 한 수분섭취를 권장한다.

14 249p

대상자가 몇 번 실금했다고 해서 기저귀를 바로 사용하는 것은 좋지 않다. 기저귀를 쓰게 되면 대상자가 기저귀에 의존하게 되어 스스로 배설하던 습관이 사라지고 치매 증상 및 와상 상태가 더욱 심해질 수 있다.

15 270p

욕조에 들어가고 나올 때 건강한 다리 → 마비된 다리 순으로 옮긴다.

16 275p

① 개인의 취향을 고려한다.
③ 편마비나 장애가 있는 경우, 옷을 입힐 때는 마비된 쪽부터 입힌다.
④ 노출되는 부분을 최대한 적게 하여 수치심을

느끼지 않게 한다.

⑤ 상·하의가 분리되어 입고 벗기 쉬우며 가볍고 신축성이 좋은 옷을 선택한다.

17 254p

② 입안을 닦아낼 때 혀 안쪽이나 목젖을 자극하면 구토나 질식을 일으킬 수 있다.

③ 거즈를 바꾸어 닦아준다.

④ 부득이하게 똑바로 누운 자세일 때는 상반신을 높여준다.

⑤ 옆으로 누운 자세를 하게 해야 사레들리지 않고 안전하다.

18 257~258p

① 위쪽 의치를 뺀 후 아래쪽 의치를 뺀다.

② 의치를 빼서 의치세정제나 물이 담긴 용기에 보관한다.

③ 미온수로 의치를 닦는다.

⑤ 잇몸 압박자극을 해소하기 위해 자기 전에는 의치를 빼서 보관한다.

19 278p

상의 벗기기 : 건강한 팔 – 머리 – 마비된 팔

상의 입히기 : 마비된 팔 – 머리 – 건강한 팔

20 283p

침대 위에서 대상자 옆으로 눕히기

21 296p

휠체어에서 바닥으로 옮기기

22 281p

① 대상자와 멀어질수록 요양보호사 신체 손상 위험이 증가한다.

③ 다리와 몸통의 큰 근육을 사용하여 척추의 안정성을 유지한다.

④ 갑작스러운 동작은 피하고 보조 후 적절한 휴식을 취한다.

⑤ 무릎을 굽히고 중심을 낮게 하여 골반을 안정시킨다.

23 241p

① 화장실 밝게 한다.

② 대상자를 관찰하고, 손을 뻗으면 닿을 수 있는 위치에 있다가 필요하면 즉각 개입하여 낙상사고에 대비한다.

③ 응급벨을 화장실 내에 설치한다.

⑤ 안전하게 천천히 이동한다.

24 293p **울퉁불퉁한 길을 이동하는 방법**

크기가 작은 앞바퀴가 지면에 닿게 되면 휠체어를 앞으로 밀기가 힘들고, 대상자가 진동을 많이 느낀다.

25 307~310p

① 가래가 담긴 흡인병은 1일 1회 이상 깨끗이 닦는다.

③ 사용한 카테터는 분비물이 빠질 수 있게 물에 담가 놓는다.

④ 흡인기의 고무제품은 15분 이상 끓인 후 쟁반에 널어서 그늘에서 말린다.

⑤ 배설물이 묻은 의류나 물건은 따로 세탁하거나 씻는다.

26 311p

대여 품목(8종)	구입 품목(11종)
수동휠체어, 전동침대, 수동침대, 이동욕조, 목욕리프트, 배회감지기 경사로, 욕창예방 매트리스	이동변기, 목욕의자, 성인용 보행기, 안전손잡이, 미끄럼방지용품, 간이변기, 지팡이, 욕창예방방석, 자세변환용구, 요실금팬티, 욕창예방매트리스

27 334p

① 신속하게 대피한다.
② 배가 바닥에 닿지 않게 기어 나온다.
③ 계단을 이용해 이동한다.
⑤ 한쪽 손으로 벽을 짚고, 조심스럽게 발을 옮겨 밖으로 나간다. 손을 바꾸면 더 깊은 실내로 들어갈 수 있으므로 벽을 짚은 손을 바꾸지 않는다.

28 155p

커피(카페인)나 탄산음료는 체내에서 칼슘의 흡수를 방해하므로 섭취를 줄인다.

29 373p 도마와 칼 구분 사용

- 도마와 칼은 어류용, 육류용, 채소 과일용으로 구분하여 사용한다.

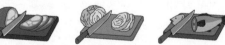

- 도마와 칼이 1개씩밖에 없을 경우에는 과일 → 육류 → 생선류 → 닭고기 순으로 사용한다.

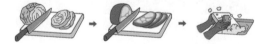

30 390~392p

① 현관 바닥은 미끄럽지 않은 소재를 사용한다.
② 배설물 등을 치울 때는 직접조명을 사용한다.
④ 문고리는 열고 닫기가 용이하도록 막대형으로 설치한다.
⑤ 출입구의 문턱을 없앤다.

31 407p

긍정적이고 수용적인 침묵은 가치 있는 치료적 도구로 작용하여 대상자로 하여금 말할 수 있는 용기를 주고, 요양보호사와 대상자 모두에게 생각을 정리할 시간을 준다.

32 406p

상대방을 비난하지 않고 상대방의 행동이 나에게 미친 영향에 초점을 맞추어 이야기하는 표현법이다.

33 413p 주의력결핍장애 대상자와 이야기하는 방법

- 대상자와 눈을 맞춘다.
- 명확하고 간단하게 단계적으로 제시한다.
- 구체적이고 익숙한 사물에 대하여 대화한다.
- 목표를 인식하고 단순한 활동을 먼저 제시한다.
- 주의력에 영향을 주는 환경적 자극을 최대한 줄인다.
- 주변사람들에게 주의력결핍장애에 대한 이해를 구한다.
- 메시지를 천천히, 조용히 반복한다.

34 414p **장기요양 대상자의 여가활동 유형과 내용**

유형	내용
자기계발 활동	책읽기, 독서교실, 그림그리기, 서예교실, 시낭송, 악기연주, 백일장, 민요교실, 창작활동
가족중심 활동	가족 소풍, 가족과의 대화, 외식나들이
종교참여 활동	교회, 사찰, 성당 가기
사교오락 활동	영화, 연극, 음악회, 전시회
운동 활동	체조, 가벼운 산책
소일 활동	텃밭 야채 가꾸기, 식물가꾸기, 신문보기, 텔레비전 시청, 종이접기, 퍼즐놀이

35 446p **대상자가 화장실에 가고 싶을 때 보이는 비언어적 신호**

- 바지의 뒷부분을 움켜잡고 있다.
- 옷을 올린다.
- 구석진 곳을 찾는다.
- 대중 앞에서 옷을 벗으려고 한다.
- 서성이면서 안절부절못한다.

36 456p **치매 대상자가 반복적인 질문이나 행동을 하는 이유**

- 주변상황을 인식할 수 없기 때문에 자신의 안전을 확인하고 싶어한다.
- 논리적으로 생각하는 데 문제가 있기 때문에, 자신이 가진 의문에 대한 답을 구하지 못했다고 생각한다.
- 관심을 얻기 위해 행동한다.

37 460p

① 치매 대상자의 신체적 욕구를 우선적으로 해결해 준다.

③ 텔레비전이나 라디오를 크게 틀어놓지 않고, 집 안을 어둡게 하지 않는다.
④ 수면장애가 있을 경우
⑤ 반복적인 질문이나 행동을 할 경우

38 462~464p

나. 이해하지 못한 말은 다른 형태로 설명하지 말고 같은 말로 반복한다.
라. 불필요한 신체적 구속은 피한다.
마. 행동이 진정된 후에는 왜 그랬는지 질문하거나 이상행동에 대해 상기시키지 않는다.

39 462~464p

① 불필요한 신체적 구속은 피한다.
② 질문하거나 일을 시키는 등의 자극을 주지 않는다.
④ 천천히 안정된 태도로 움직인다.
⑤ 온화하게 이야기한다.

40 468~473p

① 명령하는 투로 말하지 않으며 부정형 문장보다는 긍정형 문장을 사용한다.
② 눈높이를 맞추고 이야기한다. 팔짱을 끼거나 주먹을 쥐지 않는다.
③ 대상자가 반응을 하지 않아도 계속 이야기한다.
⑤ 대상자와 눈을 맞추고 미소를 지으며 대상자가 좋아하면 손이나 어깨를 감싸는 등의 신체적 접촉을 한다.

41 479p

구분	활동 내용
미술활동	따라 그리기, 색칠하기 등
회상활동	사진, 소리, 물품을 통한 회상
손 운동	손 움직임, 도구를 통한 만들기
소리인지	소리 듣고 맞히기
신체활동	맨손 체조 등
음악활동	악기 연주, 노래부르기 등
일일점검표	날씨, 기분상태 점검, 하루 중 활동
일기장	하루 계획, 일상의 정리
인지카드	물건(그림자, 일부분 등)을 보고 이름 맞히기
인지훈련 워크북	어휘 공부, 한글 쓰기

42 512p

② 가족들과의 관계를 형성하면서 함께 있는다.

③ 장례식이나 장지에 가는 일에는 참석하지 않는다.

④ 가족의 태도와 행동을 판단하지 말고 중립적 자세를 유지한다.

⑤ 격려하되 "곧 괜찮아질 거예요." 등 상투적인 말은 도움이 되지 않으므로 하지 않는다.

43 516p

①,② 손가락을 넣어 빼내려고 하거나 구토를 유발하려는 행위는 이물을 배출하는 데에 시간이 지체되고, 이물이 기관지로 더 내려가도록 할 위험이 있으므로 시도하지 않는다.

③ 119에 신고하고 응급처치를 한다.

④ 하임리히법을 실시한다.

44 531p

대상자의 몸 앞쪽으로 한쪽 팔을 바닥에 대고 다른쪽 팔과 다리를 구부린 채로 대상자를 옆으로 돌려 눕힌다.

45 534~535p

① 심장이 뛰지 않고 호흡을 하지 않는 대상자에게 실시한다.

③ 제세동기를 작동하기 전까지 심폐소생술을 실시한다.

④ 가슴압박과 인공호흡은 30:2로 실시한다.

⑤ 전극 패드는 오른쪽 빗장뼈 밑, 왼쪽 중간 겨드랑이선에 붙인다.

정답

필기 4회

01	③	02	④	03	②	04	②	05	③
06	⑤	07	④	08	⑤	09	②	10	③
11	③	12	③	13	③	14	④	15	②
16	④	17	④	18	④	19	③	20	③
21	②	22	③	23	④	24	④	25	⑤
26	①	27	③	28	④	29	⑤	30	③
31	⑤	32	④	33	③	34	②	35	⑤

01 12p 노년기의 신체적 특성
- 세포의 노화
- 면역능력의 저하
- 잔존능력의 저하
- 회복능력의 저하
- 비가역적 진행

02 18p
수정확대가족

03 46p
노인건강관리사업 : 등급외자와 필요 노인에게 노인체조, 게이트볼, 스트레칭, 생활댄스, 탁구 등을 경로당, 마을회관, 운도경기장, 공원 등에서 운영함.

04 39p

급여의 종류	내용
방문요양	장기요양요원이 수급자의 가정 등을 방문하여 신체활동 및 가사활동 등을 지원
방문목욕	장기요양요원이 목욕설비를 갖춘 장비를 이용하여 수급자의 가정 등을 방문하여 목욕을 제공
방문간호	장기요양요원인 간호사 등이 의사, 한의사 또는 치과의사의 지시서에 따라 수급자의 가정 등을 방문하여 간호, 진료의 보조, 요양에 관한 상담 또는 구강위생 등을 제공
주·야간보호	수급자를 하루 중 일정한 시간 동안 장기요양기관에 보호하여 신체활동 지원 및 심신기능의 유지·향상을 위한 교육·훈련 등을 제공
단기보호	수급자를 보건복지부령으로 정하는 범위 안에서 일정기간 동안 장기요양기관에 보호하여 신체활동 지원 및 심신기능의 유지·향상을 위한 교육·훈련 등을 제공
기타 재가급여	수급자의 일상생활·신체활동 지원 및 인지기능의 유지·향상에 필요한 용구를 제공하거나 가정을 방문하여 재활에 관한 지원 등을 제공하는 장기요양급여로서 대통령령으로 정하는 것

05 34p
'65세 이상인 자' 또는 '65세 미만이지만 노인성

질병을 가진 자'로 거동이 불편하거나 치매 등으로
인지가 저하되어 6개월 이상의 기간동안 혼자서
일상생활을 수행하기 어려운 사람이다.

06 405p 나-전달법
나 – 전달법은 상대를 비난하지 않고 상대방의 행
　　 동이 나에게 미친 영향에 초점을 맞추어 이야
　　 기하는 표현법이다.

07 60p
① 사생활과 비밀 보장에 관한 권리
② 대상자 중심의 서비스 제공
③ 관장은 요양보호사의 업무가 아님을 설명하고
　 의료진과 상의한다.
⑤ 존엄한 존재로 대우받을 권리

08 71p
모든 서비스 제공 과정에서 노인의 이익이 최대한
보장되도록 한다.

09 81p 정서적 학대
비난, 모욕, 위협, 협박 등의 언어 및 비언어적 행
위를 통하여 노인에게 정서적으로 고통을 주는 것
이다.

10 94p 요양보호사의 성희롱 대처 방안
- 감정적인 대응은 삼가고, 단호히 거부의사를 표현
　한다.
- 피해사실에 대하여 기관의 담당자에게 보고하여
　기관에서 적절한 조치를 취하게 한다.
- 심리적 치유상담 및 법적 대응이 필요하다고 판
　단될 경우 외부의 전문기관에 상담하여 도움을
　받는다.
- 평소 성폭력에 대한 충분한 예비지식과 대처방
　법을 숙지한다.

11 92p
① 치료비는 본인이 부담한다.
② 산재를 이유로 해고할 수 없다.
④ 보험급여는 양도 또는 압류할 수 없어 채권자가
　 건드릴 수 없다.
⑤ 퇴직하거나 사업장이 부도, 폐업하여 없어진
　 경우에도 급여를 받을 수 있다.

12 97~99p
① 복지용구를 직접 판매 또는 대여하거나 이를
　 알선하는 행위
② 본인부담금을 할인하거나 추가로 부담하게 하는
　 행위
④ 감독자에게 알리지 않고 근무지를 비우는 행위
⑤ 타인의 근무를 대신하거나 자신의 근무를 대신
　 해달라고 요구하는 행위

13 96p
요양보호사의 직업윤리

14 109p
① 손목을 지나치게 손바닥 방향으로 힘을 주어
　 굽힐 때 악화되는 경향이 있다.
② 밤에 통증이 악화되어 밤잠을 설치는 경우가
　 흔하다.
③ 엄지손가락의 운동 기능장애로 물건을 자주 떨
　 어뜨리거나 젓가락질할 때 어려움이 있다.
⑤ 손을 털게 되면 저림과 통증이 일시적으로 완화
　 되기도 한다.

15 116p
① 손상 후 초기 치료에는 냉찜질이 좋다.
③ 압박을 통해 부종을 조절하고 원하는 않는 움직
　 임을 줄이며 통증을 줄여준다.

④ 손상부위는 심장보다 높게 올려준다.

⑤ 통증경감을 위해 의사의 처방에 따라 진통제나 근육이완제 등의 약물을 복용하기도 한다.

16 179p

① 체중 감소

② 감염의 증가

③ 소변량 증가

⑤ 질 분비물 증가

17 146p

① 심장의 탄력성 감소

② 심박동수 감소

③ 심장 근육이 두꺼워짐

⑤ 혈액순환 감소

18 184p

① 단호하고 부드러운 목소리로 말한다.

② 밤에는 창문을 닫고 커튼을 치고 불을 켜 둔다.

③ 대상자와 접촉하는 사람의 수를 줄이고 가족이 자주 방문하도록 격려한다.

⑤ 낮에는 창문이나 커튼을 열어 시간을 알게 한다.

19 166p

① 침대는 2시간마다, 의자나 휠체어는 1시간마다 자세를 변경해준다.

② 매일 아침, 저녁으로 피부상태를 점검한다.

④ 파우더와 도넛베개는 사용하지 않는다.

⑤ 부드러운 천이나 스펀지, 자극이 없는 비누, 미지근한 물을 사용하여 씻고 말린다.

20 152p

철분제와 철분의 흡수를 돕기 위한 비타민 C를 함께 복용한다.

21 184p 섬망과 치매의 비교

섬망	치매
갑자기 나타남	서서히 나타남
급성질환	만성질환
대체로 회복됨	대부분 만성으로 진행됨
초기에 사람을 못 알아봄	나중에 사람을 못 알아봄
신체 생리적 변화가 심함	신체 생리적 변화는 적음
의식의 변화가 있음	말기까지 의식의 변화는 적음
주의 집중이 매우 떨어짐	주의 집중은 별로 떨어지지 않음
수면 양상이 매우 불규칙함	수면 양상은 개인별로 차이가 있음

22 193p

흔히 중풍이라 부르는 뇌졸중은 뇌에 혈액을 공급하는 혈관이 막히거나 터져서 뇌 손상이 오고 그에 따른 신체장애가 나타나는 뇌혈관질환이다.

23 136p

① 식사량 감소

② 복부 근육의 힘 약화

③ 수분섭취 감소

⑤ 고섬유질 음식섭취의 감소

24 202~203p

① 빠르게 방향을 바꾸어야 하는 운동이나 동작은 금한다.

② 저강도 운동을 실시하며 개인의 능력에 맞는 운동을 한다.

③ 낮은 수준으로 운동을 시작하여 상태를 보면서 점차 강도를 올린다.

⑤ 안정 시의 심박동수로 돌아올 때까지 마무리 운동을 한다.

25 204p

① 커피 등 카페인이 함유된 음료를 줄이거나 오후에는 금한다.

② 밤잠을 설치게 되므로 낮잠을 자지 않는다.

③ 늦게까지 텔레비전을 시청하는 등 지나치게 집중하는 일을 하지 않는다.

④ 과식을 하면 숙면이 어려우므로 저녁에 과식하지 않는다.

26 205p

② 질병치료제가 정상적인 성 활동을 방해할 수 있다.

③ 전립선 절제술은 발기하는 데 문제를 유발하지 않는다.

④ 과도한 알코올 섭취는 여성에게는 오르가슴 지연, 남성에게는 발기 지연이 나타난다.

⑤ 성생활은 뇌졸중을 재발시킨다.

27 208~209p

① 자몽주스와 함께 복용하면 고혈압, 고지혈증의 부작용이 증가한다.

② 진료 후 이전 처방약을 이어서 복용하지 않는다.

④ 복용하던 약을 의사의 처방 없이 중단하면 안 된다.

⑤ 증상이 비슷하다고 해서 다른 사람에게 처방된 약을 먹거나 자기 약을 남에게 주면 안 된다.

28 214p

대상 전염병	50~64세	65세 이상
파상풍/디프테리아/백일해	1차 기본접종은 디프테리아, 파상풍, 백일해를 접종하고, 이후 10년 마다 파상풍과 디프테리아를 추가 접종한다.	
인플루엔자	매년 1회	
폐렴구균	위험군에 대해 1회~2회 접종	1회
대상포진	1회	1회

29 174p

① 혀의 미뢰 개수 감소

② 짠맛과 단맛에 둔해지고 쓴맛을 잘 느끼게 된다.

③ 입술 근육의 탄력성 감소

④ 타액 분비 저하로 구강건조 증상 증가

30 424p

배설, 목욕, 식사섭취, 수분섭취, 체위변경, 외출 등의 상태 및 제공 내용을 기록하는 것이다. 장기요양기관에 따라 양식과 명칭, 내용은 조금씩 다르다.

31 424~425p

애매한 표현은 피하고 구체적으로 기록한다.

32 438p

① 서면보고

② 결론부터 먼저 보고하고, 경과와 상태, 원인 등을 보고한다.

③ 서면보고

⑤ 상황이 급한 경우라면 구두보고를 먼저 한 후 서면보고를 한다.

33 503p

① 맥박이 약해지고 혈압이 낮아진다.
② 피부가 파랗게 변한다.
④ 동공의 크기가 확장된다.
⑤ 자극에 둔감해진다.

34 504p

분노 단계에서 대상자는 자신의 감정을 반항과 분노로 표출한다. 어디에서나 누구에게나 불만스러운 면을 찾으려고 한다. 목소리를 높여 불평하면서 주위로부터 관심을 끌려고 한다.

35 510p

① 튜브나 장치가 부착된 경우 간호사 등 의료인에게 제거해 줄 것을 의뢰한다.
② 방이 깨끗하게 정리되어 있는지 확인하고 조명을 차분하게 조절한다.
③ 대상자의 의치를 그대로 둘지, 빼내어 용기에 보관할 것인지를 대상자의 가족에게 확인한다.
④ 시트가 얼굴을 덮지 않도록 어깨까지 덮는다.

정답

실기 4회

01	②	02	③	03	⑤	04	②	05	④
06	②	07	②	08	①	09	④	10	①
11	④	12	③	13	③	14	④	15	④
16	③	17	①	18	⑤	19	⑤	20	②
21	②	22	④	23	①	24	③	25	④
26	④	27	①	28	④	29	①	30	④
31	④	32	⑤	33	①	34	④	35	③
36	④	37	④	38	②	39	⑤	40	⑤
41	②	42	⑤	43	⑤	44	③	45	①

01 33~42p

① 인정점수가 45점 이상 51점 미만이다.
③ 주야간보호는 하루 중 일정한 시간 동안 장기요양기관에서 보호한다.
④ 특별현금급여는 가족요양비, 특례요양비, 요양병원간병비가 있다.
⑤ 시설급여 20%, 재가급여 15%를 본인이 부담한다.

02 58p

- 대처1 : 고액과 관련된 은행 업무는 가능한 한 대상자나 가족과 함께 동반하도록 한다.
- 대처2 : 대상자나 가족과 동반하기 어려운 경우에는 은행 업무 수행 사전에 가족에게 알리고 확인을 받는다.

03 136p

① 관장을 요구하는 경우 간호사 등 의료인과 상의

해야 한다.

② 물 마시기를 줄이면 변비를 악화시킬 수 있으므로 수분을 충분히 섭취한다.

③ 우유는 장의 운동력을 높이고 변의를 느끼게 하므로 적극적으로 섭취한다.

④ 하제를 빈번하게 사용하면 변비를 악화시킬 수 있다.

04 231~232p

① 비위관을 잠근 후 바로 시설장이나 관리책임자 등에게 알린다.

③ 너무 빠르게 주입하면 설사나 탈수를 유발할 수 있다.

④ 영양액이 새거나 역류되면 간호사에게 연락해야 한다.

⑤ 한쪽 코를 통해 위까지 넣어 영양을 제공하는 것이다.

05 201p

- 수분섭취를 제한해야 하는 질병 : 간경화, 심부전, 신부전증, 부신기능저하증, 심한 갑상선기능저하증

- 수분을 충분히 마셔야 하는 질병 : 염증성 비뇨기질환, 폐렴·기관지염, 고혈압·협심증, 당뇨병

06 233p

빨대 : 물약 투약, 치아 착색 방지

07 239p

① 치매 대상자, 아동의 손이 닿지 않는 곳에 보관한다.

③ 꺼낸 시럽을 다시 병에 넣으면, 약이 변질되는 원인이 되므로 잘못 따른 약은 버려야 한다.

④ 숟가락에 이물질이나 물기가 있으면 변하기 쉬우므로 물기가 없는 숟가락을 사용한다.

⑤ 안약은 상온의 그늘진 곳에서 보관한다.

08 240p

② 배설하는 모습이 보이지 않게 가려 주어 프라이버시를 배려한다.

③ 바로 깨끗이 치운다.

④ 최대한 스스로 할 수 있도록 하고, 도움이 필요한 부분만을 도와준다.

⑤ 기저귀에 의존하게 되어 스스로 배설하던 습관이 사라질 수 있다.

09 241p

배설 전 : 요의나 변의 유무, 하복부 팽만, 이전 배설과의 간격, 배설 억제

배설 중 : 통증, 불편함, 불안 정도, 배변 어려움, 배뇨 어려움

배설 후 : 색깔, 혼탁 여부, 배설 시간, 잔뇨감, 잔변감, 배설량

10 298p

이동변기를 대상자의 건강한 쪽에 오도록 하여, 휠체어와 약 30~45°로 비스듬히 놓는다.

11 244~247p

① 오염을 방지하기 위해 방수포를 깔아준다.

② 차가운 변기는 대상자가 놀랄 수 있으며 피부와 근육이 수축하여 변의가 감소될 수 있다.

③ 프라이버시를 위해 불필요한 노출을 방지한다.

⑤ 배설 시 소리가 나는 것에 부담을 느끼지 않도록 텔레비전을 켜거나 음악을 틀어놓는다.

12 275~280p
① 프라이버시를 위해 노출부위를 최소화한다.
②,④ 편마비나 장애가 있는 경우, 옷을 벗을 때는 건강한 쪽부터 벗고 옷을 입을 때는 불편한 쪽부터 입힌다. *건벗불입
⑤ 상·하의가 분리되어 입고 벗기 쉬운 옷을 선택하는 것이 좋다.

13 268~271p
① 물의 온도는 따뜻하게(40℃ 내외) 맞춘다.
② 프라이버시를 위해 창문은 열지 않는다.
④ 식사 직전·직후 목욕은 피한다.
⑤ 욕조에 있는 시간은 5분 정도로 한다.

14 265~258p
① 눈곱이 없는 쪽 눈부터 먼저 닦는다.
② 귀지는 의료기관에 가서 제거하는 것이 안전하다.
③ 안쪽에서 바깥쪽으로 닦는다.
⑤ 입, 이마, 볼, 목 순으로 닦는다.

15 257~258p
① 의치 삽입 전 구강세정제와 미온수로 입을 행군다.
② 뜨거운 물에 삶거나 표백제에 담그면 변형이 될 수 있다.
③ 틀니는 위쪽부터 뺀다.
⑤ 틀니는 의치세정제나 물이 담긴 용기에 보관한다.

16 259~261p
① 방수포는 어깨 밑까지 깐다.
② 솜으로 귀를 막고 눈을 수건으로 가린다.
④ 머리와 두피는 손가락 끝으로 마사지한다.
⑤ 면봉을 이용하여 양쪽 귀의 물기를 제거한다.

17 295p
대상자의 건강한 쪽 침대난간에 붙인(또는 30~45° 비스듬히 놓은) 다음 잠금장치를 잠근다.

18 292p
양팔에 힘을 주고 휠체어 뒤를 발로 조심스럽게 눌러 휠체어를 뒤쪽으로 기울이고 앞바퀴를 들어 문턱을 오른다.

19 304p
지팡이를 이용하여 계단 오르기
  지팡이 - 건강한 다리 - 마비된 다리 (*오지건마)
지팡이를 이용하여 계단 내려가기
  지팡이 - 마비된 다리 - 건강한 다리

20 281p
① 무게 중심을 낮춘 후 큰 근육을 사용한다.
③ 요양보호사의 허리와 가슴 사이의 높이로 보조한다.
④ 무릎을 굽히고 중심을 낮게 하여 골반을 안정시킨다.
⑤ 대상자와 멀어질수록 요양보호사 신체손상 위험이 증가한다.

21 307p
① 흐르는 물로 손을 씻는다.
③ 바 형태의 고체비누는 세균으로 감염될 수 있으므로 액체비누를 사용한다.
④ 장갑을 착용했더라도 반드시 손을 씻어야 한다.
⑤ 수건은 함께 사용하지 않는다.

22 318p 지팡이 사용 시 주의사항
- 지팡이 바닥 끝 고무의 닳은 정도를 수시로 확인해야 한다.

- 지팡이 높이를 조절하여 대상자가 바른 자세로 이동하게 한다.
- 지팡이 높이 조절용 버튼과 고정 볼트가 잘 고정되어 있는지 확인하여야 한다.

23 331p **낙상을 일으키는 요인**
- 신체적 요인 : 운동장애나 심장 질환, 시력 저하 등
- 환경적 요인 : 집안 환경이나 외부 환경 등
- 행동적 요인 : 지나친 음주나 개인의 활동량 저하 등

24 332p
음식을 조리하는 중에는 주방을 떠나지 않는다.

25 342p
음식물을 입안에서 잘게 씹어 소화액과 접촉하는 면적을 크게 하고 침과 잘 섞이게 하여 소화기관에서 소화흡수를 돕는 작용이다.

26 378p
① 속옷은 매일 갈아입는 것이 좋다.
② 새로 구입한 의류는 한 번 세탁한 후 입는다.
③ 더러움이 심한 것은 즉시 세탁한다.
⑤ 꺼내기 쉽도록 서랍 앞쪽에 정리해 둔다.

27 390~392p
② 화장실이나 욕실은 가깝게 하고, 출입구의 문턱을 없앤다.
③ 문고리는 막대형으로 설치한다.
④ 야간에는 조명을 켜둔다.
⑤ 햇빛을 차단하지 않도록 창가에 물건을 두지 않는다.

28 404p
바람직한 공감은 상대방의 말에 충분히 귀를 기울

이고 그 말을 자신의 말로 요약해서 다시 반복해주는 것이다. 이것은 상대의 말을 요약해서 다시 옮기는 것뿐이지만 문제의 상황에서 대화를 지속시키고 문제를 지닌 당사자가 스스로 해결책을 찾아나가도록 하는 데 아주 효과적이다.

29 405p **나 – 전달법**
- 부정적 정서를 강조하지 않는다.
- 상대방에게 교훈을 주는 데 열중하여 말하는 사람의 본심을 전달할 기회를 놓치지 말아야 한다.
- 감정을 폭발적으로 드러내지 않는다.
- 상대를 평가하지 않는 태도가 필요하다.
- 나 – 전달법으로 말하고 나서 다시 수용적 태도를 취한다.

30 410p
① 지시대명사를 사용하지 않는다.
② 대상자의 이름과 존칭을 함께 사용한다.
③ 답변이 끝나기 전에 다음 질문을 하지 않는다.
⑤ 보청기를 사용할 때는 입력은 크게, 출력은 작게 조절한다.

31 414p **장기요양 대상자의 여가활동 유형과 내용**

유형	내용
자기계발 활동	책읽기, 독서교실, 그림그리기, 서예교실, 시낭송, 악기연주, 백일장, 민요교실, 창작활동
가족중심 활동	가족 소풍, 가족과의 대화, 외식나들이
종교참여 활동	교회, 사찰, 성당 가기
사교오락 활동	영화, 연극, 음악회, 전시회
운동 활동	체조, 가벼운 산책
소일 활동	텃밭 야채 가꾸기, 식물가꾸기, 신문보기, 텔레비전 시청, 종이접기, 퍼즐놀이

32 443~444p

① 치매 대상자를 존중한다.

② 할 수 있는 일은 스스로 하도록 하여 남아 있는 기능을 유지하게 한다.

③ 대상자의 생활 자체를 소중히 여기고 환경을 바꾸지 않는다.

④ 상황에 맞는 요양 서비스를 제공한다.

33 449p

② 치매 대상자는 뜨겁거나 차가운 것에 대한 판단력이 떨어지기 때문에 요양보호사가 물을 온도를 확인한다.

③ 목욕을 강요하지 말고 목욕과정을 단순화한다.

④ 일정한 시간에 정해진 방법에 따라 목욕을 하여 치매 대상자의 거부감을 줄인다.

⑤ 치매 대상자를 욕실 내에 혼자 머무르게 하지 않는다.

34 453~455p

① 눈높이에 맞춰 그림을 붙여 유리라는 것을 알게 한다.

② 양탄자, 깔개 등은 두지 않는다.

④ 방 안에서는 잠그지 못하는 문으로 설치한다.

⑤ 놀라지 않도록 거울이나 비치는 물건은 없애거나 덮개를 씌운다.

35 460~461p

① 낮시간에 단순한 일거리를 주어 에너지를 소모하게 한다.

②,⑤ 텔레비전이나 라디오를 크게 틀어놓지 않으며, 집 안을 어둡게 하지 않는다.

④ 집 안에서 배회하는 경우 배회 코스를 만들어준다.

36 461p

대상자를 비난하거나 훈계하지 않고 식사도움을 주려한다는 확신을 갖게 한다.

37 461~462p 의심, 망각, 환각 치매 대상자를 돕는 방법

- 잃어버린 물건에 대한 의심을 부정하거나 설득하지 말고 함께 찾아본다.
- 같은 물건을 미리 준비해 두었다가 준다.
- 물건을 두는 장소를 파악한다.
- 좋아하는 노래를 함께 부르거나 좋아하는 음악을 틀어놓는다.
- 망상이 심한 경우 시설장이나 간호사 등에게 알린다.

38 466p

요양보호사는 시장에 가서 반찬거리를 사 오자며 같이 산책을 하였고 다시 요양시설로 돌아왔을 때 다른 직원이 할머니를 반갑게 맞아 주었고 할머니는 안정이 되었다.

39 456p

① 해가 되지 않으면 무리하게 중단시키지 말고 그냥 놔두어도 된다.

② 치매 대상자가 심리적 안정과 자신감을 갖도록 도와준다.

③ 반복되는 행동을 억지로 고치려고 하지 않는다.

④ 질문에 답을 해주는 것보다 치매 대상자를 다독거리며 안심시켜 주는 것이 중요하다.

40 476p

치매의 정도, 이해력, 시각, 청각, 언어의 정도와 의사소통 장애를 올바로 평가하여 가장 효과적인 위치에서 대화를 시도하는 것은 갑작스럽게 발생할 수 있는 사고 위험을 줄이는 방법이다.

41 485p

①,③,④,⑤ 인지기능에 문제가 없는 대상자의 인
지자극 훈련

42 517p

① 발작이 끝날 때까지 조용히 기다리고 대상자를
주의 깊게 관찰한다.
②,③ 119에 도움을 요청하고 응급처치를 한다.
④ 호흡 및 맥박이 없을 경우 실시한다.

43 516p

의식이 있는 경우 가장 먼저 대상자에게 스스로
기침을 하게 한다. 이후 이물질이 빠질 때까지 하
임리히법을 반복하여 실시한다.

44 526p

① 심폐기능이 멈춘 후 약 6분 정도까지 생명을 유
지할 수 있는 산소의 여분이 있으나 4~6분 이상
혈액순환이 되지 않는 경우 뇌 손상이 온다.
② 가슴 압박과 인공호흡은 30:2로 실시한다.
④ 가슴 압박은 가슴이 5cm 눌릴 수 있게 체중을
실어 '깊고', '강하게' 압박한다.
⑤ 119에 연락하고 스피커폰 상태로 둔 상태에서
응급의료상담원의 조언에 따라 행동해야 한다.

45 533p **자동심장충격기의 사용법**
오른쪽 패드는 오른쪽 빗장뼈 밑에, 왼쪽 패드는
왼쪽 중간 겨드랑이선에 붙인다.

필기 5회

01	④	02	③	03	④	04	①	05	④
06	④	07	③	08	⑤	09	④	10	④
11	④	12	④	13	④	14	④	15	③
16	①	17	④	18	②	19	④	20	⑤
21	②	22	②	23	②	24	⑤	25	④
26	②	27	②	28	⑤	29	④	30	①
31	⑤	32	②	33	②	34	③	35	④

01 12p 노인의 신체적 특성
① 피하지방이 감소하여 전신이 마르고 주름이 많아진다.
② 질병이 발생할 경우 급격하게 상황이 악화되어 죽음을 맞기도 한다.
③ 신체조건의 잔존능력이 저하된다.
④ 사소한 원인으로도 중증에 이를 수 있다.

02 16~18p 가족관계의 변화
① 역할과 취미를 공유하면서 적절한 상호작용 방식을 재수립하면 결혼 생활 만족도를 높일 수 있다.
② 가족관계를 긍정적으로 유지해야 한다.
④ 자녀에게 의존하지 않는다.
⑤ 조부모는 부모에 비해 손자·손녀에 대해 책임이 없고 비교적 순수하게 애정으로만 감싸 줄 수 있다.

03 30p 노인의료복지시설

①,②,③ 노인여가복지시설
⑤ 노인주거복지시설

04 68p 시설노인 인권 보호
입소 노인의 개인적 사생활이 농담이나 흥밋거리로 다루어져서는 안 된다.

05 43p 장기요양인정서 수급자 안내사항
① 갱신 신청은 유효기간이 끝나기 90일 전부터 30일 전까지 신청해야 한다.
② 월 한도액 범위를 초과하는 비용 및 비급여비용은 본인이 전액 부담한다.
③ 장기요양보험료를 6회 이상 납부하지 아니하면 장기요양급여를 받을 수 없다.
⑤ 장기요양기관에 인정서를 제시하여야 한다.

06 34p 노인성 질병의 분류
노인장기요양보험급여 대상자는 '65세 이상이 자' 또는 '65세 미만이지만 노인성 질병을 가진 자'로 거동이 불편하거나 치매 등으로 인지가 저하되어 6개월 이상의 기간 동안 혼자서 일상생활을 수행하기 어려운 사람이다.

07 60p 요양보호서비스 제공 원칙
① 대상자에게만 서비스를 제공한다.
② 우선순위에 따라 응급처치를 한다. 의료행위는 의료진만 할 수 있다.
④ 대상자의 상태 변화 등으로 계획된 서비스 외에 서비스를 추가, 변경한다.
⑤ 대상자에게 필요한 서비스를 제공한다.

08 61p 요양보호사의 역할
효율적인 의사소통 기법을 활용하여 대상자와 관

계를 형성하고 필요한 서비스를 제공하여 대상자의 신체적, 정신적, 심리적 안위를 도모한다.

09 85p **자기방임**
노인 스스로 의식주 제공 및 의료 처치 등의 최소한의 자기 보호관련행위를 의도적으로 포기하거나 비의도적으로 관리하지 않아 심신이 위험한 상황 또는 사망에 이르게 되는 경우를 말한다.

10 93p **성희롱 행위**
①,③ 육체적 성희롱
②,⑤ 언어적 성희롱

11 94p **성희롱 대처 방안**
① 성희롱 예방교육을 1년에 1번 이상 해야 한다.
② 성희롱이 발생하였을 경우 징계 혹은 재발 방지 약속이나 서비스 중단 등의 적절한 조치를 취해야 한다.
③ 대상자 가족에게 사정을 말하고 시정해 줄 것을 요구한다.
⑤ 피해자에게 원하지 않는 업무배치 등의 불이익한 조치를 해서는 안 된다.

12 96p **요양보호사의 직업윤리 원칙**
①,③ 어떠한 이유로든 대상자를 차별대우 하지 않는다.
② 대상자의 사생활을 존중하고 업무상 알게 된 개인정보를 비밀로 유지한다.
⑤ 대상자와는 수직적인 관계가 아닌 함께하는 상호 대등한 관계임을 인식해야 한다.

13 96p **요양보호사의 직업윤리 원칙**
대상자로부터 서비스에 대한 물질적 보상을 받지

않는다.

14 99p
전문가의 진단이 필요한 사항은 요양보호사가 판단, 조언하지 말아야 한다. 시설장 또는 관리책임자에게 보고하여 전문가와 상담할 수 있도록 연계한다.

15 109p **수근관 증후군**
손목관절이 좁아지거나 내부 압력이 증가하여 신경이 자극되어 손목에 통증이 나타나는 것

16 117p **스트레칭 주의사항**
② 스트레칭된 자세로 10~15초 정도 유지해야 근섬유가 충분히 늘어나 효과를 볼 수 있다.
③ 통증을 느끼지 않고 시원하다고 느낄 때까지 계속한다.
④ 스트레칭 된 자세로 10~15초 정도 유지해야 효과를 볼 수 있다.
⑤ 호흡은 편안하고 자연스럽게 한다.

17 160p **요실금**
- 노화로 인한 방광의 저장능력 감소
- 골반 근육 조절능력의 약화
- 호르몬의 생산 중지로 인한 요도기능 약화
- 당뇨병, 파킨슨병, 각종 약물 복용으로 인한 부작용
- 남성은 전립선비대증, 여성은 요로 감염 및 복압 상승이 관련됨
- 변비

18 184p 섬망과 치매의 비교

섬망	치매
갑자기 나타남	서서히 나타남
급성질환	만성질환
대체로 회복됨	대부분 만성으로 진행됨
초기에 사람을 못 알아봄	나중에 사람을 못 알아봄
신체 생리적 변화가 심함	신체 생리적 변화는 적음
의식의 변화가 있음	말기까지 의식의 변화는 적음
주의 집중이 매우 떨어짐	주의 집중은 별로 떨어지지 않음
수면 양상이 매우 불규칙함	수면 양상은 개인별로 차이가 있음

19 147p 고혈압

① 증상이 없어도 혈압이 높으면 치료해야 한다.
② 고혈압은 증상이 없는 경우가 대부분이기 때문에 의사의 처방이 있으면 계속 약을 먹어야 한다.
③ 약을 오래 복용하는 것이 몸에 좋지는 않지만, 고혈압의 합병증을 발생시키는 것보다는 안전하다.
⑤ 혈압이 조절되다가도 약을 안 먹으면 약효가 떨어지자마자 혈압이 다시 올라간다.

20 362p 저혈당 대처방법

혈당이 급격히 낮아져 힘이 빠지고, 어지럽고, 식은땀이 나고, 심장박동이 빨라진다.
증세가 나타나면 즉시 과일, 주스, 우유 1컵 또는 설탕이나 꿀 1~2 수저를 섭취한다.

21 162p 전립선비대증의 증상

- 소변줄기가 가늘어짐
- 소변을 보고 나서도 시원하지 않음
- 힘을 주어야 소변이 나옴
- 소변이 자주 마렵거나 소변을 참기 힘듦
- 자다가 깨서 소변을 봐야 함

22 194p 뇌졸중 증상(언어장애)

- 좌측 뇌가 손상된 경우 우측마비와 함께 말을 못하거나 남의 말을 이해하지 못하는 실어증이 발생한다.
- 뇌손상 부위에 따라 글을 못 쓰고 못 읽으며, 혀, 목구멍, 입술 등의 근육이 마비되어 발음이 부정확하고 마치 술 취한 사람처럼 어눌한 발음으로 말을 한다.

23 198p 영양 문제

① 침의 분비가 줄어들고 음식물을 씹고 삼키는 능력이 저하된다.
③ 위가 위축되고 소화액 분비가 감소되어 소화 및 흡수 기능이 떨어진다.
④,⑤ 활동량 감소, 칼슘의 섭취 및 흡수 감소로 골다공증이 발생할 수 있다.

24 202p 운동관리

① 준비운동과 정리운동 모두 함으로써 부상을 예방할 수 있다.
② 상황에 따라 실·내외 운동을 한다.
③ 낮은 수준으로 운동을 시작하여 상태를 보면서 점차 강도를 올린다.
④ 시원하고 바람이 잘 통하고 땀을 흡수하는 옷을 입고 운동한다.

25 204p 수면 문제

- 수면 중에 자주 깬다.
- 수면량이 줄어든다.
- 잠들기까지 시간이 오래 걸린다.

- 낮시간동안 졸림증상이 많아진다.

26 205p **성 문제**
① 뇌졸중 - 아무 문제 없음. 체위 변화에 도움이 되는 기구로 취약점 보완하여 성생활
③ 전립선 절제술 - 발기하는 데 문제를 유발하지 않는다.
④ 당뇨병 - 발기부전
⑤ 심근경색 - 심장마비가 오는 것은 아니지만, 주치의와 상의해야 한다.

27 207~208p **노인의 약물사용 주의사항 및 약물사용방법**
① 증상이 비슷하다고 해서 다른 사람에게 처방된 약을 먹거나 자기 약을 남에게 주면 안 된다.
③ 약을 술과 함께 먹으면 효과가 떨어지거나 부작용이 있을 수 있다.
④ 증상이 좋아졌다면 의사와 상담 후 약을 중단한다.
⑤ 진료 후 이전 처방약을 이어서 복용하지 않는다.

28 214p **예방접종 종류와 주기**
- 파상풍 : 1차 기본접종 이후 10년마다 파상풍을 추가 접종한다.

29 215p **폭염 대응 안전수칙**
① 가급적 야외 활동이나 야외 작업을 자제한다.
② 식사는 가볍게 하고 물은 평소보다 자주 마신다.
③ 외출할 때는 헐렁한 옷차림에 챙이 넓은 모자와 물을 휴대한다.
⑤ 선풍기는 환기가 잘되는 상태에서 사용하고 커튼 등으로 햇빛을 가린다.

30 224p **식이의 종류**
치아가 적어 씹기 어렵지만, 삼키는 데 문제가 없는 대상자에게 치아 상태에 따라 잘게 썰어 제공한다.

31 416p **요양보호 기록의 목적**
시설장 및 관련 전문가는 요양보호사가 기록한 정보를 바탕으로 서비스 내용 및 방법 등을 점검하고 평가하는 데 활용한다.

32 437p **업무보고 원칙**
- 객관적인 사실을 보고한다.
- 육하원칙에 따라 보고한다.
- 신속하게 보고한다.
- 보고내용이 중복되지 않게 한다.
- 공식화된 언어를 사용한다.

33 501p **호스피스 · 완화의료**

34 503~504p **임종 적응 단계**
부정-분노-타협-우울-수용

35 510p **임종 후 요양보호**
① 튜브나 장치가 부착된 경우 간호사 등 의료인에게 제거해 줄 것을 의뢰한다.
② 조명을 차분하게 조절한다.
③ 시트가 얼굴을 덮지 않도록 어깨까지 덮는다.
⑤ 사후 강직이 시작되기 전에 바른 자세를 취하게 한다.

정답

실기 5회

01	③	02	④	03	④	04	③	05	④
06	③	07	⑤	08	⑤	09	②	10	④
11	②	12	④	13	②	14	⑤	15	①
16	②	17	③	18	⑤	19	②	20	④
21	⑤	22	②	23	⑤	24	②	25	⑤
26	④	27	②	28	④	29	②	30	①
31	④	32	②	33	①	34	③	35	⑤
36	④	37	⑤	38	④	39	⑤	40	⑤
41	⑤	42	②	43	④	44	③	45	⑤

01 187p 인지장애 증상
- 기억력 저하
- 언어능력 저하
- 지남력 저하
- 시공간 파악 능력 저하
- 실행기능 저하

02 196p
① 무표정
② 근육경직 및 안정 시 떨림
③ 관절과 근육이 경직되지 않도록 운동하며, 근육 스트레칭과 관절 운동을 한다.
⑤ 동작이 느려짐

03 218~219p 대상자를 대하는 원칙
①,②,③,⑤ 무엇이든 강제로 하지 않는다.

04 231~232p 경관영양 돕기 기본원칙
① 대상자가 의식이 없어도 식사 시작과 끝을 알린다.
② 영양액의 온도는 체온 정도가 적당하다.
④ 영양액이 역류되면 비위관을 잠근 후 의료기관에 방문하게 하거나, 반드시 시설장 및 관리책임자 간호사에게 연락해야 한다.
⑤ 영양 주머니는 매번 깨끗이 씻어서 말린 후 사용한다.

05 365p 삼킴장애
① 밥을 국이나 물에 말아 먹지 않는다.
② 유제품류는 마시는 형태보다 떠먹는 형태를 선택한다.
③ 작은 숟가락을 사용하여 천천히 식사한다.
⑤ 식사 후 바로 눕지 말고 약 30분 정도 똑바로 앉는다.

06 234p 경구 약 복용 시 주의점
약을 삼키기 쉽게 해주고 위장관에서의 흡수가 잘 되도록 충분히 물을 준다.

07 236p 안약 투여 방법
각막에 직접 점안하는 것보다 결막에 점안하면 점적기가 눈에 닿아서 오염되거나 눈을 다치게 할 위험이 줄어들어 각막이 보호된다.

08 238p 주사주입 돕기
①,② 주사주입은 의료인의 고유영역이므로 요양보호사는 주사주입을 하지 않는다.
③ 수액 병은 항상 대상자의 심장보다 높게 유지한다.
④ 알코올 솜으로 지그시 누르고, 절대 비비지 않는다. 피멍이 들기 때문이다.

09 244~246p **침상 배설을 돕는 방법**

① 기저귀를 쓰게 되면 대상자가 기저귀에 의존하게 되어 스스로 배설하던 습관이 사라지고 치매 증상 및 와상 상태가 더욱 심해질 수 있다.

③ 앞에서 뒤로 닦아 감염을 예방한다.

④ 침대를 올려주어 대상자가 배에 힘을 주기 쉬운 자세를 취하게 한다.

⑤ 프라이버시 보호를 위해 불필요한 노출을 방지하고 가려주며, 편안한 상태에서 배설하게 한다.

10 247~249p

① 침대 높이와 이동변기의 높이가 같도록 맞춘다.

② 미지근한 물을 항문이나 요도에 끼얹어 변의를 자극한다.

③ 이동변기는 매번 깨끗이 씻어 배설물이 남아 있거나 냄새가 나지 않게 한다.

⑤ 음악을 틀어주어 배설 시 나는 소리가 잘 들리지 않게 한다.

11 241p **배설 시 관찰내용**

• 배설 전 : 요의나 변의 유무, 하복부 팽만, 이전 배설과의 간격, 배설 억제

• 배설 중 : 통증, 불편함, 불안정도, 배변 어려움, 배뇨 어려움

• 배설 후 : 색깔, 혼탁 여부, 배설 시간, 잔뇨감, 잔변감, 배설량

12 251~253p **유치도뇨관의 소변주머니 관리**

① 소변주머니를 방광 위치보다 높게 두지 않는다.

② 유치도뇨관을 삽입하고 있어도 침대에서 자유로이 움직일 수 있으며 보행도 할 수 있다.

③ 소변량과 색깔을 2~3시간마다 확인한다.

⑤ 금기 사항이 없는 한 수분섭취를 권장한다.

13 278p **수액이 있는 대상자 옷 입히기**

1. 마비된 쪽 팔을 낀다.

2. 수액을 먼저 건강한 쪽 소매의 안에서 밖으로 빼서 건다.

3. 건강한 쪽 팔을 끼우고 단추를 잠근다.

14 263p

① 발톱은 일자로 자른다.

② 손톱은 둥글게 자른다.

③ 손톱깎기를 이용하여 자른다.

④ 따뜻한 물에 담가 혈액순환을 촉진하고, 이물질을 쉽게 제거한다.

15 256~257p **칫솔질하기**

② 치약을 칫솔모 위에서 눌러 짜서 치약이 솔 사이에 끼어들어가게 한다.

③ 머리를 앞으로 숙인 자세로 칫솔질한다.

④ 칫솔을 옆으로 강하게 문지르면 잇몸이 닳아져 시리게 되므로 잇몸에서 치아 쪽으로 부드럽게 회전하면서 쓸어내린다.

⑤ 채약의 양이 많으면 입안에 거품이 가득 차서 칫솔질이 어렵고, 치약으로 인한 청량감 때문에 치아가 잘 닦였을 것이라고 오해하기 쉽다.

16 265p

눈곱이 없는 쪽 눈부터 먼저 닦는다. 눈의 안쪽에서 바깥쪽으로 닦는다.

17 257~258p **구강 청결 돕기 – 의치**

① 위쪽 의치를 먼저 빼서 의치 용기에 넣는다.

② 찬물이 담긴 용기에 보관해야 의치의 변형을 막을 수 있다.

④ 전체 의치인 경우 건조를 막기 위해서 위쪽과 아래쪽 의치를 맞추어서 보관한다.

⑤ 윗니를 끼운 후 아랫니를 끼운다.

18 281p 올바른 신체정렬 방법
① 양발은 적당히 벌리고 서서 한 발은 다른 발보다 약간 앞에 놓아 지지면을 넓힌다.
② 대상자와 멀어질수록 신체손상 위험이 증가한다.
③ 큰 근육을 사용하여 척추의 안정성을 유지한다.
④ 등을 펴서 척추의 안정성을 유지한다.

19 282p 침대머리 쪽으로 이동하기
대상자가 협조할 수 없는 경우 침상 양편에 한 사람씩 마주 서서 한쪽 팔은 머리 밑으로 넣어 어깨와 등 밑을, 다른 팔은 둔부와 대퇴를 지지하여 신호에 맞춰 두 사람이 동시에 대상자를 침대머리 쪽으로 옮긴다.

20 289p 엎드린 자세(복위)
등에 상처가 있거나 등 근육을 쉬게 해줄 때 자세

21 302p 보행기 사용법
- 양쪽 다리가 불편한 경우 보행기를 먼저 옮긴 후 한발씩 옮긴다.
- 한쪽 다리만 약한 경우 약한 다리와 보행기를 함께 한 걸음 정도 옮긴 다음 건강한 다리를 옮긴다.

22 302p 지팡이 보행방법
- 대상자의 건강한 쪽 손으로 지팡이를 잡고 선다.
- 지팡이를 사용하는 쪽 발의 새끼발가락으로부터 앞 15cm, 옆 15cm 지점에 지팡이 끝을 놓는다.

23 307~310p 감염 예방방법
① 혈액이 묻었을 경우 찬물로 닦고 더운물로 헹구며 필요 시 소독해야 한다.
② 장갑을 착용하였더라도 물과 비누로 손을 씻는다.
③ 흡인병은 분비물을 버리고, 1일 1회 이상 깨끗이 닦는다.
④ 일반적인 바 형태는 고체비누는 세균으로 감염될 수 있다.

24 314p 욕창예방 매트리스
① 대여 및 구매 가능하다.
③ 매트리스 셀은 공기를 빼고 흐르는 물로 씻고 말린다.
④ 열을 발산하는 제품(찜질기 등)과 함께 사용하지 않는다.
⑤ 하루에 한 번은 기구의 정상 동작을 확인한다.

25 329~338p 안전사고 예방
① 계단을 이용해 이동한다.(엘리베이터 사용 금지)
② 옥상 출입문은 항상 열려있어야 한다.
③ 신속하게 운동장이나 공원 등 넓은 공간으로 대피한다.
④ 지진으로 흔들리는 동안은 탁자 아래로 들어가 몸을 보호하고, 탁자 다리를 꼭 잡는다.

26 329~331p 낙상
① 높이가 높은 침대
② 난간이 없는 계단
③,⑤ 신체적 요인

27 370p 후숙과일
토마토, 복숭아, 무화과, 황금향, 바나나, 망고, 키위, 아보카도 등

28 387~388p 외출동행 방법
① 서비스 중에는 병원진료를 받지 않는다.
② 대중교통을 이용한다.
③ 대상자의 지나친 요구는 시설장 및 관리책임자에게 보고하여 조절한다.

⑤ 대상자의 욕구를 확인하여 사전에 외출계획을 세운다.

29 400p 비언어적 의사소통

얼굴 표정은 대화에 영향을 미치는 요소 중 가장 중요한 시각적 요소이며, 눈을 치켜뜨거나 미소를 짓는 등의 표정은 말로써 전달하고자 하는 의미를 더욱 분명하게 하는 효과적인 의사소통 수단이다.

30 409p 말벗하기 – 공감

어르신이 무리한 요구를 한다고 해서 바로 거절하지 말고, 먼저 공감을 표시한다.

31 409p 말벗하기 – 공감

32 411p 시각장애

시각장애 대상자는 형태나 색상을 파악하기 어려워 청각이나 촉각, 후각 등에 의지하여 대상물을 인지한다.

33 414p 여가활동 유형과 내용

유형	내용
자기계발활동	책읽기, 독서교실, 그림그리기, 악기연주, 서예교실, 창작 활동
가족중심활동	가족 소풍, 가족과의 대화, 외식
종교참여활동	교회, 사찰, 성당가기
사교오락활동	영화, 연극, 음악회, 전시회
운동 활동	체조, 가벼운 산책
소일 활동	텃밭 야채 가꾸기, 식물 가꾸기, 신문보기, 텔레비전 시청, 종이접기

34 446p 배설 돕기

① 배뇨곤란이 있는 경우 야간에 수분섭취를 제한한다.
② 대상자에게 수치감을 유발한다.
④ 낮에는 가능하면 기저귀를 사용하지 않는 것이 좋다.
⑤ 옷을 쉽게 벗을 수 있도록 조이지 않는 고무줄 바지를 입도록 한다.

35 451p 옷 입기 돕는 방법

① 계절에 맞는 옷을 입힌다.
② 시간이 걸려도 혼자 입도록 격려한다.
③ 자신이 옷이 아니라고 하면, 옷 라벨에 이름을 써 둔다.
④ 혼란을 예방하기 위해 색깔이 요란하지 않고 장식이 없는 옷을 선택한다.

36 462p 의심, 망각, 환각

잃어버린 물건에 대한 의심을 부정하거나 설득하지 말고 함께 찾아본다.

37 463p 파괴적 행동의 치매 대상자

① 불필요한 신체적 구속은 피한다.
② 대상자를 존중한다.
③ 이해하지 못한 말은 다른 형태로 설명하지 말고 같은 말로 반복한다.
④ 행동이 진정된 후에는 왜 그랬는지 질문하거나 이상행동에 대해 상기시키지 않는다.

38 462p 의심, 망상, 환각

치매 대상자가 다른 것에 신경을 쓰도록 계속 관심을 돌린다.

39 459p **수면장애 돕는 방법**
① 커피나 술과 같은 음료를 주지 않는다.
② 소음을 최대한 없앤다.
③,④ 치매 대상자에게 알맞은 하루 일정을 만들어 규칙적으로 생활한다.

40 460p **배회**
배회는 아무런 계획도 목적지도 없이 돌아다니는 행위로 대다수의 치매 대상자에게서 나타난다. 배회로 인해 낙상이나 신체적 손상을 입을 수 있으므로 주의 깊은 관찰과 관리가 필요하다.

41 472p **비언어적인 의사소통**
① 대상자의 행동을 복잡하게 해석하지 않는다.
② 신체적인 접촉을 사용한다.
③ 알아듣지 못하는 경우에는 글을 사용해서 의사소통을 한다.
④ 정면으로 마주보고, 눈높이를 맞추고 이야기한다.

42 485p **경증 인지기능 장애 인지자극 훈련**
①,③,④,⑤ 중증 인지기능 장애 인지자극 훈련

43 519p **화상의 수준**
1도 화상 : 표피에만 국한된 가장 가벼운 화상이다. 화상 부위는 빨갛게 변하며 약간 부어오르고 만지면 아프지만 물집은 생기지 않는다. 며칠 내에 피부는 아물고 손상된 껍질은 벗겨진다. 햇볕에 화상을 입었을 때가 바로 1도 화상이다.
①,② 3도 화상
③,⑤ 2도 화상

44 527p **심폐소생술의 단계**
반응확인 - 도움요청 - 가슴압박 - 기도유지 - 인공
호흡 - 회복자세

45 533p
① 자동심장충격기는 2분 간격으로 심장 리듬 분석을 자동 반복한다.
② 전극패드 부착 후 심장리듬을 분석한다.
③ 반응과 호흡이 없는 심정지 대상자에게만 사용한다.
④ 심장리듬을 분석하는 동안 심폐소생술을 멈추고 대상자에게서 손을 뗀다.

필기 6회

01	④	02	②	03	①	04	②	05	④
06	④	07	③	08	③	09	⑤	10	②
11	④	12	⑤	13	⑤	14	④	15	②
16	③	17	①	18	③	19	④	20	③
21	④	22	②	23	④	24	④	25	④
26	⑤	27	④	28	②	29	③	30	②
31	②	32	④	33	⑤	34	④	35	③

01 12~15p **노년기의 특성**
① 직장에서 퇴직하면서 사회적 관계도 줄어들게 된다.
② 노후 소득을 위한 연금이나 노후자금이 없는 경우에는 경제적 빈곤에 놓이게 된다.
③ 노인은 자신에게 익숙한 습관적인 태도나 방법을 고수한다.(경직성 증가)
⑤ 노화는 비가역적으로 진행된다.

02 17p **배우자 사별에 대한 적응단계**
- 1단계 : 상실감의 시기, 우울감과 비탄
- 2단계 : 배우자 없는 생활을 받아들이고, 혼자된 사람으로서의 정체감을 지님
- 3단계 : 혼자 사는 삶을 적극적으로 개척함

03 34p **노인성 질병의 종류**
노인장기요양보험급여 대상자는 '65세 이상인 자' 또는 '65세 미만이지만 노인성 질병을 가진 자'로 거동이 불편하거나 치매, 파킨슨, 뇌혈관질환 등으로 인지가 저하되어 6개월 이상의 기간 동안 혼자

서 일상생활을 수행하기 어려운 사람이다.

04 37p **장기요양인정 점수에 따른 등급**

등급	인정 점수
1등급	95점 이상
2등급	75점 이상 95점 미만
3등급	60점 이상 75점 미만
4등급	51점 이상 60점 미만
5등급	45점 이상 51점 미만
인지지원 등급	45점 미만

05 48p **노인장기요양보험 표준서비스 분류**
가. 일상생활지원서비스
나. 개인활동지원서비스
마. 기능회복훈련서비스

06 60p **요양보호서비스 제공 원칙**
요양보호사는 흡인, 비위관 삽입, 관장, 도뇨, 욕창 관리, 투약(경구약 및 외용약 제외) 등을 포함하는 모든 의료 행위를 하지 않는다.

07 79p **노인학대 유형**
① 방임
② 신체적 학대
④ 성적 학대
⑤ 경제적 학대

08 84p **방임**
부양 의무자로서의 책임이나 의무를 의도적 혹은 비의도적으로 거부, 불이행하거나 포기하여 노인에게 의식주 및 의료를 적절하게 제공하지 않는 것을 말한다.

09 94p **성희롱 대처 방안**

①,④ 대상자 가족에게 말하고 시정해 줄 것을 요구한다.

② 가해자가 받을 수 있는 불이익과 향후 대처 계획을 설명한다.

③ 피해자가 원하지 않는 업무배치 등의 불이익한 조치를 해서는 안 된다.

10 91p **산업안전보건법 제52조(근로자의 작업중지)**

11 96p **직업윤리 원칙**

① 요양보호사는 인종, 연령, 성별, 종교 등을 이유로 대상자를 차별 대우하지 않는다.

② 업무의 경과와 결과를 시설장 또는 관리책임자에게 보고한다.

③ 대상자의 자기결정을 최대한 존중한다.

⑤ 대상자로부터 서비스에 대한 물질적 보상을 받지 않는다.

12 102p **요양보호 대상자에게 해가 되는 활동을 강요받은 경우**

의도적으로 해를 입히거나 해를 입힐 위험이 있는 행위는 하지 말아야 한다는 '무해성의 원칙'에 어긋나는 행동이다.

13 97p **윤리적 태도**

① 대상자에게 의견을 물은 후 실행한다.

② 다음 방문 일을 적은 메모를 남겨둔다.

③ 대상자에게 유아어, 명령어, 반말 등을 사용하지 않는다.

④ 대상자나 가족에게 돈을 빌리거나 뇌물 혹은 팁을 받는 행위를 하지 않는다.

14 106p **직업 관련 근골격계 질환의 원인**

①,②,⑤ 작업자 요인

③ 사회심리적 요인

15 117~118p **전신 스트레칭**

① 근육의 긴장을 완화한다.

③ 통증을 느끼지 않고 시원하다고 느낄 때까지 계속한다.

④ 10~15초 유지한다.

⑤ 호흡은 편안하고 자연스럽게 한다.

16 128p **노화에 따른 특성**

① 맛을 느끼는 세포 수가 줄어든다.

② 지방의 흡수력이 떨어진다.

④ 항문 괄약근의 긴장도가 떨어져 변실금이 발생할 수 있다.

⑤ 간 기능이 떨어져 약물의 대사와 제거 능력이 저하된다.

17 362p **저혈당**

- 저혈당은 당뇨병 치료 중 제시간에 식사를 못하거나 당질이 부족하면 나타날 수 있다.

- 증세가 나타나면 즉시 과일, 주스, 우유 1컵 또는 설탕이나 꿀 1~2수저를 섭취한다.

18 137p **변비**

요양보호사는 대상자가 정상적이지 않은 상태를 보이거나 평소와 다르게 상태가 안 좋은 방향으로 변화되었을 때 가족과 상의하여 의료기관을 찾도록 해야 한다. 또한, 시설장이나 간호사에게 신속하게 보고해야 한다.

19 147p 고혈압 약물치료에 대한 편견
①,② 의사의 처방이 있으면 계속 약을 먹는다.
③ 약을 안 먹으면 약효가 떨어져 혈압이 다시 올라
간다.
⑤ 증상이 없어도 혈압이 높으면 치료해야 한다.

20 160p 요실금의 치료 및 예방
①,⑤ 골반근육강화 운동을 한다.
② 기저귀 사용은 자존감을 낮추고, 의존성을 증사
시킨다.
④ 충분한 수분섭취로 방광의 기능을 유지한다.

21 141p 천식
천식은 기도의 만성 염증성 질환으로 기관지 벽의
부종과 기도 협착, 여러 가지 자극에 대해 기도가
과민반응을 보이는 상태를 말한다.

22 116p 근골격계 손상의 초기 치료
① 초기 치료에는 냉찜질이 좋으나 만성통증에는
온찜질이 좋다.
③ 손상 부위는 심장보다 높게 올려준다.
④ 냉찜질은 2시간마다 20~30분씩 하는 것이 좋다.
⑤ 급성기 이후 치료방법

23 183p 우울증과 치매의 비교

우울증	치매
급격히 발병함	서서히 발병함
짧은 기간	긴 기간
정신과적 병력 있음	과거 정신과적 병력 없음
기억력 장애를 호소함	기억력에 문제가 없다고 주장하는 경우가 많음
모른다고 대답하는 경우가 많음	근사치의 대답을 함
인지기능 저하 정도의 편차가 심함	일관된 인지기능의 저하
단기 기억과 장기 기억이 동등하게 저하됨	단기 기억이 심하게 저하됨
우울이 먼저 시작됨	기억력 저하가 먼저 시작됨

24 194p 뇌졸중의 증상
소뇌에 뇌졸중이 발생하였을 때 술 취한 사람처럼
비틀거리고 한쪽으로 자꾸 쓰러지려 하고, 물건을
잡으려고 할 때 정확하게 잡지 못한다.

25 202~203p 노인의 운동관리
① 최대 심박수 이하로 운동을 실시한다.
② 빠르게 방향을 바꾸어야 하는 운동이나 동작은
금한다.
③ 개인의 능력에 맞는 운동을 한다.
⑤ 안정 시의 심박동수로 돌아올 때까지 마무리
운동을 한다.

26 204p 노인의 수면관리
① 일정한 시간에 잠자리에 들고 일어난다.

② 카페인이 함유된 음료를 줄인다. 따뜻한 우유를 마신다.
③ 텔레비전 시청 등 지나치게 집중하는 일을 하지 않는다.
④ 매일 규칙적으로 적절한 양의 운동을 한다.

27 208~209p 노인의 약물사용 방법
① 처방을 무시하고 임의로 조절하여 정해진 양보다 적게 복용하거나 많이 복용해서는 안 된다.
② 증상이 비슷하다고 해서 다른 사람에게 처방된 약을 먹거나 자기 약을 남에게 주면 안 된다.
③ 복용하던 약을 의사의 처방 없이 중단하면 안 된다.
⑤ 약 삼키는 것이 힘들다고 쪼개거나 분쇄해서 복용하면 안 된다.

28 214p 예방접종 종류와 주기
인플루엔자는 50~64세, 65세 이상 모두 매년 1회 접종한다.

29 216p 겨울철 생활안전 수칙
① 새벽보다는 낮시간에 운동한다.
② 실외 운동을 삼가고 실내 운동을 하는 것이 좋다.
④ 운동 시 준비 운동과 마무리 운동을 평소보다 충분히 한다.
⑤ 손을 주머니에 넣고 걷지 않는다.

30 424~425p 요양보호 기록의 원칙
① 요양보호사의 생각이나 의견 등의 주관적인 내용은 피해야 한다.
③ 기록을 정정할 때는 밑줄을 긋고 빨간 펜으로 정정한 후 서명을 한다.
④ 기록은 미루지 않고, 그때그때 신속하게 작성한다.
⑤ 간단명료하게 기록한다.

31 439p 업무보고 형식
보고내용이 복잡하거나 숫자나 지표가 필요한 경우, 정확히 보고 할 필요가 있거나 자료를 보존할 필요가 있을 때 서면보고 한다. 대표적인 서면보고는 정기 업무보고, 사건보고 등을 들 수 있다. 서면보고는 정확한 기록을 남길 수 있는 장점은 있으나 신속하게 보고 할 수 없다는 단점이 있다.

32 441p 월례회의

33 500~501p 사전연명의료의향서
① 연명의료 중단은 회복 불가능한 말기 환자가 의사의 도움을 받아 할 수 있다.
② 19세 이상, 말기환자가 작성할 수 있다.
③ 사전연명의료의향서 등록기관에 등록해야만 효력을 가진다.
④ 의료기관에 연동되지 않는다.

34 503p 임종 징후
① 피부색이 파랗게 변한다.
② 음식 및 음료섭취에 무관심해진다.
③ 맥박이 약해지고 혈압이 떨어진다.
⑤ 손발이 차가워지고 식은땀을 흘린다.

35 512p 임종 대상자 가족에 대한 요양보호
① 장례식이나 장지에 가는 일에는 참석하지 않는다.
② 상투적인 말은 도움이 되지 않으므로 하지 않는다.
④ 가족이 자신의 감정을 표현할 수 있게 돕는다.
⑤ 임종 시 가족이 임종 대상자를 직접 돕게 한다.

정답

실기 6회

01	③	02	④	03	②	04	①	05	③
06	③	07	⑤	08	③	09	④	10	②
11	③	12	②	13	①	14	②	15	①
16	②	17	⑤	18	①	19	⑤	20	③
21	②	22	④	23	①	24	②	25	④
26	⑤	27	⑤	28	②	29	⑤	30	③
31	④	32	①	33	④	34	④	35	⑤
36	③	37	③	38	③	39	④	40	④
41	③	42	①	43	⑤	44	④	45	④

01 27p **결식 우려 노인 무료급식 지원 서비스**
가정 형편이 어렵거나 부득이한 사정으로 식사를 거를 우려가 있는 노인들에게 무료로 식사를 제공하고, 그 이상의 일정한 경제적 능력을 갖춘 노인들에게는 실비로 식사를 제공할 수 있도록 지원하는 사업이다.

02 220~222p **대상자 대면하기**
① 상대방과 가까운 거리의 정면에서 같은 눈높이로 상대방을 바라본다.
② 대상자가 이야기하지 않더라도 지속적으로 이야기해야 한다.
③ 항상 긍정형 문장으로 이야기한다.
⑤ 걸을 수 있는 대상자를 낙상 위험이 있다는 이유로 휠체어에 태워서는 안 된다.

03 231p **경관영양 돕기**
대상자가 토하거나 청색증이 나타나면 비위관을 잠

근 후 바로 시설장이나 관리책임자 등에게 알린다.

04 226~227p **올바른 식사자세**
② 의자에 깊숙이 앉는다.
③ 발바닥이 바닥에 닿을 수 있는 정도이어야 안전하다.
④ 침대를 약 30~60° 높인다.
⑤ 편마비 대상자의 건강한 쪽이 밑으로 가야 안정감이 있고 지지가 된다.

05 231~232p **경관영양 돕기**
① 경관영양은 의료행위이기 때문에 요양보호사는 비위관을 넣거나 빼면 안 된다.
② 경관영양 주입 후 대상자의 상체를 높이고 30분 정도 앉아 있도록 돕는다.
④ 빠르게 주입하면, 설사나 탈수를 유발할 수 있다.
⑤ 영양주머니는 매번 깨끗이 씻어서 말린 후 사용한다.

06 233~235p **투약 돕기**
① 처방된 이외의 약은 섞어 주지 않는다.
② 약국에서 가져온 상태로 투약되도록 돕는다.
④ 용량이 적을 때는 바늘을 제거한 주사기를 이용한다.
⑤ 손으로 만진 약은 약병에 다시 넣지 않는다.

07 238p **주사주입 돕기**
① 주사주입은 의료인의 고유영역이므로 요양보호사는 주사주입을 하지 않는다.
② 1~2분간 알코올 솜으로 지그시 눌러준다.
③ 속도가 일정하게 유지되는지 수시로 확인한다.
④ 의복을 갈아입거나 때에는 수액세트가 당겨지거나 주사바늘이 빠지지 않도록 조심한다.

08 240p 배설 돕기의 일반적 원칙
① 도움이 필요한 부분만을 도와준다.
② 변의를 느낄 때 배설할 수 있도록 돕는다.
④ 배설하는 모습이 보이지 않게 가려 주어 프라이버시를 배려한다.
⑤ 배설물은 오래 두지 말고 바로 깨끗이 치운다.

09 241p 배설 시 관찰내용
• 배설 전 : 요의나 변의 유무, 하복부 팽만, 이전 배설과의 간격, 배설 억제
• 배설 중 : 통증, 불편함, 불안정도, 배변 어려움, 배뇨 어려움
• 배설 후 : 색깔, 혼탁 여부, 배설시간, 잔뇨감, 잔변감, 배설량

10 244~247p 침상 배설 돕기 기본 원칙
① 변의를 호소할 때 즉시 배설할 수 있도록 도와준다.
③ 배설시 소리가 나는 것에 부담을 느끼지 않도록 텔레비전을 켜거나 음악을 틀어놓는다.
④ 대상자의 소변이 탁하거나 뿌연 경우 보고한다.
⑤ 침대를 올려준다.

11 249~251p 기저귀 사용 돕기
① 수시로 확인하고 젖었으면 속히 갈아준다.
② 대상자가 몇 번 실금을 했다고 해서 기저귀를 바로 사용하는 것은 좋지 않다.
④ 이동변기, 간이변기 사용을 시도해보고 가능하면 화장실에서 배설할 수 있도록 돕는다.
⑤ 기저귀의 바깥쪽 면(깨끗한 부분)이 보이도록 말아 넣는다.

12 276p 편마비 대상자의 단추 있는 옷 갈아입히기
옷을 입힐 땐 마비된 팔 – 머리 – 건강한 팔 순서로 입힌다.
옷을 벗길 땐 건강한 팔 – 머리 – 마비된 팔 순서로 벗긴다.

13 255p 입안 헹구기
②,③,⑤ 식사 후
④ 타액 분비를 촉진하기 위해

14 263p 손발 청결 돕기
① 가능하면 대상자를 앉히거나 편안한 자세로 한다.
③,④ 손톱은 둥글게, 발톱은 일자로 자른다.
⑤ 시설장이나 간호사 등에게 보고한다.

15 270p 통 목욕 돕기
② 스스로 할 수 있는 것은 스스로 하게 한다.
③ 몸은 말초에서 중심으로 닦는다.
④ 건강한 쪽 다리부터 들어간다.
⑤ 욕조 턱 높이와 욕조의자 높이를 맞추어 앉게 한다.

16 258p 의치의 보관
의치를 빼 둘 때에는 찬물이 담긴 뚜껑이 있는 용기에 보관해야 의치의 변형을 막을 수 있다.

17 266~267p 세수 돕기
① 눈곱이 없는 눈을 먼저 닦는다.
② 눈은 안에서 밖으로 닦는다.
③ 귀지는 의료기관에 가서 제거하는 것이 안전하다.
④ 귀의 뒷면, 귓바퀴, 목 순으로 닦는다.

18 294p 침대에서 휠체어로 옮기기
대상자의 건강한 쪽을 침대난간에 붙인다.(혹은

30~ 45° 비스듬히 놓는다.)

19 304p **지팡이 보행**
• 계단을 오를 때 : 지팡이 → 건강한 다리 → 마비
된 다리
• 계단을 내려갈 때 : 지팡이 → 마비된 다리 →
건강한 다리

20 293p **휠체어 이동 시 작동법**
크기가 작은 앞바퀴가 지면에 닿게 되면 휠체어를 앞
으로 밀기가 힘들고, 대상자가 진동을 많이 느낀다.

21 292~293p **휠체어 이동 시 작동법**

22 307~308p **감염 예방 방법**
① 장갑을 착용하였더라도 물과 비누로 손을 씻는다.
② 혈액이나 체액이 묻었을 때 찬물로 닦고 더운물
로 헹군다.
③,⑤ 배설물이 묻은 의류나 물건을 따로 세탁하거
나 씻는다.

23 311p **복지용구**

대여 품목(8종)	구입 품목(11종)
수동휠체어, 전동침대, 수동침대, 이동욕조, 목욕리프트, 배회감지기, 경사로, 욕창예방 매트리스	이동변기, 목욕의자, 성인용 보행기, 안전손잡이, 미끄럼방지용품, 간이변기, 지팡이, 욕창예방방석, 자세변환용구, 요실금팬티, 욕창예방매트리스

24 331p
① 가능하면 모든 방과 현관의 문턱을 제거한다.
③ 가급적 계단보다는 엘리베이터를 이용한다.
④ 침식, 욕실, 모서리 등을 어둡지 않게 한다.
⑤ 난간을 올리고 취침하게 한다.

25 334p
① 옥상 출입문은 항상 열려있어야 한다.
② 연기가 많은 경우 기어서 이동하되 배는 바닥에
닿지 않게 한다.
③ 119 구조대에 연락을 하고 신속하게 대피한다.
⑤ 야간 화지 시 한 쪽 손으로 벽을 짚고 조심스럽
게 이동한다.

26 341~343p **식사 준비**
① 부드러운 재료를 선택하고 작은 크기로 잘게
썰어서 준비한다.
② 부드럽게 삼킬 수 있도록 재료를 푹 끓이거나,
다지거나 믹서에 갈아서 준비한다.
③ 신맛과 쓴맛을 감지하는 기능이 향상된다.
④ 육류는 오래 삶으면 부드러워지나 생선은 질기
고 딱딱해진다.

27 378~380p **침상 청결관리**
① 이불은 가볍고, 부드러우며 보습성이 있는 것을
선택한다.
② 양모, 오리털 등의 이불은 그늘에서 말린다.
③ 습기를 흡수하지 않고, 열에 강하며 촉감이 좋
은 재질을 사용한다.
④ 딱딱한 베개는 목 근육과 골격에 무리를 주고
혈액순환에 방해가 된다.

28 390~392p **안전한 주거환경 조성**
① 문고리는 막대형으로 설치한다.

② 출입구의 문턱을 없앤다.

③ 야간에는 복도 조명을 켜둔다.

⑤ 창가에 물건을 두지 않는다.

29 408p 수용

수용 : 대상자를 있는 그대로의 한 인간으로 받아들여 그의 특성 모두를 인정하고 존중하는 태도이다.

30 403p 경청

① 논쟁에서는 먼저 상대방의 주장을 들어준다.

② 흥분하지 않고, 비판적 태도를 버린다.

④ 상대방의 말을 가로채거나 이야기를 가로막지 않는다.

⑤ 상대방이 말하는 의미를 이해한다.

31 404p 공감

바람직한 공감은 상대방의 말에 충분히 귀를 기울이고 그 말을 자신의 말로 요약해서 다시 반복해 주는 것이다.

32 410p 노인성 난청

② 시각장애

③ 언어장애

④ 지남력장애

⑤ 어깨를 다독이거나 눈짓으로 신호를 주면서 이야기를 시작한다.

33 414p 여가활동의 유형

유형	내용
자기계발 활동	책읽기, 독서교실, 그림그리기, 서예교실, 시낭송, 악기연주, 백일장, 민요교실, 창작활동
가족중심 활동	가족 소풍, 가족과의 대화, 외식나들이
종교참여 활동	교회, 사찰, 성당 가기
사교오락 활동	영화, 연극, 음악회, 전시회
운동 활동	체조, 가벼운 산책
소일 활동	텃밭 야채가꾸기, 식물가꾸기, 신문 보기, 텔레비전 시청, 종이접기, 퍼즐놀이

34 443~444p 치매 대상자의 일상생활 돕기 기본 원칙

① 대상자의 환경을 바꾸지 않는다.

② 규칙적인 생활은 병을 조기 발견하는 데 도움이 된다.

③ 할 수 있는 일은 스스로 하도록 하여 남아 있는 기능을 유지하게 한다.

⑤ 정면에서 야단치거나 부정하거나 무시하지 않는다.

35 444~446p 치매 대상자의 식사 돕기

① 접시보다는 사발을 사용하여 덜 흘리게 한다.

② 색깔이 있는 플라스틱 제품을 사용하는 것이 좋다.

③ 식탁 위에 두지 않는다.

④ 약간 무거운 숟가락을 주어서 숟가락을 쥐고 있다는 사실을 잊어버리지 않게 해준다.

36 446~448p 치매 대상자의 배설 돕기

① 쉽게 벗을 수 있도록 고무줄 바지를 입힌다.

② 낮에는 가능하면 기저귀를 사용하지 않는 것이 좋다.
④ 배뇨 곤란이 있는 경우 야간에 수분섭취를 제한한다.
⑤ 적절한 시기(식사 전, 외출 전)에 화장실 이용을 강요하지 않는다.

37 456p 반복적 질문이나 행동
- 크게 손뼉을 치는 등 관심을 바꾸는 소음을 낸다.
- 치매 대상자가 좋아하는 음식을 준다.
- 좋아하는 노래를 함께 부른다.
- 과거의 경험 또는 고향과 관련된 이야기를 나눈다.
- 콩 고르기, 나물 다듬기, 빨래개기 등 단순하게 할 수 있는 일거리를 제공한다.

38 462~464p 파괴적 행동 돕기
① 불필요한 신체적 구속은 피한다.
② 왜 그랬는지 질문하거나 이상행동에 대해 상기시키지 않는다.
④ 의심, 망상, 환각 대상자 돕기
⑤ 가능한 한 다른 자극을 주지 않는다.

39 457~458p 음식섭취 관련 문제행동
대상자의 말을 부정하면 혼란스러워하므로 "지금 준비하고 있으니까 조금만 기다리세요."라고 친절하게 얘기한다.

40 460p 배회 대상자 돕기
① 텔레비전이나 라디오를 크게 틀어놓지 않는다.
② 집 안을 어둡게 하지 않는다.
③ 단순한 일거리를 주어 배회 증상을 줄인다.
⑤ 주소, 전화번호가 적힌 이름표를 대상자의 옷에 꿰매어 준다.

41 468p 치매 대상자와의 의사소통 기본 원칙
① "여기가 아프세요?"와 같이 구체적으로 질문해야 한다.
② 어린아이 대하듯 하지 않는다.
④ '네, 아니요'로 답할 수 있게 질문한다.
⑤ 부정하거나 설득하려 하지 않는다.

42 485~491p 경증 인지기능 장애 대상자 인지자극 훈련
②,③,④,⑤ 인지기능에 문제가 없는 대상자

43 515p 응급처치
① 119에 신고한 후 응급처치를 실시한다.
② 긴급을 요하는 대상자순으로 처치한다.
③ 대상자를 가급적 옮기지 않는다.
④ 대상자에게 의약품을 사용할 수 없다.

44 527p 심폐소생술의 단계
반응확인 – 119 도움요청 – 가슴압박 – 기도유지 – 인공호흡 – 회복자세

45 533~535p 자동심장충격기의 사용법
① 심정지 환자에게 사용한다.
② 전원 켜기-패드 부착-심장 리듬분석-제세동 시행 순으로 사용한다.
③ 분석 중에는 심폐소생술을 멈추고 대상자에게서 손을 뗀다.
⑤ 오른쪽 패드는 오른쪽 빗장뼈 밑에, 왼쪽 패드는 왼쪽 중간 겨드랑이선에 붙인다.

정답

필기 7회

01	②	02	⑤	03	③	04	②	05	②
06	⑤	07	③	08	⑤	09	⑤	10	②
11	④	12	⑤	13	⑤	14	③	15	⑤
16	④	17	③	18	③	19	④	20	①
21	⑤	22	①	23	②	24	①	25	③
26	③	27	②	28	⑤	29	④	30	④
31	③	32	③	33	③	34	①	35	④

01 14p 우울증 경향의 증가

02 16~19p 가족관계의 변화
①~④ 올바른 가족관계의 변화
⑤ 상호 평등적 부부관계

03 26p 노인보호전문기관
노인학대에 전문적이고 체계적으로 대처하여 노인권익을 보호하는 한편, 노인학대 예방 및 노인인식 개선 등을 통해 노인의 삶의 질 향상을 도모하기 위한 사업이다.

04 34p 장기요양급여 대상자
노인장기요양보험급여 대상자는 '65세 이상인 자' 또는 '65세 미만이지만 노인성 질병을 가진 자'로 거동이 불편하거나 치매 등으로 인지가 저하되어 6개월 이상의 기간 동안 혼자서 일상생활을 수행가

기 어려운 사람이다.

05 58p 개인활동지원 사례 및 대처방안
• 고액과 관련된 은행 업무는 가능한 한 대상자나 가족과 함께 동반하도록 한다.
• 대상자나 가족과 동반하기 어려운 경우에는 은행 업무 수행 전 가족에게 알리고 확인을 받는다.

06 48p 노인장기요양보험 표준서비스 분류
① 일상생활지원서비스
② 시설환경관리서비스
③ 개인활동지원서비스
④ 정서지원서비스

07 72p 정치, 문화, 종교적 신념의 자유에 대한 권리
노인의 자유로운 외출, 외박 기회를 최대한 보장해야 한다.

08 83p 경제적 학대
노인의 자산을 당사자의 동의 없이 사용하거나 부당하게 착취하여 이용하는 행위 및 노동에 대해 합당한 보상을 하지 않는 행위를 말한다.

09 94p 성희롱 대처 방안
- 성희롱을 한 서비스 이용자에게 재발 방지 약속이나 서비스 중단 등의 적절한 조치를 취해야 한다.
- 성희롱 시 가해자가 받을 수 있는 불이익과 향후 대처 계획을 명확히 설명한다.
- 대상자 가족에게 사정을 말하고 시정해 줄 것을 요구한다.
- 시정 요구에도 상습적으로 계속할 경우 녹취하거나 일지를 작성해 둔다.

10 93p 산재근로자 보호의 주요 내용

① 보험급여는 양도 또는 압류할 수 없어 채권자가 건드릴 수 없다.

③ 퇴직 여부와 상관없이 받을 수 있다.

④ 사업장이 부도, 폐업하여 없어진 경우에도 지급에는 지장 받지 않는다.

⑤ 치료를 종결한 후 30일간은 해고하지 못하도록 되어 있으며, 요양이 끝난 30일 이후에 해고할 경우 해고 및 정리해고의 요건을 충족해야 한다.

11 99p 법적인 소송에 휘말리지 않기 위한 준수사항

① 대상자가 학대를 받는다고 의심되는 경우 보고하거나 신고한다.

② 서비스 내용 및 방법이 확실하지 않을 때는 도움을 청한다.

③ 대상자의 권리를 보호한다.

⑤ 제공된 요양보호서비스 내용을 정확히 기록한다.

12 97~103p 요양보호사의 윤리적 태도

① 보수교육에 적극적으로 참여하여 자기계발의 기회로 삼는다.

② 대상자와 개인적으로 별도의 서비스 계약을 하지 않는다.

③ 복지용구를 직접 판매 또는 대여하거나 이를 알선하는 행위를 하면 안 된다.

④ 타인의 근무를 대신하거나 자신의 근무를 대신해달라고 요구하는 행위를 하면 안 된다.

13 121p 노로바이러스 장염

14 145p 감염 예방을 위한 요양보호사의 활동

① 부정확한 판단이 대상자 및 가족에게 혼란과 걱정을 유발할 수 있다.

② 상체를 올리는 반 앉은 자세를 취하게 한다.

④ 2주~1개월 이후 반드시 흉부방사선 촬영을 통해 감염 여부를 확인해야 한다.

⑤ 결핵 전파가 우려되는 대상자를 돌볼 때는 보호장구를 착용해야 한다.

15 129p 위염의 치료 및 예방

① 하루 정도 금식하여 위의 부담을 덜고 구토를 조절한다.

② 금식 후 미음 등의 유동식을 섭취한 후 된죽을 먹는다.

③ 물을 자주 마셔 탈수를 예방한다.

④ 너무 뜨겁거나 찬 음식을 섭취하지 않는다.

16 128p 노화에 따른 소화기계 특성

① 짠맛과 단맛에 둔해지고 쓴맛을 잘 느끼게 된다.

② 소화효소 생산이 감소하여 지방의 흡수력이 떨어진다.

③ 췌장에서의 호르몬 분비 감소로 당내성이 떨어져 당뇨병에 걸리기 쉽다.

⑤ 직장 벽의 탄력성이 감소하고 항문 괄약근의 긴장도가 떨어져 변실금이 발생할 수 있다.

17 138p 독감(인플루엔자)

인플루엔자 바이러스에 의한 감염병으로 겨울철에 유행하며 고열과 함께 기침 등 호흡기 증상을 일으키는 질환이다.

18 161p 요실금의 치료 및 예방

- 발생 원인에 따라 약물요법이나 수술 치료를 한다.

- 골반근육강화 운동을 한다.

- 충분한 수분섭취로 방광의 기능을 유지한다.

- 식이섬유소가 풍부한 채소와 과일 섭취로 변비를 예방한다.

- 비만은 복부 내 압력을 증가시켜 복압성 요실금

을 유발하기 때문에 체중을 조절한다.

19 147~149p **고혈압의 치료 및 예방**
①,③ 의사의 처방에 따라 꾸준히 복용한다.
② 포화지방산이 많은 음식을 제한한다.
⑤ 남성은 하루 두 잔 이하로 음주를 제한한다.

20 **욕창의 치료 및 예방**
② 도넛베개는 압박을 받는 부위의 순환을 저해할
  수 있으므로 삼간다.
③ 매일 아침, 저녁으로 피부상태를 점검한다.
④ 뜨거운 물주머니는 피부에 화상을 입힐 수 있으
  므로 조심한다.
⑤ 파우더는 화학물질이 피부를 자극하거나 땀구
  멍을 막으므로 사용을 금해야 한다.

21 175p **녹내장 치료 및 예방법**
① 녹내장은 완전히 치료하는 방법은 없다.
② 윗몸일으키기는 안압을 올릴 수 있으므로 피한다.
③ 녹내장은 추운 겨울이나 무더운 여름에 발작하
  기 쉬움
④ 한 눈에 녹내장이 있으면 다른 눈에도 발생할
  가능성이 많으므로 두 눈 모두 정기 검사를 받
  는다.

22 201p **수분섭취 방법**
②~⑤ 수분을 충분히 마셔야 하는 질병

23 194p **뇌졸중 증상**
① 뇌간 손상 시 전신마비와 함께 의식이 저하된다.
③ 손상된 뇌의 반대쪽 팔다리, 안면하부에 갑작스
  러운 마비가 온다.
④ 손상된 뇌의 반대쪽의 시각, 촉각, 청각 등의

장애
⑤ 소뇌에 뇌졸중이 발생하였을 때 나타남

24 196p **파킨슨 질환**
② 원인을 알 수 없는 통증 발생
③ 인지능력의 감소
④ 앞으로 굽은 자세
⑤ 관절과 근육이 경직되지 않도록 운동하며, 근육
  스트레칭과 관절 운동을 한다.

25 199p **영양관리**
붉은 고기와 육가공품은 대장암 및 직장암을 유발
할 수 있다.

26 202p **운동관리**
① 저강도 운동으로 시작하고 점차 강도를 올린다.
② 적어도 10분 이상 준비운동을 한다.
④ 바람이 잘 통하고 땀을 흡수하는 옷을 입고 운동
  한다.
⑤ 빠르게 방향을 바꾸어야 하는 운동이나 동작은
  금한다.

27 204p **수면관리**
① 카페인이 함유된 음료를 줄이거나 오후에는 금
  한다.
③ 취침시간이 너무 길면 오히려 불면증이 올 수
  있으므로 일정한 시각에 잠자리에 든다.
④ 텔레비전을 시청하는 등 지나치게 집중하는 일
  을 하지 않는다.
⑤ 수면제나 진정제를 장기 복용하지 않는다.

28 207~208p **노인의 약물사용 주의사항**
① 다른 사람에게 처방된 약은 절대로 복용해서는

안 된다.

② 증상이 좋아졌다고 해도 복용하던 약을 중단하려면 먼저 의사와 상담해야 한다.

③ 진료 후 이전 처방약을 이어서 복용하지 않는다.

④ 위장장애를 줄이는 약제는 식후에 복용한다.

29 202p

① 자극에 대한 반응이 줄어든다.

② 관절이 움직이는 범위가 줄어든다.

③ 심장근육이 두꺼워져 탄력성이 떨어진다.

⑤ 폐조직의 탄력성이 감소한다.

30 346p **노인의 영양관리 시 고려해야 할 영양소**

① 에너지 요구량이 감소하므로 열량은 과잉으로 섭취되지 않도록 한다.

② 단백질 필요량은 크게 변하지 않는다.

③ 당질 대사능력이 저하되어 당뇨병이 발생이 우려되므로 설탕이나 과당과 같은 단순당이 많은 음식을 피한다.

⑤ 동물성 포화지방산이나 콜레스테롤 함량이 많은 식품은 제한한다.

31 424p **요양보호 기록의 원칙 및 기록 시 주의사항**

①,②,⑤ 개인정보는 제3자에게 노출되어서는 안 된다. 대상자에게 불이익을 초래하지 않도록 서비스와 관련된 사람만 열람하고, 외부로 반출하지 않는다.

④ 대상자에 관한 정보를 수집할 때는 반드시 대상자의 동의를 얻어야 한다.

32 437p **업무보고 원칙**

① 신속한 보고는 신속한 대응으로 이어지기 때문에 가능한 한 신속하게 보고한다.

② 보고하고자 하는 내용이 간결하고 중복되지 않게

한다.

④ 객관적인 사실을 보고한다.

⑤ 보고할 때도 보고서를 작성할 때도 육하원칙에 따라 보고한다.

33 440p **사례회의**

사례회의는 대상자의 상황과 제공되는 서비스를 점검하고 평가하여 대상자의 욕구에 맞는 서비스를 제공하기 위한 회의이다.

34 500p **사전연명의료의향서**

② 사전연명의료의향서 등록기관에 등록해야만 효력을 가진다.

③ 대상자의 담당의사와 전문의 1명으로부터 진단을 받아야 한다.

④ 등록했다고 해도 의료기관에 연동되는 것은 아니다.

⑤ 안락사에 대한 설명

35 503p **임종 적응 단계**

임종 적응 단계

부정 → 분노 → 타협 → 우울 → 수용

정답

실기 7회

01	④	02	④	03	④	04	②	05	②
06	④	07	⑤	08	⑤	09	⑤	10	③
11	③	12	③	13	⑤	14	①	15	③
16	⑤	17	①	18	②	19	③	20	②
21	⑤	22	①	23	④	24	⑤	25	②
26	④	27	⑤	28	④	29	③	30	③
31	④	32	①	33	②	34	④	35	③
36	③	37	⑤	38	①	39	④	40	⑤
41	②	42	②	43	④	44	⑤	45	③

01 25p 독거노인 보호 사업

독거노인의 생활 실태 및 복지 욕구 파악, 정기적인 안전 확인, 보건·복지서비스 연계 및 조정, 생활교육 등을 통해 독거노인에 대한 종합적인 사회안전망을 구축하는 것을 목적으로 하는 사업이다.

02 17p 배우자 사별에 대한 적응

- 1단계 : 상실감의 시기, 우울감과 비탄
- 2단계 : 배우자 없는 생활을 받아들이고, 혼자된 삶으로서의 정체감을 지님
- 3단계 : 혼자 사는 삶을 적극적으로 개척함

03 48p 노인장기요양보험 표준서비스 분류

①,② 간호처치서비스
③ 일상생활지원서비스
⑤ 개인활동지원서비스

04 231p 경관영양 돕기

① 비위관을 잠근 후 시설장 및 관리책임자, 간호사에게 연락한다.
③ 너무 빠르게 주입하면, 설사나 탈수를 유발할 수 있다.
④ 영양 주머니는 매번 깨끗이 씻어서 말린 후 사용한다.
⑤ 구멍이 있는 긴 관을 한쪽 코를 통해 위까지 넣어 영양을 제공하는 것이다.

05 201p 수분섭취 방법

수분섭취를 제한해야 하는 질병	수분을 충분히 마셔야 하는 질병
간경화, 심부전, 신부전증, 부신기능저하증, 심한 갑상선기능저하증	염증성 비뇨기 질환, 폐렴, 고혈압, 협심증 당뇨병

06 233p 투약 돕기

① 색이 변하거나 혼탁한 약물을 버린다.
②,⑤ 알약이나 계량컵에 따른 물약은 약병에 다시 넣지 않는다.
③ 대상자가 약을 삼키지 못할 경우 약사나 의사에게 문의하여 지시에 따른다.

07 184p 섬망의 증상

① 대체로 회복된다.
② 단독으로 발생하기도 하고 치매와 동반되어 나타나기도 한다.
③ 정서 불안정
④ 주의력 감퇴

08 238p 주사주입 돕기

①,③,④ 주사주입은 의료인의 고유영역이므로 요

양보호사는 주사주입을 하지 않는다.
② 알코올 솜으로 지그시 눌러준다.

09 361~367p **주요 질환별 식사관리**
① 수박은 혈당지수가 높다.
② 카페인 함유 음료, 알코올 섭취를 제한한다.
③ 채소나 육류를 적게 먹고 탄수화물 위주의 식사로 영양불균형이 올 수 있다.
④ 커피나 탄산음료는 체내에서 칼슘의 흡수를 방해하므로 섭취를 줄인다.

10 298p **휠체어에서 이동변기로 옮기기**
이동변기를 대상자의 건강한 쪽에 오도록 하여, 휠체어와 약 30~45°로 비스듬히 놓는다.

11 241p **배설 시 관찰내용**
- 배설 전 : 요의나 변의 유무, 하복부 팽만, 이전 배설과의 간격, 배설 억제
- 배설 중 : 통증, 불편함, 불안정도, 배변 어려움, 배뇨 어려움
- 배설 후 : 색깔, 혼탁 여부, 배설 시간, 잔뇨감, 잔변감, 배설량

12 278p **상의 벗기기**
건강한 팔 – 머리 – 마비된 팔 순서로 벗긴다.

13 236p **안약 투여**
아래눈꺼풀(하안검)의 중앙이나 외측으로 1~2cm 높이에서 안약 용액을 투여한다.

14 239p **약 보관**
② 모든 약물은 치매 대상자, 아동, 애완동물의 손

이 닿지 않는 곳에 보관한다.
③ 안약이나 귀약은 상온의 그늘진 곳에서 보관한다.
④ 유효기간이 지난 약물은 폐기한다.
⑤ 약이 변질되는 원인이 되므로 잘못 따른 약은 버려야 한다.

15 270p **통 목욕 돕는 방법**
건강한 쪽 다리-마비된 쪽 다리 순으로 옮겨 놓게 한다.

16 259~260p **두발 청결 돕기**
① 방수포는 어깨 밑까지 깐다.
② 공복이나 식후는 피한다.
③ 귀에 물이 들어가지 않도록 귀막이 솜으로 양쪽 귀를 막는다.
④ 손톱이 아닌 손가락 끝으로 마사지한다.

17 257~258p **구강청결 돕기**
② 미온수로 의치를 닦는다.
③ 찬물이 담긴 용기에 보관한다.
④ 위쪽과 아래쪽 의치를 맞추어서 뚜껑이 있고 물이 담긴 용기에 넣어 보관한다.
⑤ 윗니를 끼운 후 아랫니를 끼운다.

18 294p **침대에서 휠체어로 옮기기**
대상자의 건강한 쪽을 침대난간에 붙인다.(또는 30~45° 비스듬히 놓는다)

19 256~257p **구강 청결 돕기**
① 칫솔을 옆으로 강하게 문지르면 잇몸이 닳아져 시리게 된다.
② 치약의 양이 너무 많으면 입안에 거품이 가득 차서 칫솔질이 어렵다.

④ 건강한 쪽이 아래로 향하고 옆으로 누운 자세로 칫솔질한다.
⑤ 칫솔은 잇몸에서 치아 쪽으로 닦는다.

20 270p 통 목욕 돕는 방법
① 말초에서 중심으로 닦아준다.
③ 다리, 팔 몸통 순서로 물로 헹구고 회음부를 닦아 낸다.
④ 욕조 턱 높이와 욕조 의자 높이를 맞춘다.
⑤ 대상자의 마비된 쪽 겨드랑이를 잡고 욕조 안으로 이동시킨다.

21 296p 바닥에서 휠체어로 옮기기

22 307~310p 보행차

23 307p 감염 예방 방법
① 흡인은 의료인이 실시한다.
② 결핵은 호흡기를 통하여 감염되므로 물건을 함께 쓰는 것은 괜찮다.
③ 흡인병은 1일 1회 이상 깨끗이 닦는다.
④ 햇볕에 말리면 변색, 갈라짐이 발생할 수 있다.

24 331p 가정에서의 낙상 예방 주의사항
① 취침 시 침대의 높이를 최대한 낮춘다.
② 침실, 욕실, 모서리 등을 어둡지 않게 한다.
③ 화장실에서 나올 때 물기가 있으면 바로 닦아 제거한다.
④ 가능하면 모든 방과 현관의 문턱을 제거한다.

25 293p 휠체어 이동 시 작동법
울퉁불퉁한 길을 이동할 때 휠체어 앞바퀴를 들어

올려 뒤로 젖힌 상태에서 이동한다.

26 112p 올바른 신체정렬
①,② 허리를 펴고 무릎을 굽혀 몸의 무게 중심을 낮추고 지지면을 넓힌다.
③ 무거울 경우 여러 번 나누어 이동시킨다.
⑤ 물건을 든 상태에서 방향을 바꿀 때 허리를 돌리지 않고 발을 움직여 조절한다.

27 334p 화재 시 대피 요령
① 방을 나간 다음에 문을 닫아두면 불과 연기가 퍼지는 속도를 늦출 수 있다.
② 젖은 수건으로 코와 입을 막고 대피한다.
③ 계단을 이용해 이동한다.(엘리베이터 사용 금지)
④ 더 깊은 실내로 들어갈 수 있으므로 벽을 짚은 손을 바꾸지 않는다.

28 404p 공감적 반응
바람직한 공감은 상대방의 말에 충분히 귀를 기울이고 그 말을 자신의 말로 요약해서 다시 반복해주는 것이다.

29 401p 비언어적 의사소통기법

30 403p 경청
① 혼자서 대화를 독점하지 않고, 말하는 순서를 지킨다.
② 의견이 다르더라도 일단 수용한다.
④ 대화의 본질을 회피하지 않는다.
⑤ 상대방이 말하는 의미를 이해한다.

31 409p 의사소통(정보제공)
①,② 적극적인 청취를 하면서 반복해서 관심과
　　공감을 표현
③ 경청 후, 증상완화 돕기
⑤ 공감표현

32 393p 쾌적한 실내환경
② 화장실, 계단, 복도 등 넘어질 위험이 있는 장소
　　에는 조명을 켜둔다.
③ 환기할 때는 바람이 대상자에게 직접 닿지 않도
　　록 주의한다.
④ 실내 습도는 40~60%가 적당하다.
⑤ 배설물을 치울 때는 간접 조명보다는 배설물
　　확인이 쉬운 직접 조명을 이용한다.

33 411p 노인성 난청 대상자와 이야기하는 방법
노인성 난청은 퇴행성 변화로 인하여 생기는 청각
기능의 저하이다. 잘 듣지 못하여 의사소통에 소극
적이며 목소리 크기나 높이 조절이 잘 안 되어 큰
소리로 말을 하게 된다.

34 453p 안전과 사고예방
① 빨간색으로 표시한다.
② 넘어질 수 있기 때문에 전기 코드나, 양탄자,
　　깔개를 두지 않는다.
③ 시간을 잘 인식하도록 낮에는 밝게 하고 밤에는
　　밝지 않게 한다.
⑤ 낙상의 위험이 있어 2층보다는 1층이 좋다.

35 451p 치매 대상자 옷 입히기
① 앞뒤를 구분하지 못하는 경우에는 뒤바꿔 입어
　　도 무방한 옷을 입게 한다.
② 시간이 걸려도 혼자 입도록 격려한다.
④ 앉아서 입게 한다.
⑤ 단추 대신 부착용 접착 천으로 여미는 옷을 이

용한다.

36 446p 치매 대상자 배설 돕기
① 화장실에서 옷을 쉽게 벗을 수 있도록 벨트나
　　단추 대신 조이지 않는 고무줄 바지를 입힌다.
② 낮에는 가능하면 기저귀를 사용하지 않는 것이
　　좋다.
④ 화장실 이용을 강요하지 않는다.
⑤ 배뇨 곤란이 있는 경우 야간에 수분섭취를 제한
한다.

37 457p 음식섭취 관련 문제행동
① 그릇의 크기를 조정하여 식사량을 조정한다.
② 식사하는 방법을 자세히 가르쳐 준다.
③ 식사 도구를 사용하지 못할 경우 손으로 집어
　　먹을 수 있는 식사를 만들어 준다.
④ 치매 대상자의 영양실조와 비만을 예방한다.

38 464p 석양증후군
② 조명을 밝게 한다.
③ 낮시간동안 움직이거나 활동하게 한다.
④ 텔레비전을 켜 놓는다.
⑤ 카페인 섭취를 제한한다.

39 463p 파괴적 행동
① 불필요한 신체적 구속은 피한다.
② 진중된 후에는 왜 그랬는지 질문하거나 이상행
　　동에 대해 상기시키지 않는다.
③ 이해하지 못한 말은 같은 말로 반복한다.
⑤ 온화하게 이야기한다.

40 468p 치매 대상자와의 의사소통
① 막연한 질문보다는'여기가 아프세요.'와 같이

구체적으로 질문해야 한다.

② 질문에 답을 할 수 없어 좌절감을 느낄 수 있는 '왜'라는 질문은 하지 않는다.

③ 명령하는 투로 말하지 않는다.

④ 요양보호사를 믿지 않는다 하여도 요양보호사는 존중하는 태도를 유지한다.

41 472p 비언어적인 의사소통

① 눈높이를 맞추고 이야기한다.

③ 팔짱을 끼거나 주먹을 쥐는 자세는 대상자가 위협적으로 느끼게 된다.

④ 대상자의 행동을 복잡하게 해석하지 않는다.

⑤ 신체적인 접촉을 사용한다.

42 488p 경증 인지기능 장애 인지교육

①,③,④,⑤ 중증 인지기능 장애 대상자 인지자극 훈련

43 520p 화상

① 세균감염의 위험이 있고 열기를 내보내지 못하여 상처를 악화시킨다.

② 몸에 붙어 있는 옷은 옷 위로 찬물을 부어 식히며 벗기기 힘든 의복은 잘라낸다.

③ 감염의 위험이 있기 때문에 물집을 터뜨리면 안 된다.

⑤ 흐르는 수돗물을 환부에 직접 대면 물의 압력으로 인해 피부 손상을 입을 수 있다.

44 522p 출혈

① 119에 신고하고 응급처치를 실시한다.

② 출혈 부위는 심장보다 높게 위치하도록 한다.

③ 감염의 위험이 있으므로 반드시 장갑을 낀 후 만진다.

④ 붕대를 너무 꽉 조이게 감으면 혈액순환에 방해된다.

45 517p 경련

① 대상자의 머리 아래에 부드러운 것을 대어준다.

②,⑤ 대상자를 꽉 붙잡거나 억지로 발작을 멈추게 하려고 하지 말고 조용히 기다리고, 대상자를 주의 깊게 관찰한다.

④ 이물질은 혀나 입안에 상처를 내거나 호흡곤란을 일으킬 수 있다.

01	⑤	02	④	03	④	04	④	05	④
06	⑤	07	⑤	08	④	09	①	10	④
11	④	12	⑤	13	④	14	①	15	④
16	②	17	②	18	④	19	③	20	③
21	⑤	22	④	23	⑤	24	⑤	25	②
26	②	27	④	28	①	29	③	30	⑤
31	③	32	④	33	②	34	⑤	35	④

01 13p **노인의 심리적 특성**
우울증 경향의 증가 / 내향성의 증가 / 조심성의 증가 / 경직성의 증가 / 생에 대한 회고의 경향 / 친근한 사물에 대한 애착심 / 유산을 남기려는 경향 / 의존성의 증가

02 36p **등급판정위원회**
등급판정위원회는 대통령령이 정하는 등급판정기준에 따라 1차 판정 결과를 심의하여 장기요양 인정 여부 및 장기요양등급을 최종 판정한다.

03 61p **요양보호사의 역할 – 옹호자**
가정이나 시설, 지역사회에서 학대를 당하거나 소외되고 차별받는 대상자를 위해 대상자의 입장에서 편들어 주고 지켜준다.

04 39p **장기요양 급여의 종류**

치매·중풍 등 노인성 질환 등으로 심신에 상당한 장애가 발생하여 도움이 필요한 노인을 입소시켜 급식·요양과 그 밖에 일상생활에 필요한 편의를 제공하는 시설이다.
장기요양급여 종류 중 시설급여에 속하며 노인요양시설과 노인요양공동생활가정이 있다.

05 43p **장기요양인정서 수급자 안내사항**
① 이의 신청은 90일 이내에 한다.
② 초과하는 비용 및 비급여비용은 본인이 전액 부담한다.
③ 6회 이상 납부하지 아니하면 장기요양급여를 받을 수 없다.
⑤ 장기요양기관에 장기요양인정서를 제시하여야 한다.

06 48p **요양보호 업무의 유형과 내용**
①,②,③,④ 의료행위

07 69p **존엄한 존재로 대우받을 권리**
생활노인, 가족, 시설장, 종사자는 상호 존엄성을 인정하고 존경과 예의로 대하며, 막말이나 부당한 요구를 하지 않는 등 시설의 윤리적 기준을 준수해야 한다.

08 155p
① 칼슘을 충분히 섭취한다.
② 적당한 체중을 유지한다.
③ 비타민 D를 섭취한다.
⑤ 커피나 탄산음료는 체내에서 칼슘의 흡수를 방해하므로 섭취를 줄인다.

09 94p **성희롱 대처방안**

②,④ 성희롱을 한 서비스 이용자에게 재발 방지
   약속이나 서비스 중단 등의 적절한 조치를
   취해야 한다.
③ 피해자에게 원하지 않는 업무배치 등의 불이익
   한 조치를 해서는 안 된다.
⑤ 대상자 가족에게 사정을 말하고 시정해 줄 것을
   요구한다.

10 236p 안약 투여
① 눈 안쪽에서 바깥쪽으로 닦아준다.
② 각막에 점안하면 점적기가 눈에 닿아서 오염되
   거나 눈을 다치게 할 위험이 있다.
③ 비루관을 잠시 눌러 안약이 코 안으로 흘러내려
   가는 것을 막아준다.
⑤ 대상자에게 천장을 보게 하고 점안한다.

11 92p 산업재해보상보험법
요양보호사도 업무상 부상이나 질병, 상해가 발생
하면 이에 따라 보상받을 수 있다.

12 97~99p 요양보호사의 직업윤리 원칙
① 종교 등의 이유로 대상자를 차별대우 하지 않는다.
② 의사소통이 어렵고 협조를 안 한다는 등의 이유
   로 학대를 해서는 안 된다.
③ 서비스에 대한 물질적 보상을 받지 않는다.
④ 상호 대등한 관계이다.

13 98p 윤리적 태도
대상자와 약속한 내용, 방문 시간 등을 반드시 지
키며 사정이 있어 늦거나 방문일을 변경해야 할
경우에는 반드시 사전에 연락하여 양해를 구한다.

14 146p 노화에 따른 특성

② 최대 심박출량이 감소한다.
③ 심장의 근육이 두꺼워져 탄력성이 떨어진다.
④ 혈액순환이 감소된다.
⑤ 심박동수가 감소한다.

15 525p 안전한 약 사용
① 스스로 판단하여 임의로 약을 복용하는 것은 위험
   하다.
② 약 복용시간은 약마다 다르므로 처방에 따른다.
③ 약을 삼키는 것이 힘들다고 쪼개거나 갈아서
   복용하면 안 된다.
⑤ 절대로 2배 용량을 복용해서는 안 된다.

16 127p 노화에 따른 변화와 주요 질환
① 맛을 느끼는 세포수가 줄고 후각기능이 떨어져
   미각이 둔화된다.
③ 위액분비 저하 및 위액의 산도 저하로 소화능력
   이 저하된다.
④ 췌장에서의 소화효소 생산이 감소하여 지방의
   흡수력이 떨어진다.
⑤ 간 기능이 떨어져 약물의 대사와 제거 능력이 저하
   된다.

17 204p 수면관리
① 커피 등 카페인이 함유된 음료를 줄이거나 오후
   에는 금한다.
③ 밤잠을 설치게 되므로 낮잠을 자지 않는다.
④ 매일 아침 일정한 시간에 일어난다.
⑤ 텔레비전을 시청하는 등 지나치게 집중하는 일
   을 하지 않는다.

18 185p 섬망의 치료 및 예방
① 항상 단호하고 부드러운 목소리로 말한다.
② 밤에는 창문을 닫고 커튼을 치고 불을 켜 둔다.

③ 대상자와 접촉하는 사람의 수를 줄이고 가족 구성원이 자주 방문하도록 격려한다.
⑤ 낮에는 창문이나 커튼을 열어 시간을 알게 한다.

19 146p **고혈압**
① 혈관이 좁아지면서 혈압이 높아진다.
② 염분섭취는 혈압을 상승시킨다.
④ 수축기 혈압은 혈액이 심장에서 나갈 때의 압력이다.
⑤ 최고 혈압 140mmHg, 최저혈압 90mmHg 이상인 경우를 말한다.

20 160p **요실금**
① 골반근육강화 운동을 한다.
② 기저귀에 의존하게 된다.
④ 충분한 수분섭취로 방광의 기능을 유지한다.
⑤ 발생 원인에 따라 약물요법이나 수술 치료를 한다.

21 175p **녹내장**
녹내장은 안압의 상승으로 시신경이 손상되어 시력이 점차 약해지는 질환이다.

22 179p **당뇨병**
① 저콜레스테롤 식이를 기본으로 한다.
② 당뇨병은 인슐린이 분비되지 않거나 부족한 경우 발생하는 질환이다.
③ 혈당 조절을 위해 하루 세 번 규칙적으로 식사한다.
⑤ 혈압이 높을 경우 혈압을 조절한 후에 운동을 시작한다.

23 378p **의복관리**

① 얼룩이나 더러움이 심한 것은 즉시 세탁한다.
② 새로 구입한 의류는 세탁 후 입는다.
③ 의류를 버릴 때에는 대상자에게 반드시 동의를 구한다.
④ 가볍고 느슨하며 보온성이 좋아야 한다.

24 310p **흡인 물품 관리**
①,④ 흡인병은 1일 1회 이상 깨끗이 닦는다.
② 분비물이 빠질 수 있게 물에 담가 놓는다.
③ 고무 제품은 햇볕에 말리면 변색, 갈라짐이 발생할 수 있다.

25 204p **수면 문제**
① 수면량이 줄어든다.
③ 잠들기까지 시간이 오래 걸린다.
④ 수면 중에 자주 깬다.
⑤ 수면의 질이 저하된다.

26 202p **운동 관리**
① 준비운동은 반드시 실시한다.
③ 추운 날씨에는 부상의 위험이 높아 야외운동보다는 실내운동을 실시한다.
④ 빠르게 방향을 바꾸어야 하는 운동이나 동작은 금한다.
⑤ 저강도 운동으로 시작한다.

27 525p **안전한 약 사용**
① 스스로 판단하여 임의로 약을 복용하는 것은 위험하다.
② 본인이 처방받은 약만 복용한다.
③ 비슷한 의약품의 중복 처방을 방지한다.
⑤ 이전 처방약이 남은 경우, 복용할 수 있는지 의사에게 확인받는다.

28 155p 골다공증 관련 요인

29 446~448p
① 관장은 의료인만 할 수 있다.
② 민감하게 반응하지 않고, 비난하거나 화를 내지 않는다.
④ 낮에는 가능하면 기저귀를 사용하지 않는 것이 좋다.
⑤ 배설물의 적절한 처리방법을 모르기 때문이다.

30 468~472p **치매 대상자와의 의사소통**
① "여기가 아프세요?"와 같이 구체적으로 질문해야 한다.
② 실수했을 때 화를 내거나, 야단을 치거나, 비웃지 않는다.
③ 목소리 톤을 높이면 말하는 사람이 화가 난 것으로 여길 수도 있다.
④ 질문에 답을 할 수 없어 좌절감을 느낄 수 있으므로 '네. 아니요'로 간단히 답할 수 있도록 질문한다.

31 438p **구두보고**
구두보고는 상황이 급하거나 사안이 가벼울 때 많이 사용한다. 구두보고는 신속하게 보고할 수 있다는 장점은 있으나 정확한 기록을 남길 수 없다는 단점이 있다.

32 405p **나 – 전달법**
나-전달법은 상대방을 비난하지 않고 상대방의 행동이 나에게 미친 영향에 초점을 맞추어 이야기하는 표현법이다.

33 440p **사례회의 목적**

- 대상자에게 제공되는 서비스의 질을 지속적으로 관리한다.
- 대상자에 대한 정보를 교환하고 요양보호의 목표를 공유하여 서비스의 질을 높인다.
- 대상자에 대한 서비스 제공 계획의 타당성을 검토하여 서비스 내용을 조정한다.
- 대상자와 관계된 직종들의 역할 분담을 명확히 한다.

34 507p **임종 요양보호 정신기능의 변화**
대상자의 이마를 가볍게 문질러 주거나 책을 읽어주며, 혹은 진정시킬 수 있는 음악을 들려주면 차분해지기도 한다.

35 503p **임종 적응 단계**
부정 → 분노 → 타협 → 우울 → 수용

정답

실기 8회

01	④	02	⑤	03	②	04	④	05	④
06	③	07	②	08	②	09	③	10	⑤
11	③	12	③	13	②	14	④	15	⑤
16	③	17	⑤	18	③	19	④	20	⑤
21	①	22	④	23	④	24	④	25	①
26	⑤	27	⑤	28	②	29	②	30	②
31	④	32	④	33	④	34	②	35	④
36	③	37	④	38	③	39	①	40	①
41	⑤	42	③	43	②	44	③	45	⑤

01 13p 노인의 심리적 특성

02 39p 재가급여의 종류 – 기타재가급여
수급자의 일상생활·신체활동 지원 및 인지기능의 유지·향상에 필요한 용구를 제공하거나 가정을 방문하여 재활에 관한 지원 등을 제공하는 장기요양급여이다.

03 48p 노인장기요양보험 표준서비스 분류
① 기능회복훈련서비스
③,④ 신체활동지원서비스
⑤ 일상생활지원서비스

04 83p 경제적 학대
노인의 자산을 당사자의 동의 없이 사용하거나 부당하게 착취하여 이용하는 행위 및 노동에 대해 합당한 보상을 하지 않는 행위를 말한다.

05 156p 골다공증
① 적당한 체중을 유지한다.
② 비타민 D를 섭취한다.
③ 카페인은 칼슘흡수를 방해한다.
⑤ 술은 뼈 생성을 억제하므로 금주한다.

06 237p 귀약 투약 돕기
귀약이 너무 차거나 뜨거우면 내이를 자극하여 오심, 구토, 어지러움을 일으킬 수 있다. 손으로 약병을 따뜻하게 하거나 약병을 잠깐 온수에 담근다.

07 233p 투약 돕기
물약 투약이나 치아 착색을 방지하기 위해 빨대를 사용한다.

08 240p 배설 돕기
① 프라이버시를 보호한다.
③ 앞에서 뒤로 닦아준다.
④ 변의를 느끼면 배설하게 한다.
⑤ 최대한 스스로 할 수 있게 한다.

09 176p 백내장
백내장은 수정체가 혼탁해져서 빛이 들어가지 못하여 시력장애가 발생하는 질환으로 눈동자에 하얗게 백태가 껴서 뿌옇게 보이거나 잘 안 보이게 된다.

10 166p 욕창의 치료 및 예방
① 미지근한 수건으로 찜질을 해준다.
② 화학물질이 피부를 자극하거나 땀구멍을 막으므로 사용을 금지한다.
③ 미지근한 바람으로 건조시킨다.
④ 피부를 건조하고 청결하게 유지한다.

11 245~246p **침상배설 돕기**
① 무릎덮개를 대준 후 바지를 내린다.
② 방수포를 깔아준다.
④ 기저귀에 의존하게 된다.
⑤ 앞에서 뒤로 닦는다.

12 275p **옷 갈아입히기**
① 수치심을 느끼지 않게 한다.
②,④ 옷을 벗을 때는 건강한 쪽부터 벗고 옷을 입을 때는 불편한 쪽부터 입힌다.
⑤ 상·하의가 분리되어 입고 벗기 쉬우며 신축성이 좋은 옷을 선택한다.

13 279p **수액이 있는 대상자 - 옷 입히기**
1. 건강한 쪽 팔을 먼저 벗긴다.
2. 수액을 빼서 건강한 쪽 팔 소매의 밖에서 안으로 뺀다.
3. 수액을 건다.
4. 마비된 쪽 팔을 벗긴다.

14 263p **손발톱 청결 돕기**
① 가능하면 대상자를 앉히거나 편안한 자세로 한다.
② 따뜻한 물에 10~15분간 담근다.
④ 오일이나 로션을 발라 피부 건조를 예방한다.
⑤ 시설장이나 간호사 등에게 보고한다.

15 249~251p **기저귀 사용 돕기**
① 배뇨, 배변시간에 맞추어 살펴보고 갈아준다.
② 몇 번 실금을 했다고 해서 기저귀를 바로 사용하는 것은 좋지 않다.
③ 기저귀를 사용하면 피부손상과 욕창이 잘 생긴다.
④ 기저귀는 재사용하지 않는다.

16 247p **이동변기 사용 돕기**
① 이동변기 내에 있는 배설물을 즉시 처리하고 환기한다.
② 건강한 쪽(오른쪽)에 놓는다.
④ 침대와 이동변기의 높이가 같도록 맞춘다.
⑤ 미지근한 물을 끼얹는다.

17 256~257p **칫솔질하기**
① 앉은 자세를 취하게 한다.
② 잇몸에서 치아 쪽으로 부드럽게 회전하면서 닦는다.
③ 가능한 한 대상자 스스로 구강관리를 하게 하여 독립성을 증진한다.
④ 치실을 사용하지 않는다.

18 292p **오르막길을 갈 때 휠체어 이동 방법**
- 가급적 자세를 낮추고 다리에 힘을 주어 밀고 올라간다.
- 대상자의 체중이 많이 나가거나 경사도가 큰 경우 지그재그로 밀고 올라가는 것도 방법이 될 수 있다.

19 296p **바닥에서 휠체어로 옮기기**

20 302p **지팡이 보행방법**
지팡이를 사용하는 쪽(건강한 쪽) 발의 새끼발가락으로부터 앞 15cm, 옆 15cm 지점에 지팡이 끝을 놓는다.

21 270p **통 목욕 돕기**
② 욕조에 있는 시간은 5분 정도로 한다.
③ 말초에서 중심부로 닦는다.
④ 건강한 다리부터 들어간다.

⑤ 욕조의자는 욕조 높이와 같게 한다.

④ 육류는 부드러워지나 생선은 질기고 딱딱해진다.

22 301p 성인용 보행기 사용 돕기
① 기능이 불안정한 쪽에 서서 돕는다.
② 대상자를 앞에 두고 일어서도록 돕는다.
③ 팔꿈치가 약 30° 구부러지도록 조절한다.
⑤ 약한 다리와 보행기를 함께 앞으로 한 걸음 정도 옮긴다.

27 311p 복지용구
대여품목 : 수동휠체어, 이동욕조

28 291p 휠체어 다루는 법

23 241p 화장실 이용 돕기
①,② 화장실은 밝고 바닥에 물기가 없게 하여 미끄러지지 않게 해야 한다.
④ 대상자를 의존하게 만들고 자존감을 저하시킬 수 있다.
⑤ 건강한 쪽에 휠체어를 둔다.

29 373p 도마와 칼 사용
도마와 칼이 한 개씩밖에 없을 경우에는 과일 - 육류 - 생선류 - 닭고기 순으로 사용한다.

30 410~413p 상황별 의사소통 방법
① 신체접촉을 하기 전에 먼저 말을 건네 알게 한다.
③ 대화에 주의를 기울이고, 소음이 있는 곳을 피한다.
④ 명확하고 간단하게 단계적으로 제시한다.
⑤ 아이처럼 취급하여 반말을 하지 않는다.

24 334p 화재 시 대피 요령
① 뜨거운 공기가 코와 폐로 들어가지 않게 한다.
② 한쪽 손으로 벽을 짚고 조심스럽게 이동한다.
③ 계단을 이용해 이동한다.
⑤ 방화문은 닫아놓는다.

31 405p 나 - 전달법
나 - 전달법은 상대방을 비난하지 않고 상대방의 행동이 나에게 미친 영향에 초점을 맞추어 이야기하는 표현법이다.

25 331p 가정에서의 낙상 예방 주의사항
② LED 등의 밝은 조명을 사용한다.
③ 침대 높이를 최대한 낮춘다.
④ 침대 난간을 올리고 취침하게 한다.
⑤ 엘리베이터를 이용한다.

32 405p 효과적인 말하기
①,②,③,⑤ 효과적인 말하기를 방해하는 경우

33 414p 여가활동과 내용
사교오락 활동 - 영화, 연극, 음악회, 전시회

26 341~343p 식사 준비
① 식단은 대상자와 함께 정한다.
② 연하능력이 저하된 대상자는 재료를 다지거나 믹서에 갈아서 준비한다.
③ 식단을 작성하여 준비한다.

34 220p 대상자 대면하기
① 정면에서 같은 눈높이로 바라본다.

③ 아무 말도 안 하는 대상자에게도 말을 건다.
④ 대상자를 보지 않으면 '당신에게 관심이 없다'
라는 의미를 전달한다.
⑤ 침대와 벽 사이에 틈을 만들어서라도 눈을 맞추
며 "제 눈을 봐 주세요"라고 요청한다.

35 241p **배설요구의 비언어적 표현**
끙끙거림, 안절부절못함, 손으로 배 또는 엉덩이를
가리킴, 바지를 내리려고 함 등

36 204p **수면 관리**
공복감으로 잠이 안 오는 경우 따뜻한 우유 등을
마신다.

37 458p **음식섭취 관련 문제행동 돕는 방법**
- 그릇의 크기를 조정하여 식사량을 조정한다.
- 식사하는 방법을 자세히 가르쳐 준다.
- 식사 도구를 사용하지 못할 경우 손으로 집어
먹을 수 있는 식사를 만들어 준다.
- 위험한 물건을 먹지 못하도록 치운다.

38 463p **파괴적 행동 돕기**
①,② 갑자기 움직여 대상자가 놀라게 하지 말고
천천히 안정된 태도로 움직인다.
④ 왜 그랬는지 질문하거나 이상행동에 대해 상기
시키지 않는다.
⑤ 신체적 구속은 사용하지 않는다.

39 464p **석양증후군**
- 치매 대상자가 해질녘이 되면 더욱 혼란해지고
불안정하게 의심 및 우울 증상을 보이는 것이다.
돕는 방법
- 인형, 애완동물, 익숙한 소리를 듣거나 좋아하는

일을 한다.
- 요양보호사가 관찰할 수 있는 곳에서 활동하게
하고, 친구가 되어준다.
- 대상자를 밖으로 데려가 산책을 한다.
- 따뜻한 음료수, 등 마사지, 음악듣기 등이 잠드는
데 도움이 된다.
- 텔레비전을 켜놓거나 조명을 밝게 하는 것이 도
움이 된다.

40 457p **음식섭취 관련 문제행동**

41 488p **물건 보며 과거 회상하기**

42 517p **경련**
①,④ 입에 손수건 등 이물질을 넣어서는 안 된다.
② 119에 신고하고 응급처치를 시행한다.
⑤ 꽉 붙잡거나 억지로 발작을 멈추게 하려고 하지
않는다.

43 519p **화상의 수준**
①,④ 1도 화상
③,⑤ 2도 화상
3도 화상
가장 심각하고 피부 깊숙이 침범하는 화상이다. 표
피와 진피, 그 아래 지방층도 파괴되며 때로는 근
육까지 손상된다. 화상부위는 감각이 없어지고 두
꺼워지며 색깔이 바래진다. 매우 느리게 치유되는
데, 한번 손상된 진피는 재생되지 않기 때문에 손
상된 부위의 가장자리에서만 새 살이 돋는다.

44 527p **심폐소생술의 단계**

45 534~535p **자동심장충격기 의 사용법**
① 오른쪽 빗장뼈 밑, 왼쪽 중간 겨드랑이선에 부
착한다.
② 분석 중에는 대상자에게서 떨어진다.
③ 자동심장충격기가 올 때까지 심폐소생술을 실시
한다.
④ 정상적인 호흡과 반응이 없는 대상자에게 사용
한다.

필기 9회

01	②	02	③	03	④	04	①	05	⑤
06	③	07	⑤	08	②	09	④	10	②
11	④	12	④	13	⑤	14	④	15	②
16	①	17	⑤	18	④	19	②	20	④
21	④	22	①	23	③	24	②	25	③
26	⑤	27	⑤	28	④	29	④	30	②
31	③	32	③	33	④	34	②	35	④

01 12~15p **노년기의 특성**
① 신체 조직의 잔존능력이 저하된다.
③ 내향성이 증가한다.
④ 새로운 방식으로 일을 처리하는 데에 저항한다.
⑤ 퇴직하면서 사회적 관계도 줄어들게 된다.

02 18p **수정확대가족**
부모와 따로 살지만, 자주 상호작용하면서 각자의 사생활을 지킬 수 있다는 장점이 있다.

03 59p **요양보호서비스 유형별 대처방안**
- 대상자 이야기를 들어주되 옳고 그름에 대해 판단하지 않는다.
- 대상자의 이야기를 들어주되 가족관계에 깊이 관여하지 않는다.

04 34p **장기요양급여 대상자**
'65세 이상인 자' 또는 '65세 미만이지만 노인성 질병을 가진 자'로 거동이 불편하거나 치매 등으로 인지가 저하되어 6개월 이상의 기간동안 혼자서 일상생활을 수행하기 어려운 사람이다.

05 163p **노화에 따른 피부계 특성**
① 발톱이나 손톱이 딱딱하고 두꺼워지며 세로줄이 생기고 잘 부서진다.
② 입가와 뺨 등 얼굴의 털은 증가한다.
③ 피하지방이 감소한다.
④ 모근의 멜라닌 생성 세포가 감소한다.

06 93p **언어적 성희롱**

07 60p **요양보호서비스 제공 원칙**
① 보호자에게 동의를 구한다.
② 대상자의 상태를 관찰하면서 서비스를 제공하여야 한다.
③ 의료행위는 하지 않는다.
④ 대상자 개인정보 및 비밀을 누설하여서는 안 되며, 사생활을 보호해야 한다.

08 88p **자기방임**
스스로 의식주 제공 및 의료 처치 등의 최소한의 자기 보호관련 행위를 의도적으로 포기하거나 비의도적으로 관리하지 않아 심신이 위험한 상황 또는 사망에 이르게 되는 경우를 말한다.

09 156p **골다공증 치료 및 예방**
① 적당한 체중을 유지한다.
② 카페인은 칼슘 흡수를 방해한다.
③ 칼슘을 충분히 섭취한다.
⑤ 실외운동을 권장한다.

10 148p **고혈압의 치료 및 예방**

① 고혈압은 증상이 없는 경우가 대부분이기 때문에 의사의 처방이 있으면 계속 약을 먹는다.

③ 증상이 없어도 혈압이 높으면 치료해야 한다.

④ 금식을 할 때도 약을 복용한다.

⑤ 의사와 상의하여 약을 바꾸거나 정밀검사를 받아야 한다.

11 142p **기관지확장제 사용법**

① 운동을 할 때 30분 전에 투여한다.

② 3~5초간 천천히 깊게 숨을 들이쉰다.

③ 입에 물고 심호흡을 하면서 투약한다.

⑤ 다음 투약까지 적어도 1분간 기다린다.

12 183p **우울증의 치료 및 예방**

① 모임 등 사회적 활동을 늘린다.

② 대상자의 느낌, 분노를 인정하고 수용하며 언어로 표현하도록 돕는다.

③ 막연히 괜찮을 것이라고 말하는 것은 도움이 되지 않는다.

⑤ 우울증은 스스로 극복하기 어렵기 때문에 주변의 긍정적인 지지가 필요하다.

13 97p **윤리적 태도**

① 본인부담금을 할인하거나 추가로 부담하게 하는 행위를 하면 안 된다.

② 대상자가 없을 경우 다음 방문 일을 적어 메모를 남겨두고 온다.

③ 자신의 종교를 선교의 목적으로 강요해서는 안 된다.

④ 요양보호사의 판단만으로 서비스를 제공하지 말고 반드시 대상자에게 의견을 물은 후 실행한다.

14 99p **요양보호사의 법적·윤리적 태도**

15 116p **근골격계 치료**

①,③ 초기 치료에는 냉찜질이 좋으나 만성통증에는 온찜질이 좋다.

④ 손상이 심해지며 회복이 더뎌진다.

⑤ 손상부위에 축적되어 있는 부종을 조절하고 원하지 않은 움직임을 주이며 통증을 줄여준다.

16 233p

② 손으로 만진 약은 약병에 다시 넣지 않는다.

③ 금식인 경우에도 혈압약 등 매일 투약해야 하는 약물은 반드시 투약해야 한다.

④ 유효기간이 지났거나 확실하지 않은 약은 절대 사용하지 않는다.

⑤ 임의로 갈거나 쪼개지 않는다.

17 227p **식사돕기**

①, ③ 침대를 약 30~60° 높인다.

② 마비된 쪽을 베개나 쿠션으로 지지하고 안정된 자세를 취하게 한다.

④ 편마비 대상자는 건강한 쪽에서 넣어준다.

18 257p **구강청결 돕기**

① 찬물이 담긴 용기에 보관해야 의치의 변형을 막을 수 있다.

② 위쪽 의치를 먼저 뺀다.

③ 위쪽과 아래쪽 의치를 맞추어서 용기에 넣어 보관한다.

⑤ 표백제에 담그면 변형이 될 수 있다.

19 344p

① 나이가 들면 기초대사량과 활동량 모두 줄어든다.

③ 설탕이나 과당과 같은 단순당이 많은 음식은 피한다.

④ 지방의 소화기능이 저하되므로 섭취량을 제한

한다.
⑤ 콜레스테롤 함유량이 많은 음식은 제한한다.

20 525p **투약 돕기**
철분제는 오렌지주스와 함께 복용하면 흡수율이 증가되므로 추천된다.

21 162p **전립선 비대증의 증상**
- 소변줄기가 가늘어짐 / 잔뇨감 / 빈뇨 / 긴박뇨 / 야뇨

22 116p **근골격계 치료**
② 손상부위를 압박함으로써 손상 부위에 축적되어 있는 부종을 조절한다.
③ 손상 부위는 심장보다 높게 한다.
④ 손상부위를 움직이면 손상이 심해지며 회복이 더디다.
⑤ 냉찜질은 세포의 대사과정을 늦춰 손상과 부종을 감소시킨다.

23 194p **뇌졸중**
언어장애 / 반신마비 / 운동 실조증

24 393p **쾌적한 주거환경**
① 대상자와 가족의 희망사항을 고려하여 환경을 만든다.
③ 환기할 때는 바람이 대상자에게 직접 닿지 않도록 주의한다.
④ 여름에는 제습기, 겨울에는 가습기를 사용한다.
⑤ 직접 조명을 사용한다.

25 414p **여가활동의 유형과 내용**

① 사교오락 활동
② 소일 활동
④,⑤ 자기계발 활동

26 332p **화재예방을 위한 습관**
① 난로 곁에는 불이 붙는 물건을 치우고 세탁물 등을 널어놓지 않는다.
② 전열기구와 화기를 사용할 때는 반드시 안전수칙을 준수한다.
③ 콘센트 하나에 여러 개의 전열기구 플러그를 꽂지 않는다.
④ 음식을 조리하는 중에는 주방을 떠나지 않는다.

27 234p **투약 돕기**
① 금식인 경우에도 매일 복용한다.
② 요양보호사가 임의로 약을 갈거나 쪼개지 않는다.
③ 처방된 이외의 약을 섞어 주지 않는다.
④ 바늘이 제거한 주사를 사용한다.

28 214p **예방접종**
인플루엔자는 50~64세, 65세 이상의 노인에게 매년 1회 접종을 권장한다.

29 215p **계절별 생활안전 수칙**
① 여름에는 헐렁한 옷차림에 챙이 넓은 모자와 물을 휴대한다.
② 가급적 야외 활동이나 야외 작업을 자제한다.
③ 실내운동을 하는 것이 좋다.
⑤ 새벽보다는 낮시간에 운동한다.

30 344p **노인의 영양관리**
① 에너지 요구량이 줄어든다.
③ 단백질 필요량은 크게 변하지 않는다.

④ 장 운동성이 감소한다.
⑤ 단순당이 많은 음식은 피한다.

31 468p **치매 대상자와의 의사소통**
① 기분이나 상황에 따라 전에 효과적이었던 방법이 통하지 않을 수 있다.
② 조용한 장소로 가서 대화한다.
④ 어린아이 대하듯 하지 않는다.
⑤ 질문에 대해 답을 할 수 없어 좌절감을 느낄수 있으므로 간단히 답할 수 있도록 한다.

32 504p **임종 적응 단계 – 분노**
대상자는 자신의 감정을 반항과 분노로 표출한다. 어디에서나 누구에게나 불만스러운 면을 찾으려고 한다. 목소리를 높여 불평을 하면서 주위로부터 관심을 끌려고 한다.

33 120p **결핵**
병원 또는 보건소를 방문하여 결핵감염에 대한 검사를 받아야 한다.

34 166p **욕창의 치료 및 예방**
압박을 받는 부위에 순환을 저해할 수 있다.

35 510p **임종 후 요양보호**
① 대상자를 바로 눕힌다.
② 간호사 등 의료인에게 제거해 줄 것을 의뢰한다.
③ 시트가 얼굴을 덮지 않도록 어깨까지 덮는다.
⑤ 사후 강직이 시작되기 전에 바른 자세를 취하게 한다.

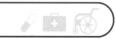

01	⑤	02	②	03	③	04	⑤	05	②
06	①	07	⑤	08	⑤	09	①	10	④
11	⑤	12	④	13	③	14	①	15	①
16	⑤	17	②	18	④	19	④	20	⑤
21	⑤	22	②	23	④	24	④	25	③
26	⑤	27	④	28	⑤	29	③	30	④
31	③	32	④	33	④	34	②	35	③
36	①	37	④	38	②	39	④	40	④
41	⑤	42	⑤	43	⑤	44	③	45	④

01 228p **식사 돕기 기본 원칙**
① 음식을 먹고 있는 도중에는 대상자에게 질문을 하지 않는다.
② 대상자가 충분히 삼킬 수 있을 정도의 적은 양을 입에 넣어준다.
③ 신맛이 강한 음식은 침을 많이 나오게 하여 사레가 들릴 수 있다.
④ 완전히 삼켰는지 확인한 다음에 음식을 입에 넣어준다.

02 37p **장기요양인정 점수에 따른 등급**

등급	장기요양 인정점수
장기요양 1등급	95점 이상
장기요양 2등급	75점 이상 95점 미만
장기요양 3등급	60점 이상 75점 미만
장기요양 4등급	51점 이상 60점 미만
장기요양 5등급	45점 이상 51점 미만
인지지원 등급	45점 미만

03 233p **투약 돕기**
① 우유는 약의 흡수를 방해한다.(525p)
② 처방된 이외의 약을 섞어 주지 않는다.
④ 숟가락을 사용하여 물에 녹인 후 투약하거나, 바늘을 제거한 주사기를 사용한다.
⑤ 약국에서 가져온 상태로 투약되도록 돕는다.

04 88p **정서적 학대**
정서적 학대는 비난, 모욕, 위협, 협박 등의 언어 및 비언어적 행위를 통하여 노인에게 정서적으로 고통을 주는 것이다.

05 33p **노인장기요양보험제도**
① 보험자는 국민건강보험공단이다.
③ 등급 판정은 등급판정위원회에서 한다.
④ 본인, 가족이나 친족 또는 이해관계인 등이 할 수 있다.
⑤ 최소 2년 이상으로 한다.

06 48p **노인장기요양보험 표준서비스 분류**
②,③,④,⑤ 신체활동지원서비스

07 238p **주사주입 돕기**
① 심장보다 높게 유지한다.
② 의복을 갈아입을 때 주사바늘이 빠지지 않도록 조심한다.
③ 주사부위가 붓거나 통증이 있는 경우 조절기를 잠금 후 관리책임자에게 보고한다.
④ 주사주입은 의료인의 고유영역이다.

08 447p **배변 돕기**
① 앞에서 뒤로 닦아준다.
② 기저귀에 의존하게 된다.

③ 변의가 있을 때 배설을 돕는다.
④ 스스로 할 수 있도록 돕는다.

09 237p **귀약 투여**
② 15~20분 동안 끼워 놓았다 제거한다.
③ 귓바퀴와 외이도를 깨끗하게 닦는다.
④ 약병을 따뜻하게 한다.
⑤ 귀 윗부분을 잡고 후상방으로 잡아당긴다.

10 244p **배설 돕기**
① 도움을 요청하기를 꺼리거나 스스로 몸을 움직이는 것이 어려워 요의나 변의를 참고 있을 수도 있으므로 배변 시간 간격을 가늠해 도와준다.
② 배설 시 소리가 나는 것에 부담을 느끼지 않도록 텔레비전을 켜거나 음악을 틀어놓는다.
③ 변기를 따뜻한 물로 데워둔다.
⑤ 대상자가 스스로 배설할 수 있도록 돕는다.

11 226p **올바른 식사 자세**
① 의자에 깊숙이 앉고 식탁에 팔꿈치를 올릴 수 있도록 한다.
② 식탁의 윗부분이 배꼽 높이에 오게 한다.
③ 팔걸이와 등받이가 있는 의자는 안전하고 좌우 균형을 잡는데 도움이 된다.
④ 발바닥이 바닥에 닿아야 한다.

12 231p **경관영양 돕기**
①,②,③ 경관영양은 의료인의 고유영역이다.
⑤ 영양액의 온도는 체온 정도가 적절하다.

13 252p **유치도뇨관 배설을 돕는 방법**
① 시설장이나 간호사에게 보고한다.
② 배뇨 후 확인한다.

④ 유치도뇨관의 교환 또는 삽입, 방광 세척 등은 절대로 하지 않는다.
⑤ 유치도뇨관을 삽입 후 보행할 수 있다.

14 249p 기저귀 사용 돕기
기저귀를 사용하면 피부손상과 욕창이 잘 생긴다. 속히 갈아주어 피부에 문제가 생기지 않게 한다.

15 256p 칫솔질 하기
② 잇몸이 닳아져 시리게 된다.
③ 앉은 자세에서 머리 부분을 앞으로 숙인 자세로 칫솔질한다.
④ 건강한 쪽이 아래로 향하고 옆으로 누운 자세로 칫솔질한다.
⑤ 혈액응고장애가 있는 대상자에게는 치실을 사용하지 않는다.

16 257p 의치 사용 돕기
① 위쪽 의치를 먼저 뺀다.
②,③,④ 찬물이 담긴 용기에 담가둔다.

17 260p 두발 청결 돕기
① 방수포를 어깨 밑까지 깐다.
③ 머리와 두피를 손가락 끝으로 마사지한다.
④ 문과 창문을 닫고 실내온도를 따뜻하게 한다.
⑤ 헤어드라이어로 머리를 말려준다.

18 276p 체위변경이 필요한 대상자 - 단추 있는 옷 입히기
• 옷 입을 때 : 마비된 팔 - 머리 - 건강한 팔 순서로 입힌다.
• 옷 벗을 때 : 건강한 팔 - 머리 - 마비된 팔 순서로 입힌다.

19 284p 옆으로 눕히기

20 281p 올바른 신체정렬 방법
① 큰 근육을 사용한다.
② 몸을 가능한 가깝게 한다.
③ 무릎을 구부리고 무게 중심을 낮게 한다.
④ 갑작스런 동작은 피한다.

21 302p 보행기 사용법
1. 약한 다리와 보행기를 함께 앞으로 한 걸음 정도 옮긴다.
2. 체중을 보행기와 손상된 다리 쪽에 실으면서 건강한 다리를 앞으로 옮긴다.

22 307p 감염 예방 방법
② 사용한 기저귀는 폐기한다.
③ 반드시 장갑을 착용한다.
④ 체액이 묻었을 때 찬물로 닦고 더운물로 헹군다.
⑤ 사용한 일회용 장갑은 폐기한다.

23 302p 지팡이 이용 보행 돕기
① 평지를 걸을 때는 지팡이를 먼저 옮겨 놓는다.
② 옆에서 보조할 때는 마비된 쪽(좌측)에 서서 보조한다.
③ 계단을 오를 때는 지팡이→건강한 다리(우측)→마비된 다리(좌측) 순서로 이동한다.
⑤ 지팡이의 손잡이가 대상자의 둔부 높이로 한다.

24 361p 당뇨병 대상자의 식사관리
- 당지수가 높은 식품 - 쌀밥, 떡, 찐감자, 흰씩빵, 수박
- 당지수가 낮은 식품 - 보리밥, 우유, 사과, 당면

25 379p 침상 청결관리

① 양모는 그늘에서 말린다.
② 푹신하면 자세가 나빠지고 피로해지기 쉽다.
④ 베개는 습기를 흡수하지 않는 재질을 사용한다.
⑤ 감염대상자는 커버를 씌워 커버만 매일 교환한다.

26 384p **삶기**
① 합성세제나 비눗물에 삶는다.
② 세탁한 후에 삶는다.
③ 뚜껑을 닫고 삶는다.
④ 비닐봉투에 각각 넣어 묶은 후 삶는다.

27 208p **노인의 약물사용방법**
① 다른 사람에게 처방된 약을 먹거나 자기 약을 남에게 주면 안 된다.
② 의사 처방 없이 중단하면 안 된다.
③ 진료 후 이전 처방약을 이어서 복용하지 않는다.
⑤ 비처방약도 복용하기 전에 의사와 상담해야 한다.

28 390p **안전한 주거환경 조성**
① 물기를 닦아 나중에 사용할 때나 다른 사람이 사용할 때 넘어지지 않게 한다.
② 출입구의 문턱을 없앤다.
③ 열고 닫기가 용이하도록 막대형으로 설치한다.
④ 대상자와 가족의 희망사항을 고려하여 환경을 조성한다.

29 375p **식기 및 주방의 위생관리**
① 씻은 식기는 행주로 닦지 말고 물기가 건조되도록 어긋나게 엎어 놓는다.
② 그물형이 위생적이다.
④ 기름기가 많은 그릇은 휴지로 기름기를 제거한 후 설거지한다.
⑤ 유리컵 → 수저 → 밥그릇, 국그릇 → 반찬그릇 → 프라이팬 등의 순서로 설거지한다.

30 369p **식품별 보관방법**
① 내장과 머리를 제거한 뒤 흐르는 찬물로 씻어 소금물에 담근 후 물기를 제거하여 냉동보관 한다.
② 시금치 등 잎채소는 세워서 보관한다.
③ 둥근 부분이 위로 향하게 놓는다.
⑤ 오래 두려면 냉동실에 보관한다.

31 438p **구두보고**
①,④,⑤ 서면보고
② 결과를 먼저 보고하고 경과와 상태를 보고한다.

32 443p **치매 대상자의 일상생활 돕기**
① 야단치거나 부정하거나 무시하지 않는다.
② 규칙적인 생활을 하게 한다.
③ 할 수 있는 일은 스스로 하도록 하여 남아 있는 기능을 유지하게 한다.
⑤ 대상자의 생활 자체를 소중히 여기고 환경을 바꾸지 않는다.

33 453p **안전과 사고예방**
① 온수 수도꼭지에 빨간색 표시를 한다.
② 2층보다는 1층이 좋다.
③ 방 안에서는 잠그지 못하는 문으로 설치한다.
⑤ 과일이나 채소 모양의 자석은 사용하지 않는다.

34 444p **치매 대상자 식사 돕기**
① 씹는 행위를 잊어버린 치매 대상자에게는 음식을 갈아서 제공한다.
③ 양념은 식탁 위에 두지 않는다.
④ 졸려하거나 초조해하는 경우 식사를 제공하지 않는다.
⑤ 색이 다양한 플라스틱 접시를 사용하는 것이 좋다.

35 452p **운동 돕기**
① 친숙해진 뒤 운동을 시켜야 한다.
② 심장에서 멀고 큰 근육을 사용하는 운동으로 시작한다.
④ 매일 같은 시간대에 같은 길을 걷는다.
⑤ 앉은 자세보다 선 자세에서 운동하는 것이 효과적이다.

36 424p **요양보호 기록의 원칙**
② 기록을 미루지 않고, 그때그때 신속하게 작성한다.
③ 육하원칙을 바탕으로 정확하게 기록한다.
④ 과정과 결과를 정확하게 기록한다.
⑤ 기록을 정정할 때는 밑줄을 긋고 빨간 펜으로 정정한 후 서명을 한다.

37 463p **파괴적 행동 돕는 방법**
① 왜 그랬는지 질문하거나 이상행동에 대해 상기시키지 않는다.
② 불필요한 신체적 구속은 피한다.
③ 천천히 치매 대상자의 관심 변화를 유도한다.
⑤ 대상자를 자극하지 않는다.

38 466p
산책을 하거나 대상자가 좋아하는 것을 함께 한다.

39 411p **시각장애 대상자와 이야기하는 방법**
시각장애 대상자는 형태나 색상을 파악하기 어려워 청각이나 촉각, 후각 등에 의지하여 대상물을 인지한다.

40 460p **배회 대상자 돕기**
① 대상자의 신체적 욕구를 우선적으로 해결해 준다.
② 주변을 친숙한 것으로 채워준다.
③ 텔레비전이나 라디오를 크게 틀어놓지 않는다. 소음은 포위당했다는 느낌을 들게 할 수 있다.

⑤ 연락처를 적어두거나 이름표를 대상자의 옷에 꿰매어 준다.

41 504p **임종 적응 단계**
부정 - 분노 - 타협 - 우울 - 수용
수용 : 죽는다는 사실을 체념하고 받아들인다.

42 472p **비언어적인 의사소통**
① 치매 대상자가 위협적으로 느끼는 자세를 취하지 않는다.
② 정면으로 마주 보며 이야기한다.
③ 귀가 잘 안 들리는 대상자에게 손짓, 발짓으로 표현한다.
④ 뒤에서 다가가면 대상자가 놀랄 수 있다.

43 520p **화상 대상자 돕는 방법**
① 화상부위에 간장, 된장, 치약 등을 바르면 세균 감염의 위험이 있다.
② 물의 압력으로 인해 화상 입은 피부가 손상을 입을 수 있다.
③ 감염의 위험이 있기 때문에 물집을 터뜨리면 안 된다.
④ 화상 부위를 깨끗한 물수건을 감싸 세균의 감염을 예방한다.

44 527p **심폐소생술**
① 119가 올 때까지 심폐소생술을 실시한다.
② 가슴 압박과 인공호흡을 30:2로 실시한다.
④ 119에 도움을 요청한다.
⑤ 가슴 중앙인 흉골(가슴뼈)의 아래쪽 절반 부위를 압박한다.

45 533p **자동심장충격기의 사용법**
전원켜기 - 전극패드 부착 - 심장리듬분석 - 제세동시작

정답

필기 10회

01	④	02	⑤	03	③	04	②	05	③
06	④	07	⑤	08	⑤	09	①	10	⑤
11	⑤	12	④	13	③	14	③	15	⑤
16	②	17	④	18	②	19	③	20	①
21	⑤	22	②	23	③	24	③	25	②
26	⑤	27	③	28	④	29	③	30	④
31	⑤	32	③	33	②	34	⑤	35	②

01 12p 노년기의 신체적 특성
① 노화는 점진적으로 일어나는 진행과정이다.
② 피하지방이 감소한다.
③ 신체 조직의 잔존능력이 저하된단.
⑤ 만성질환이 있는 노인은 다른 합병증이 쉽게 올 수 있어 사소한 원인으로도 중증에 이를 수 있다.

02 16~18p 가족관계의 변화
① 활기찬 노년을 위해 활발한 성생활을 유지하는 것도 필요하다.
② 경쟁심이나 갈등이 줄어들고, 상호이해와 동조성이 강화된다.
③ 자주 상호작용하면서 각자의 사생활을 지킬 수 있어야 한다.
④ 손자녀에 대해 책임이 없고 비교적 순수하게 애정으로 감싸줄 수 있다.

03 34~45p 노인성 질병의 종류

04 69p 사생활과 비밀 보장에 관한 권리
입소 노인이 원할 때 정보통신기기(유무선 전화기 등) 사용, 우편물 수·발신에 제한이 있어서는 안 된다.

05 93p 성희롱 행위
①,② 육체적 성희롱
④,⑤ 시각적 성희롱

06 48p 일상생활지원
요양보호사가 제공하는 모든 서비스는 대상자에 대해서만 제한하여 제공한다.
예) 물품 구매, 약 타기, 은행, 관공서 이용 등의 대행

07 228p 식사 돕기
① 상체를 약간 앞으로 숙이고 턱을 당기는 자세로 식사한다.
② 몸의 윗부분을 높게 해 주고 턱을 당긴 자세를 취하게 한다.
③ 음식을 먹고 있는 도중에는 대상자에게 질문을 하지 않는다.
④ 신맛이 강한 음식은 침을 많이 나오게 하여 사레 들릴 수 있으니 주의한다.

08 73p 자신의 견해와 불평을 표현하고 해결을 요구할 권리
노인과 보호자의 불평을 즉각적으로 해결하기 위한 조치를 취해야 한다.

09 79p 신체적 학대

물리적인 힘이나 도구를 이용하여 노인에게 신체적 손상, 고통, 장애 등을 유발하는 행위를 말한다.

10 90p 근로기준법

11 97~99p 윤리적 태도

① 근무지를 비울 때는 감독자에게 알려야 한다.

② 복지용구를 알선해서는 안 된다.

③ 요양보호사는 어떠한 이유에서든지 대상자를 차별 대우하지 않는다.

④ 제공해야 할 서비스 내용 및 방법이 확실하지 않을 때는 도움을 청한다.

12 154p **퇴행성관절염**

퇴행성관절염이란 뼈를 보호해 주는 끝부분의 연골(물렁뼈)이 닳아서 없어지거나 관절에 염증성 변화가 생긴 상태를 말하며 노화로 인해 발생한다.

13 156p **골다공증**

① 적정 체중을 유지한다.

② 아스피린을 복용하면 골다공증이 올 수 있다.

④ 낮에 햇볕을 쬐면서 운동을 한다.

⑤ 카페인은 칼슘 흡수를 방해한다.

14 166p **욕창의 치료 및 예방**

압박을 받는 부위의 순환을 저해할 수 있으므로 삼간다.

15 116p **근골격계의 치료**

① 손상 후 얼음주머니를 대준다.

② 2시간마다 20~30분씩 하는 것이 좋다.

③ 부종을 조절하고 움직임을 줄이며 통증을 줄여준다.

④ 손상부위를 심장보다 높게 올려준다.

16 117p **스트레칭**

① 근육의 긴장을 완화하고 작업이나 운동 시 부상을 예방한다.

③ 통증을 느끼지 않고 시원하다고 느낄 때까지 계속한다.

④ 호흡은 편안하고 자연스럽게 한다.

⑤ 상하좌우 균형 있게 교대로 한다.

17 363p **고혈압 대상자의 식사관리**

① 가능한 한 복합당질을 섭취한다.

② 적정 체중을 유지한다.

③ 카페인 함유 음료, 알코올 섭취를 제한한다.

⑤ 혈압을 조절하기 위하여 소금 섭취를 제한한다.

18 161p **요실금의 치료 및 예방**

① 충분한 수분섭취로 방광의 기능을 유지한다.

③ 발생 원인에 따라 약물요법이나 수술 치료를 한다.

④ 비만은 복부 내 압력을 증가시켜 복압성 요실금을 유발하기 때문에 체중을 조절한다.

⑤ 식이섬유소가 풍부한 채소와 과일 섭취로 변비를 예방한다.

19 245p **배변 돕기**

① 변의를 호소할 때 즉시 배설할 수 있도록 도와준다.

② 배변 후 앞에서 뒤쪽으로 닦아준다.

④ 밖에서 기다리면서 중간중간 대상자에게 말을 걸어 상태를 살핀다.

⑤ 침대를 올려주어 대상자가 배에 힘을 주기 쉬운 자세를 취하게 한다.

20 310p **흡인 물품 관리**
② 카테터는 분비물이 빠질 수 있게 물에 담가 놓는다.
③ 소독한 카테터는 쟁반에 널어서 그늘에서 말린다.
④ 15분 이상 끓여서 소독한다.
⑤ 감염과 출혈의 위험이 있다.

21 94p **성희롱 대처 방안**
① 성희롱 예방교육을 1년에 1번 이상 해야 한다.
② 행위자를 징계해야 한다.
③ 감정적인 대응은 삼가고, 단호히 거부 의사를 표현한다.
④ 피해자에게 원하지 않는 업무배치 등의 불이익한 조치를 해서는 안 된다.

22 194p **뇌졸중**
① 언어장애 증상
③ 반신마비 증상
④ 두통 및 구토 증상
⑤ 어지럼증 증상

23 344p **영양관리**
① 부드러운 재료를 선택하고 작은 크기로 잘게 썰어서 준비한다.
② 에너지 요구량이 감소하므로 열량이 과잉으로 섭취되지 않도록 한다.
④ 고콜레스테롤 식품은 제한한다.
⑤ 먹을 양만큼 만들어 섭취한다.

24 194p **뇌졸중의 증상**
뇌간 손상 시 전신마비와 함께 의식이 저하된다.

25 201p **수분섭취를 제한해야 하는 질병(간경화)**

- 수분섭취를 제한해야 하는 질병 : 간경화, 심부전, 신부전증, 부신기능저하증, 심한 갑상선기능저하증
- 수분을 충분히 마셔야 하는 질병 : 염증성 비뇨기질환, 폐렴, 기관지염, 고혈압, 협심증, 당뇨병

26 402p **효과적인 의사소통 방법**
라포(apport)란 '마음의 유대'라는 뜻으로 서로의 마음이 연결된 상태, 즉 두 사람 사이의 상호신뢰관계를 나타내며, 의사소통의 기본이다.

27 102p **대상자에게 해가 되는 활동을 강요받은 경우**
'무해성의 원칙'에 어긋나는 행동으로 사용했던 마스크를 다시 쓸 수 없는 이유를 보호자에게 설명한다.

28 372p **안전한 식품 섭취를 위한 방법**
① 식품을 다루기 전과 조리하는 중간중간에 손을 자주 씻는다.
② 익히지 않은 육류, 가금류, 해산물을 다른 식품과 분리한다.
③ 과일→육류→생선류→닭고기 순으로 사용한다.
⑤ 냉동식품은 실온에서 해동하지 않는다.

29 128p **노화에 따른 특성**
① 직장 벽의 탄력성이 감소한다.
② 쓴맛을 잘 느끼게 된다.
③ 당내성이 떨어져 당뇨병에 걸리기 쉽다.
④ 위액의 산도 저하로 소화능력이 저하된다.

30 225p **경관 유동식**

31 471p **치매 대상자와의 의사소통**

① 대상자가 이해하지 못하면 반복하여 설명한다.
② 함께 찾아보고 대상자가 기억력 장애로 인한 문제를 인정하고 이해할 수 있도록 돕는다.
③ 높은 위치에서 팔짱을 끼거나 주먹을 쥐는 자세는 위협적으로 느낄 수 있다.
④ 정면으로 마주 보며 이야기한다.

32 437p 업무보고 원칙
① 신속하게 보고한다.
② 보고내용이 중복되지 않게 한다.
④ 주관적 판단이 아닌 객관적 사항을 정확하게 보고한다.
⑤ 육하원칙에 따라 보고한다.

33 512p 임종 대상자 가족에 대한 요양보호
① 장례식이나 장지에 가는 일에는 참석하지 않는다.
③ 가족이 자신의 감정을 표현할 수 있게 돕는다.
④ 가족의 태도와 행동을 판단하지 말고 중립적 자세를 유지한다.
⑤ 상투적인 말은 도움이 되지 않으므로 하지 않는다.

34 516p 하임리히법

35 527p 심폐소생술의 단계

실기 **10회**

01	②	02	④	03	④	04	①	05	⑤
06	④	07	④	08	⑤	09	⑤	10	③
11	⑤	12	④	13	③	14	⑤	15	③
16	⑤	17	⑤	18	④	19	⑤	20	④
21	③	22	④	23	⑤	24	⑤	25	③
26	②	27	③	28	②	29	④	30	④
31	③	32	②	33	③	34	④	35	⑤
36	④	37	②	38	②	39	④	40	⑤
41	④	42	②	43	⑤	44	⑤	45	①

01 25p 독거노인 공동생활 홈서비스

02 17p 배우자 사별에 대한 적응단계
• 1단계 : 상실감의 시기, 우울감과 비탄
• 2단계 : 배우자 없는 생활을 받아들이고, 혼자된 사람으로서의 정체감을 지님
• 3단계 : 혼자 사는 삶을 적극적으로 개척함

03 57p 요양보호서비스 유형별 대처방안
• 대상자의 허락 없이 식품을 처분하지 않으며, 대상자와 함께 냉장고를 정리 정돈한다.
• 가족의 지원을 요청하거나 가족이 지켜보는 가운데서 정리한다.

04 85p 유기
스스로 독립할 수 없는 노인을 격리하거나 방치하

는 행위를 말한다.

05 241p **화장실 이용 돕기**
① 대상자를 의존하게 만들고 자존감을 저하시킬 수 있다.
② 발에 걸려 넘어질 우려가 있는 물건을 치워 넘어지지 않게 한다.
③ 화장실은 밝고 바닥에 물기가 없게 하여 미끄러지지 않게 해야 한다.
④ 프라이버시를 보호한다. 응급상황을 알릴 수 있는 응급 벨을 설치한다.

06 231p **경관영양 돕기**
너무 진한 농도의 영양을 주입하거나 너무 빠르게 주입하면, 설사나 탈수를 유발할 수 있다.

07 239p **약 보관**
① 가루약은 숟가락을 사용하여 복용한다.
② 뚜껑 안쪽이 위를 향하도록 해야 한다.
③ 침이 약에 섞여 들어가 변질될 수 있다.
⑤ 모든 약물은 치매 대상자, 아동, 애완동물의 손이 닿지 않는 곳에 보관한다.

08 238p **주사주입 돕기**
① 의복을 갈아입거나 대상자가 이동할 때에는 주사바늘이 빠지지 않도록 조심한다.
② 수액 병은 항상 대상자의 심장보다 높게 유지한다.
③ 알코올 솜으로 지그시 눌러준다.
④ 주사주입은 의료인의 고유영역이다.

09 241p **배설 시 관찰내용**
• 배설 전 : 요의나 변의 유무, 하복부 팽만, 이전 배설과의 간격, 배설 억제

• 배설 중 : 통증, 불편함, 불안정도, 배변 어려움, 배뇨 어려움
• 배설 후 : 색깔, 혼탁 여부, 배설 시간, 잔뇨감, 잔변감, 배설량

10 525p **안전한 약 사용을 위한 3단계**

11 228p **식사 돕기 기본 칙**
① 시설대상자의 음식 섭취를 돕는다.
② 음식을 먹고 있는 도중에는 대상자에게 질문을 하지 않는다.
③ 입맛이 없는 경우 다양한 음식을 조금씩 준비하여 반찬의 색깔을 보기 좋게 담아내 식욕을 돋운다.
④ 등이 구부정한 상태에서 밥을 먹으면 음식이 기도록 넘어가기 쉽다.

12 244p **침상 배설 돕기**
① 배설 시 소리가 나는 것에 부담을 느끼지 않도록 텔레비전이나 음악을 틀어놓는다.
② 침대 머리를 올려준다.
③ 변기를 따뜻한 물로 데워놓는다.
⑤ 기저귀를 채우지 않는다.

13 265p **세수 돕기**
① 눈곱이 없는 쪽부터 닦는다.
② 귀 입구의 귀지를 닦아준다. 병원을 이용한다.
④ 눈은 안에서 밖으로 닦는다.
⑤ 코 밖으로 나온 털을 깎아 준다.

14 263p **손발톱 청결**
① 손톱은 둥글게, 발톱은 일자로 깎는다.
② 모직의류는 피하고 면제품을 사용한다.

③ 따뜻한 물에 손과 발을 10~15분간 담근다.

④ 손톱이나 발톱이 살 안쪽으로 심하게 파고들었
거나 발톱 주위 염증이나 감염 등 이상이 있을
경우 시설장이나 간호사 등에게 보고한다.

15 272p **침상 목욕**

말초 부위에서 몸의 중심부로 닦으면 정맥 혈액을
심장 쪽으로 밀어 올리는 데에 도움이 된다.

16 233p **투약 돕기**

물약을 투약하거나 치아 착색 방지를 위해 빨대를
사용한다.

17 275p **옷 갈아입히기**

편마비나 장애가 있는 경우, 옷을 벗을 때는 건강
한 쪽부터 벗고 옷을 입을 때는 불편한 쪽부터 입
힌다.

18 257p **의치 빼기**

①,③ 의치는 찬물이 담긴 용기에 보관한다.

② 위쪽 의치부터 뺀다.

⑤ 의치 삽입 전에 구강세정제와 미온수로 입을
충분히 헹군다.

19 379p **침상 청결관리**

① 이불은 두껍고 무거운 것은 피한다.

② 오리털, 양모 등의 이불은 그늘에서 말린다.

③ 너무 푹신하면 자세가 나빠지고 피로해지기 쉽다.

④ 베개는 습기를 흡수하지 않고, 열에 강하며 촉
감이 좋은 재질을 사용한다.

20 282p **침대 오른쪽 또는 왼쪽으로 이동하기**

1. 대상자를 이동하고자 하는 쪽에 선다.

2. 대상자의 두 팔을 가슴 위에 포갠다.

3. 상반신과 하반신을 나누어 이동시킨다.

4. 한 손으로 대상자의 목에서 겨드랑이를 향해
넣어서 받치며, 다른 한 손은 허리 아래에 넣어
서 상반신을 이동시킨다.

5. 하반신은 허리와 엉덩이 아래에 손을 깊숙이
넣고 이동시킨다.

21 292p **휠체어 이동 시 작동법**

앞바퀴를 들고 이동해야 하는 경우 – 문턱(도로 턱)
오를 때, 문턱(도로 턱) 내려갈 때, 울퉁불퉁한 길을
갈 때

22 446p **배설 돕기**

대상자가 화장실에 가고 싶을 때 보이는 비언어적
신호

● 바지의 뒷부분을 움켜잡고 있다.

● 옷을 올린다.

● 구석진 곳을 찾는다.

● 대중 앞에서 옷을 벗으려고 한다.

● 서성이면서 안절부절못한다.

23 304p **지팡이를 이용하여 계단 오르내리기**

● 지팡이를 이용하여 계단을 오를 때 : 지팡이 →
건강한 다리 → 마비된 다리

● 지팡이를 이용하여 계단을 내릴 때 : 지팡이 →
마비된 다리 → 건강한 다리

24 387p **외출동행**

① 대상자의 욕구를 확인하여 사전에 외출계획을
세우고 외출한다.

② 도보 시 보폭을 작게 한다.

③ 계단을 오를 때는 몇 걸음에 한 번씩 혹은 걸음

마다 두 다리를 한곳에 모아 쉬면서 천천히 이동한다.

④ 차량 이용 시 대상자를 먼저 차에 태운다.

25 342p **식사준비와 조리방법**

① 저작능력이 저하된 대상자에게는 작은 크기로 잘게 썰어서 준비한다.

② 생선은 오래 삶으면 질기고 딱딱해진다.

④ 먹을 만큼 조리해서 먹는다.

⑤ 신맛과 쓴맛을 감지하는 기능이 향상된다.

26 330p **낙상을 일으키는 요인**

- 신체적 요인 : 운동장애나 심장 질환, 빈혈, 시력 저하 등
- 환경적 요인 : 집 안 환경이나 외부 환경 등
- 행동적 요인 : 지나친 음주나 개인의 활동량 저하 등

27 379p **침상 청결관리**

① 양모, 오리털 등의 이불은 그늘에서 말린다.

② 이불 커버는 감촉이 좋은 면제품이 좋다. 모 재질은 피부에 자극을 준다.

④ 시트의 소재는 흡수가 잘 되는 재질이 좋다.

⑤ 습기를 흡수하지 않고, 열에 강하며 촉감이 좋은 재질을 사용한다.

28 320p **보행차**

잘 걷지 못하는 대상자가 주로 실내외에서 사용하는 보행보조구이다. 바퀴가 붙어 있는 것과 붙어 있지 않은 것 두 종류가 있다.

29 336p **지진 발생 시 대처방법**

30 390p **안전한 주거환경 조성**

① 막대형으로 설치한다.

② 문턱을 없앤다.

③ 창가에 물건을 두지 않는다.

⑤ 높이가 낮은 욕조를 사용한다.

31 414p **여가활동 유형**

자기계발 활동	책읽기, 독서교실, 그림그리기, 서예교실, 시낭송, 악기연주, 민요교실 등
가족중심 활동	가족 소풍, 가족과의 대화, 외식나들이
종교참여 활동	교회, 사찰, 성당 가기
사교오락 활동	영화, 연극, 음악회, 전시회
운동 활동	체조, 가벼운 산책
소일 활동	텃밭 야채 가꾸기, 식물가꾸기, 신문 보기, 텔레비전 시청, 종이접기 등

32 411p **상황별 의사소통**

시각장애 대상자는 형태나 색상을 파악하기 어려워 청각이나 촉각, 후각 등에 의지하여 대상물을 인지한다.

33 472p **비언어적인 의사소통**

① 치매 대상자에게 접근할 때 앞에서 다가간다.

② 눈높이를 맞추고 이야기한다.

④ 대상자가 좋아하면 손이나 어깨를 감싸는 등의 신체적 접촉을 한다.

⑤ 대상자의 행동을 복잡하게 해석하지 않는다.

34 444p
① 투명한 유리제품보다는 색깔이 있는 플라스틱 제품을 사용하는 것이 좋다.
② 접시보다는 사발을 사용한다.
③ 양념은 식탁 위에 두지 않는다.
⑤ 무거운 숟가락을 주어서 숟가락을 쥐고 있다는 사실을 잊어버리지 않게 해준다.

35 410p **상황별 의사소통**
① 말을 건넨 후 신체접촉을 한다.
② 명확하고 간단하게 설명한다.
③ 아이처럼 취급하여 반말을 하지 않는다.
④ 입을 크게 벌리며 정확하게 말한다.

36 442p **약물요법**
① 악화를 지연하기 위해 투약한다.
② 약물을 규칙적으로 복용하도록 해야 한다.
③ 의사의 처방을 받은 후 복용량을 조절한다.
⑤ 항경련제를 투여한다.

37 460p **배회**
배회는 아무런 계획도 목적지도 없이 돌아다니는 행위로 대다수의 치매 대상자에게서 나타난다. 배회로 인해 낙상이나 신체적 손상을 입을 수 있으므로 주의 깊은 관찰과 관리가 필요하다.

38 456p **반복적인 질문이나 행동**
반복 질문이나 반복 행동에 대한 관심을 다른 곳으로 돌린다.

39 458p **음식섭취 관련 문제행동**

40 461p **의심, 망상, 환각**
• 잃어버린 물건에 대한 의심을 부정하거나 설득하지 말고 함께 찾아본다.
• 같은 물건을 준비해 두었다가 잃어버렸다고 주장할 때 대상자가 물건을 찾도록 도와준다.

41 446p **배변 돕기**
① 낮에는 가능하면 기저귀를 사용하지 않는 것이 좋다.
② 배뇨 곤란인 경우 야간에 수분섭취를 제한한다.
③ 민감하게 반응하지 않고, 비난하거나 화를 내지 않는다.
⑤ 관장은 의료행위이므로 간호사가 수행해야 한다.

42 512p **임종 대상자 가족에 대한 요양보호**
① 돕는 자로서 도움을 제공한다.
③ 가족이 자신의 감정을 표현할 수 있게 돕는다.
④ 가족의 태도와 행동을 판단하지 말고 중립적 자세를 유지한다.
⑤ 적절한 신체접촉을 통하여 가족들에게 혼자가 아니라는 느낌을 준다.

43 527p **심폐소생술의 단계**

44 522p **출혈**
① 대상자를 안정시킨다.
② 심장보다 높게 위치시킨다.
③ 냉찜질을 해준다.
④ 강하게 감으면 혈액순환에 방해된다.

45 534p **자동심장충격기**
오른쪽 패드는 오른쪽 빗장뼈 밑에, 왼쪽 패드는 왼쪽 중간 겨드랑이선에 붙인다.

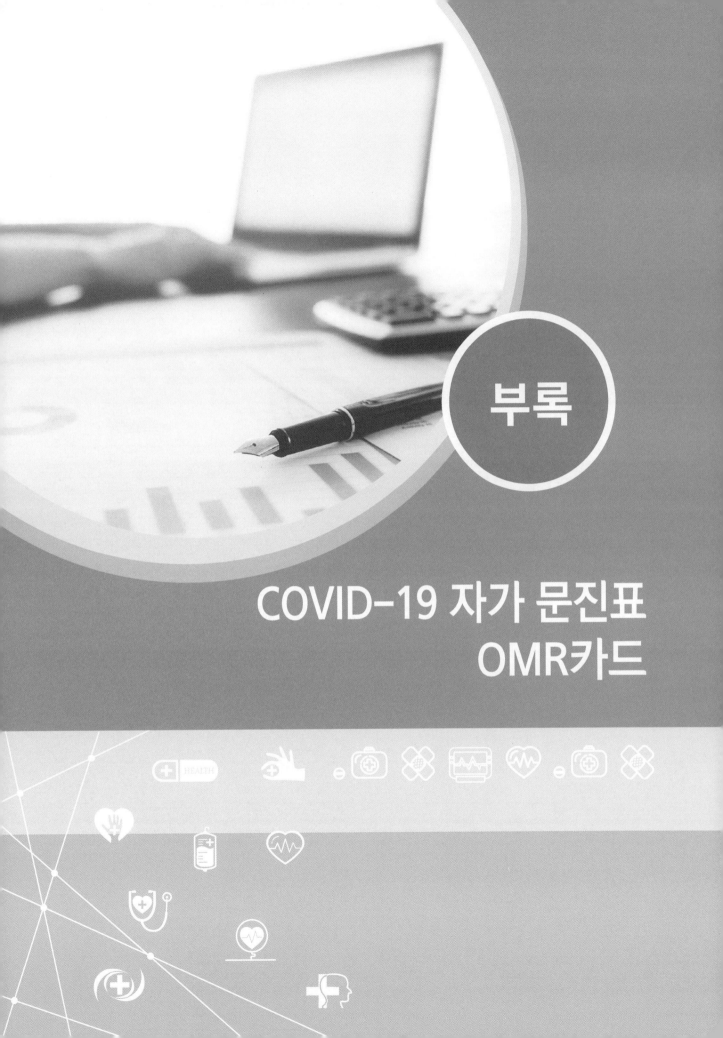

부록

COVID-19 자가 문진표
OMR카드

코로나바이러스감염증-19 (COVID-19) 자가 문진표

본 문진표는 응시자 본인 및 다른 응시자 등의 감염을 차단하기 위함입니다. 문진결과에 따라, 적절한 조치를 취할 예정이니 여러분의 적극적인 협조 및 양해 부탁드립니다.

※ 시험당일 기준으로 작성하시어 시험장 출입구 본부요원에게 반드시 제출해야 합니다.

- 수집한 정보는 의심환자 파악을 위해서만 사용되며, 사용목적 달성 후 지체 없이 폐기할 예정입니다.

1. 자가 문진

No	확인내용	해당여부	
1	현재 아래에 해당하는 증상이 있습니까? · '예'라고 답한 경우 [ ] 발열감　[ ] 오한　[ ] 두통, 근육통　[ ] 인후통　[ ] 콧물, 코막힘 [ ] 기침　[ ] 호흡곤란　[ ] 구토　[ ] 복통 또는 설사　[ ] 그 밖의 증상 (　　)	□ 예	□ 아니오
2	최근 14일 이내에 방문(여행 포함)한 국가가 있습니까? · '예'라고 답한 경우 방문국가 :　　　　입국일자 :	□ 예	□ 아니오
3	선별진료소 등에서 코로나19 진단검사를 받은 후 검사가 진행 중이며, 검사결과 통보를 기다리고 계신 상태입니까? · '예'라고 답한 경우 검사일 :	□ 예	□ 아니오

2. 인적사항

응시번호	이름	생년월일

개인정보보호법 등 관련 법규에 의거 상기 본인은 위 사항에 대한 개인정보 수집 및 활용에 동의하며, 위 자가 문진표를 사실대로 작성하였음을 확인합니다.

작성일　20　년　　월　　일 (시험당일 기준 작성)

작성인　성명:　　　　　(서명)

실전 모의고사 1회 답안지

실전모의고사 [필기]

번호	1	2	3	4	5
01	①	②	③	④	⑤
02	①	②	③	④	⑤
03	①	②	③	④	⑤
04	①	②	③	④	⑤
05	①	②	③	④	⑤
06	①	②	③	④	⑤
07	①	②	③	④	⑤
08	①	②	③	④	⑤
09	①	②	③	④	⑤
10	①	②	③	④	⑤
11	①	②	③	④	⑤
12	①	②	③	④	⑤
13	①	②	③	④	⑤
14	①	②	③	④	⑤
15	①	②	③	④	⑤
16	①	②	③	④	⑤
17	①	②	③	④	⑤
18	①	②	③	④	⑤
19	①	②	③	④	⑤
20	①	②	③	④	⑤
21	①	②	③	④	⑤
22	①	②	③	④	⑤
23	①	②	③	④	⑤
24	①	②	③	④	⑤
25	①	②	③	④	⑤
26	①	②	③	④	⑤
27	①	②	③	④	⑤
28	①	②	③	④	⑤
29	①	②	③	④	⑤
30	①	②	③	④	⑤
31	①	②	③	④	⑤
32	①	②	③	④	⑤
33	①	②	③	④	⑤
34	①	②	③	④	⑤
35	①	②	③	④	⑤

실전모의고사 [실기]

번호	1	2	3	4	5
01	①	②	③	④	⑤
02	①	②	③	④	⑤
03	①	②	③	④	⑤
04	①	②	③	④	⑤
05	①	②	③	④	⑤
06	①	②	③	④	⑤
07	①	②	③	④	⑤
08	①	②	③	④	⑤
09	①	②	③	④	⑤
10	①	②	③	④	⑤
11	①	②	③	④	⑤
12	①	②	③	④	⑤
13	①	②	③	④	⑤
14	①	②	③	④	⑤
15	①	②	③	④	⑤
16	①	②	③	④	⑤
17	①	②	③	④	⑤
18	①	②	③	④	⑤
19	①	②	③	④	⑤
20	①	②	③	④	⑤
21	①	②	③	④	⑤
22	①	②	③	④	⑤
23	①	②	③	④	⑤
24	①	②	③	④	⑤
25	①	②	③	④	⑤
26	①	②	③	④	⑤
27	①	②	③	④	⑤
28	①	②	③	④	⑤
29	①	②	③	④	⑤
30	①	②	③	④	⑤
31	①	②	③	④	⑤
32	①	②	③	④	⑤
33	①	②	③	④	⑤
34	①	②	③	④	⑤
35	①	②	③	④	⑤
36	①	②	③	④	⑤
37	①	②	③	④	⑤
38	①	②	③	④	⑤
39	①	②	③	④	⑤
40	①	②	③	④	⑤
41	①	②	③	④	⑤
42	①	②	③	④	⑤
43	①	②	③	④	⑤
44	①	②	③	④	⑤
45	①	②	③	④	⑤

수험번호

생년월일

주의사항

[바른 표기] ●
[틀린 표기] ◐ ⊙ ⊗ ◉

성명

지필서명

감독관 확인

실전 모의고사 2회 답안지

실전모의고사 [필기]

번호	①	②	③	④	⑤	번호	①	②	③	④	⑤
01	①	②	③	④	⑤	21	①	②	③	④	⑤
02	①	②	③	④	⑤	22	①	②	③	④	⑤
03	①	②	③	④	⑤	23	①	②	③	④	⑤
04	①	②	③	④	⑤	24	①	②	③	④	⑤
05	①	②	③	④	⑤	25	①	②	③	④	⑤
06	①	②	③	④	⑤	26	①	②	③	④	⑤
07	①	②	③	④	⑤	27	①	②	③	④	⑤
08	①	②	③	④	⑤	28	①	②	③	④	⑤
09	①	②	③	④	⑤	29	①	②	③	④	⑤
10	①	②	③	④	⑤	30	①	②	③	④	⑤
11	①	②	③	④	⑤	31	①	②	③	④	⑤
12	①	②	③	④	⑤	32	①	②	③	④	⑤
13	①	②	③	④	⑤	33	①	②	③	④	⑤
14	①	②	③	④	⑤	34	①	②	③	④	⑤
15	①	②	③	④	⑤	35	①	②	③	④	⑤

실전모의고사 [실기]

번호	①	②	③	④	⑤	번호	①	②	③	④	⑤	번호	①	②	③	④	⑤
01	①	②	③	④	⑤	06	①	②	③	④	⑤	27	①	②	③	④	⑤
02	①	②	③	④	⑤	07	①	②	③	④	⑤	28	①	②	③	④	⑤
03	①	②	③	④	⑤	08	①	②	③	④	⑤	29	①	②	③	④	⑤
04	①	②	③	④	⑤	09	①	②	③	④	⑤	30	①	②	③	④	⑤
05	①	②	③	④	⑤	10	①	②	③	④	⑤	31	①	②	③	④	⑤
						11	①	②	③	④	⑤	32	①	②	③	④	⑤
						12	①	②	③	④	⑤	33	①	②	③	④	⑤
						13	①	②	③	④	⑤	34	①	②	③	④	⑤
						14	①	②	③	④	⑤	35	①	②	③	④	⑤
						15	①	②	③	④	⑤	36	①	②	③	④	⑤
						16	①	②	③	④	⑤	37	①	②	③	④	⑤
						17	①	②	③	④	⑤	38	①	②	③	④	⑤
						18	①	②	③	④	⑤	39	①	②	③	④	⑤
						19	①	②	③	④	⑤	40	①	②	③	④	⑤
						20	①	②	③	④	⑤	41	①	②	③	④	⑤
						21	①	②	③	④	⑤	42	①	②	③	④	⑤
						22	①	②	③	④	⑤	43	①	②	③	④	⑤
						23	①	②	③	④	⑤	44	①	②	③	④	⑤
						24	①	②	③	④	⑤	45	①	②	③	④	⑤
						25	①	②	③	④	⑤						
						26	①	②	③	④	⑤						

수험번호

| ① | ② | ③ | ④ | ⑤ | ⑥ | ⑦ | ⑧ | ⑨ | ⓪ |

생년월일

| ① | ② | ③ | ④ | ⑤ | ⑥ | ⑦ | ⑧ | ⑨ | ⓪ |

성명

자필서명

주의사항

[바른 표기] ●
[틀린 표기] ⊙ ⊗ ◉ ◖

감독관 확인

실전 모의고사 3회 답안지

실전모의고사 [필기]

실전모의고사 [실기]

수험번호

생년월일

성명

지필서명

주의사항

[바른 표기] ●
[틀린 표기] ⊙ ⊗ ◉ ◑

감독관
확인

실전 모의고사 4회 답안지

실전모의고사 [필기]

번호	1	2	3	4	5
01	①	②	③	④	⑤
02	①	②	③	④	⑤
03	①	②	③	④	⑤
04	①	②	③	④	⑤
05	①	②	③	④	⑤
06	①	②	③	④	⑤
07	①	②	③	④	⑤
08	①	②	③	④	⑤
09	①	②	③	④	⑤
10	①	②	③	④	⑤
11	①	②	③	④	⑤
12	①	②	③	④	⑤
13	①	②	③	④	⑤
14	①	②	③	④	⑤
15	①	②	③	④	⑤
16	①	②	③	④	⑤
17	①	②	③	④	⑤
18	①	②	③	④	⑤
19	①	②	③	④	⑤
20	①	②	③	④	⑤
21	①	②	③	④	⑤
22	①	②	③	④	⑤
23	①	②	③	④	⑤
24	①	②	③	④	⑤
25	①	②	③	④	⑤
26	①	②	③	④	⑤
27	①	②	③	④	⑤
28	①	②	③	④	⑤
29	①	②	③	④	⑤
30	①	②	③	④	⑤
31	①	②	③	④	⑤
32	①	②	③	④	⑤
33	①	②	③	④	⑤
34	①	②	③	④	⑤
35	①	②	③	④	⑤

실전모의고사 [실기]

번호	1	2	3	4	5
01	①	②	③	④	⑤
02	①	②	③	④	⑤
03	①	②	③	④	⑤
04	①	②	③	④	⑤
05	①	②	③	④	⑤
06	①	②	③	④	⑤
07	①	②	③	④	⑤
08	①	②	③	④	⑤
09	①	②	③	④	⑤
10	①	②	③	④	⑤
11	①	②	③	④	⑤
12	①	②	③	④	⑤
13	①	②	③	④	⑤
14	①	②	③	④	⑤
15	①	②	③	④	⑤
16	①	②	③	④	⑤
17	①	②	③	④	⑤
18	①	②	③	④	⑤
19	①	②	③	④	⑤
20	①	②	③	④	⑤
21	①	②	③	④	⑤
22	①	②	③	④	⑤
23	①	②	③	④	⑤
24	①	②	③	④	⑤
25	①	②	③	④	⑤
26	①	②	③	④	⑤
27	①	②	③	④	⑤
28	①	②	③	④	⑤
29	①	②	③	④	⑤
30	①	②	③	④	⑤
31	①	②	③	④	⑤
32	①	②	③	④	⑤
33	①	②	③	④	⑤
34	①	②	③	④	⑤
35	①	②	③	④	⑤
36	①	②	③	④	⑤
37	①	②	③	④	⑤
38	①	②	③	④	⑤
39	①	②	③	④	⑤
40	①	②	③	④	⑤
41	①	②	③	④	⑤
42	①	②	③	④	⑤
43	①	②	③	④	⑤
44	①	②	③	④	⑤
45	①	②	③	④	⑤

성명

자필서명

수험번호

① ② ③ ④ ⑤ ⑥ ⑦ ⑧ ⑨ ⑩

생년월일

① ② ③ ④ ⑤ ⑥ ⑦ ⑧ ⑨ ⑩

주의사항

[바른 표기] ●

[틀린 표기] ⊙ ⊗ ◐ ◑

감독관
확인

실전 모의고사 5회 답안지

실전모의고사 [필기]

번호	1	2	3	4	5
01	①	②	③	④	⑤
02	①	②	③	④	⑤
03	①	②	③	④	⑤
04	①	②	③	④	⑤
05	①	②	③	④	⑤
06	①	②	③	④	⑤
07	①	②	③	④	⑤
08	①	②	③	④	⑤
09	①	②	③	④	⑤
10	①	②	③	④	⑤
11	①	②	③	④	⑤
12	①	②	③	④	⑤
13	①	②	③	④	⑤
14	①	②	③	④	⑤
15	①	②	③	④	⑤
16	①	②	③	④	⑤
17	①	②	③	④	⑤
18	①	②	③	④	⑤
19	①	②	③	④	⑤
20	①	②	③	④	⑤
21	①	②	③	④	⑤
22	①	②	③	④	⑤
23	①	②	③	④	⑤
24	①	②	③	④	⑤
25	①	②	③	④	⑤
26	①	②	③	④	⑤
27	①	②	③	④	⑤
28	①	②	③	④	⑤
29	①	②	③	④	⑤
30	①	②	③	④	⑤
31	①	②	③	④	⑤
32	①	②	③	④	⑤
33	①	②	③	④	⑤
34	①	②	③	④	⑤
35	①	②	③	④	⑤

실전모의고사 [실기]

번호	1	2	3	4	5
01	①	②	③	④	⑤
02	①	②	③	④	⑤
03	①	②	③	④	⑤
04	①	②	③	④	⑤
05	①	②	③	④	⑤
06	①	②	③	④	⑤
07	①	②	③	④	⑤
08	①	②	③	④	⑤
09	①	②	③	④	⑤
10	①	②	③	④	⑤
11	①	②	③	④	⑤
12	①	②	③	④	⑤
13	①	②	③	④	⑤
14	①	②	③	④	⑤
15	①	②	③	④	⑤
16	①	②	③	④	⑤
17	①	②	③	④	⑤
18	①	②	③	④	⑤
19	①	②	③	④	⑤
20	①	②	③	④	⑤
21	①	②	③	④	⑤
22	①	②	③	④	⑤
23	①	②	③	④	⑤
24	①	②	③	④	⑤
25	①	②	③	④	⑤
26	①	②	③	④	⑤
27	①	②	③	④	⑤
28	①	②	③	④	⑤
29	①	②	③	④	⑤
30	①	②	③	④	⑤
31	①	②	③	④	⑤
32	①	②	③	④	⑤
33	①	②	③	④	⑤
34	①	②	③	④	⑤
35	①	②	③	④	⑤
36	①	②	③	④	⑤
37	①	②	③	④	⑤
38	①	②	③	④	⑤
39	①	②	③	④	⑤
40	①	②	③	④	⑤
41	①	②	③	④	⑤
42	①	②	③	④	⑤
43	①	②	③	④	⑤
44	①	②	③	④	⑤
45	①	②	③	④	⑤

성명

자필서명

수험번호

① ② ③ ④ ⑤ ⑥ ⑦ ⑧ ⑨ ⑩

생년월일

① ② ③ ④ ⑤ ⑥ ⑦ ⑧ ⑨ ⑩

주의사항

[바른 표기] ●

[틀린 표기] ⊘ ⊗ ⊙ ⊖

감독관 확인

절취하여 사용하세요.

실전 모의고사 6회 답안지

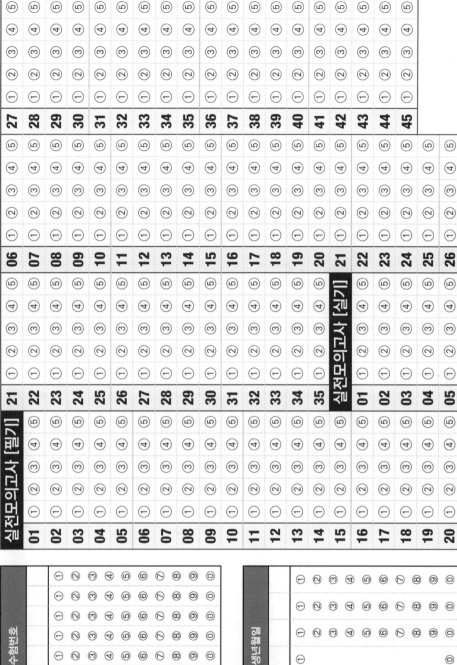

성명

지필시험

주의사항

[바른 표기] ●
[틀린 표기] ⊙ ⊗ ◑ ● ◐

수험번호

생년월일

감독관
확인

실전모의고사 [필기]

실전모의고사 [실기]

실전 모의고사 7회 답안지

실전모의고사 [필기]

번호	①	②	③	④	⑤
01	①	②	③	④	⑤
02	①	②	③	④	⑤
03	①	②	③	④	⑤
04	①	②	③	④	⑤
05	①	②	③	④	⑤
06	①	②	③	④	⑤
07	①	②	③	④	⑤
08	①	②	③	④	⑤
09	①	②	③	④	⑤
10	①	②	③	④	⑤
11	①	②	③	④	⑤
12	①	②	③	④	⑤
13	①	②	③	④	⑤
14	①	②	③	④	⑤
15	①	②	③	④	⑤
16	①	②	③	④	⑤
17	①	②	③	④	⑤
18	①	②	③	④	⑤
19	①	②	③	④	⑤
20	①	②	③	④	⑤
21	①	②	③	④	⑤
22	①	②	③	④	⑤
23	①	②	③	④	⑤
24	①	②	③	④	⑤
25	①	②	③	④	⑤
26	①	②	③	④	⑤
27	①	②	③	④	⑤
28	①	②	③	④	⑤
29	①	②	③	④	⑤
30	①	②	③	④	⑤
31	①	②	③	④	⑤
32	①	②	③	④	⑤
33	①	②	③	④	⑤
34	①	②	③	④	⑤
35	①	②	③	④	⑤

실전모의고사 [실기]

번호	①	②	③	④	⑤
01	①	②	③	④	⑤
02	①	②	③	④	⑤
03	①	②	③	④	⑤
04	①	②	③	④	⑤
05	①	②	③	④	⑤
06	①	②	③	④	⑤
07	①	②	③	④	⑤
08	①	②	③	④	⑤
09	①	②	③	④	⑤
10	①	②	③	④	⑤
11	①	②	③	④	⑤
12	①	②	③	④	⑤
13	①	②	③	④	⑤
14	①	②	③	④	⑤
15	①	②	③	④	⑤
16	①	②	③	④	⑤
17	①	②	③	④	⑤
18	①	②	③	④	⑤
19	①	②	③	④	⑤
20	①	②	③	④	⑤
21	①	②	③	④	⑤
22	①	②	③	④	⑤
23	①	②	③	④	⑤
24	①	②	③	④	⑤
25	①	②	③	④	⑤
26	①	②	③	④	⑤
27	①	②	③	④	⑤
28	①	②	③	④	⑤
29	①	②	③	④	⑤
30	①	②	③	④	⑤
31	①	②	③	④	⑤
32	①	②	③	④	⑤
33	①	②	③	④	⑤
34	①	②	③	④	⑤
35	①	②	③	④	⑤
36	①	②	③	④	⑤
37	①	②	③	④	⑤
38	①	②	③	④	⑤
39	①	②	③	④	⑤
40	①	②	③	④	⑤
41	①	②	③	④	⑤
42	①	②	③	④	⑤
43	①	②	③	④	⑤
44	①	②	③	④	⑤
45	①	②	③	④	⑤

수험번호

① ② ③ ④ ⑤ ⑥ ⑦ ⑧ ⑨ ⓪

생년월일

① ② ③ ④ ⑤ ⑥ ⑦ ⑧ ⑨ ⓪

성명

자필서명

주의사항

[바른 표기] ●

[틀린 표기] ⊘ ⊗ ◉ ◖

감독관 확인

실전 모의고사 8회 답안지

실전모의교사 [필기]

번호	1	2	3	4	5	번호	1	2	3	4	5
01	①	②	③	④	⑤	21	①	②	③	④	⑤
02	①	②	③	④	⑤	22	①	②	③	④	⑤
03	①	②	③	④	⑤	23	①	②	③	④	⑤
04	①	②	③	④	⑤	24	①	②	③	④	⑤
05	①	②	③	④	⑤	25	①	②	③	④	⑤
06	①	②	③	④	⑤	26	①	②	③	④	⑤
07	①	②	③	④	⑤	27	①	②	③	④	⑤
08	①	②	③	④	⑤	28	①	②	③	④	⑤
09	①	②	③	④	⑤	29	①	②	③	④	⑤
10	①	②	③	④	⑤	30	①	②	③	④	⑤
11	①	②	③	④	⑤	31	①	②	③	④	⑤
12	①	②	③	④	⑤	32	①	②	③	④	⑤
13	①	②	③	④	⑤	33	①	②	③	④	⑤
14	①	②	③	④	⑤	34	①	②	③	④	⑤
15	①	②	③	④	⑤	35	①	②	③	④	⑤

실전모의교사 [실기]

번호	1	2	3	4	5	번호	1	2	3	4	5
01	①	②	③	④	⑤	06	①	②	③	④	⑤
02	①	②	③	④	⑤	07	①	②	③	④	⑤
03	①	②	③	④	⑤	08	①	②	③	④	⑤
04	①	②	③	④	⑤	09	①	②	③	④	⑤
05	①	②	③	④	⑤	10	①	②	③	④	⑤
						11	①	②	③	④	⑤
						12	①	②	③	④	⑤
						13	①	②	③	④	⑤
						14	①	②	③	④	⑤
						15	①	②	③	④	⑤
						16	①	②	③	④	⑤
						17	①	②	③	④	⑤
						18	①	②	③	④	⑤
						19	①	②	③	④	⑤
						20	①	②	③	④	⑤
						21	①	②	③	④	⑤
						22	①	②	③	④	⑤
						23	①	②	③	④	⑤
						24	①	②	③	④	⑤
						25	①	②	③	④	⑤
						26	①	②	③	④	⑤

번호	1	2	3	4	5
27	①	②	③	④	⑤
28	①	②	③	④	⑤
29	①	②	③	④	⑤
30	①	②	③	④	⑤
31	①	②	③	④	⑤
32	①	②	③	④	⑤
33	①	②	③	④	⑤
34	①	②	③	④	⑤
35	①	②	③	④	⑤
36	①	②	③	④	⑤
37	①	②	③	④	⑤
38	①	②	③	④	⑤
39	①	②	③	④	⑤
40	①	②	③	④	⑤
41	①	②	③	④	⑤
42	①	②	③	④	⑤
43	①	②	③	④	⑤
44	①	②	③	④	⑤
45	①	②	③	④	⑤

수험번호

① ② ③ ④ ⑤ ⑥ ⑦ ⑧ ⑨ ⓪

생년월일

① ② ③ ④ ⑤ ⑥ ⑦ ⑧ ⑨ ⓪

성명

자필서명

주의사항

[바른 표기] ●

[틀린 표기] ⊖ ⊗ ⊙ ●

감독관
확인

절취하여 사용하세요.

실전 모의고사 9회 답안지

실전모의고사 [필기]

번호	1	2	3	4	5
01	①	②	③	④	⑤
02	①	②	③	④	⑤
03	①	②	③	④	⑤
04	①	②	③	④	⑤
05	①	②	③	④	⑤
06	①	②	③	④	⑤
07	①	②	③	④	⑤
08	①	②	③	④	⑤
09	①	②	③	④	⑤
10	①	②	③	④	⑤
11	①	②	③	④	⑤
12	①	②	③	④	⑤
13	①	②	③	④	⑤
14	①	②	③	④	⑤
15	①	②	③	④	⑤
16	①	②	③	④	⑤
17	①	②	③	④	⑤
18	①	②	③	④	⑤
19	①	②	③	④	⑤
20	①	②	③	④	⑤
21	①	②	③	④	⑤
22	①	②	③	④	⑤
23	①	②	③	④	⑤
24	①	②	③	④	⑤
25	①	②	③	④	⑤
26	①	②	③	④	⑤
27	①	②	③	④	⑤
28	①	②	③	④	⑤
29	①	②	③	④	⑤
30	①	②	③	④	⑤
31	①	②	③	④	⑤
32	①	②	③	④	⑤
33	①	②	③	④	⑤
34	①	②	③	④	⑤
35	①	②	③	④	⑤

실전모의교사 [실기]

번호	1	2	3	4	5
01	①	②	③	④	⑤
02	①	②	③	④	⑤
03	①	②	③	④	⑤
04	①	②	③	④	⑤
05	①	②	③	④	⑤
06	①	②	③	④	⑤
07	①	②	③	④	⑤
08	①	②	③	④	⑤
09	①	②	③	④	⑤
10	①	②	③	④	⑤
11	①	②	③	④	⑤
12	①	②	③	④	⑤
13	①	②	③	④	⑤
14	①	②	③	④	⑤
15	①	②	③	④	⑤
16	①	②	③	④	⑤
17	①	②	③	④	⑤
18	①	②	③	④	⑤
19	①	②	③	④	⑤
20	①	②	③	④	⑤
21	①	②	③	④	⑤
22	①	②	③	④	⑤
23	①	②	③	④	⑤
24	①	②	③	④	⑤
25	①	②	③	④	⑤
26	①	②	③	④	⑤
27	①	②	③	④	⑤
28	①	②	③	④	⑤
29	①	②	③	④	⑤
30	①	②	③	④	⑤
31	①	②	③	④	⑤
32	①	②	③	④	⑤
33	①	②	③	④	⑤
34	①	②	③	④	⑤
35	①	②	③	④	⑤
36	①	②	③	④	⑤
37	①	②	③	④	⑤
38	①	②	③	④	⑤
39	①	②	③	④	⑤
40	①	②	③	④	⑤
41	①	②	③	④	⑤
42	①	②	③	④	⑤
43	①	②	③	④	⑤
44	①	②	③	④	⑤
45	①	②	③	④	⑤

수험번호

① ② ③ ④ ⑤ ⑥ ⑦ ⑧ ⑨ ⓪

생년월일

① ② ③ ④ ⑤ ⑥ ⑦ ⑧ ⑨ ⓪

성명

자필서명

주의사항

[바른 표기] ●
[틀린 표기] ⊙ ⊗ ◉ ◑

감독관 확인

실전 모의고사 10회 답안지

실전모의고사 [필기]

번호	1	2	3	4	5
01	①	②	③	④	⑤
02	①	②	③	④	⑤
03	①	②	③	④	⑤
04	①	②	③	④	⑤
05	①	②	③	④	⑤
06	①	②	③	④	⑤
07	①	②	③	④	⑤
08	①	②	③	④	⑤
09	①	②	③	④	⑤
10	①	②	③	④	⑤
11	①	②	③	④	⑤
12	①	②	③	④	⑤
13	①	②	③	④	⑤
14	①	②	③	④	⑤
15	①	②	③	④	⑤
16	①	②	③	④	⑤
17	①	②	③	④	⑤
18	①	②	③	④	⑤
19	①	②	③	④	⑤
20	①	②	③	④	⑤
21	①	②	③	④	⑤
22	①	②	③	④	⑤
23	①	②	③	④	⑤
24	①	②	③	④	⑤
25	①	②	③	④	⑤
26	①	②	③	④	⑤
27	①	②	③	④	⑤
28	①	②	③	④	⑤
29	①	②	③	④	⑤
30	①	②	③	④	⑤
31	①	②	③	④	⑤
32	①	②	③	④	⑤
33	①	②	③	④	⑤
34	①	②	③	④	⑤
35	①	②	③	④	⑤

실전모의교사 [실기]

번호	1	2	3	4	5
01	①	②	③	④	⑤
02	①	②	③	④	⑤
03	①	②	③	④	⑤
04	①	②	③	④	⑤
05	①	②	③	④	⑤
06	①	②	③	④	⑤
07	①	②	③	④	⑤
08	①	②	③	④	⑤
09	①	②	③	④	⑤
10	①	②	③	④	⑤
11	①	②	③	④	⑤
12	①	②	③	④	⑤
13	①	②	③	④	⑤
14	①	②	③	④	⑤
15	①	②	③	④	⑤
16	①	②	③	④	⑤
17	①	②	③	④	⑤
18	①	②	③	④	⑤
19	①	②	③	④	⑤
20	①	②	③	④	⑤
21	①	②	③	④	⑤
22	①	②	③	④	⑤
23	①	②	③	④	⑤
24	①	②	③	④	⑤
25	①	②	③	④	⑤
26	①	②	③	④	⑤
27	①	②	③	④	⑤
28	①	②	③	④	⑤
29	①	②	③	④	⑤
30	①	②	③	④	⑤
31	①	②	③	④	⑤
32	①	②	③	④	⑤
33	①	②	③	④	⑤
34	①	②	③	④	⑤
35	①	②	③	④	⑤
36	①	②	③	④	⑤
37	①	②	③	④	⑤
38	①	②	③	④	⑤
39	①	②	③	④	⑤
40	①	②	③	④	⑤
41	①	②	③	④	⑤
42	①	②	③	④	⑤
43	①	②	③	④	⑤
44	①	②	③	④	⑤
45	①	②	③	④	⑤

수험번호

① ② ③ ④ ⑤ ⑥ ⑦ ⑧ ⑨ ⓪

생년월일

① ② ③ ④ ⑤ ⑥ ⑦ ⑧ ⑨ ⓪

성명

자필서명

주의사항

[바른 표기] ●
[틀린 표기] ⊙ ⊗ ◑ ◔

감독관 확인

2021 **요양보호사** 실전모의고사

발　　행 | 2021년 6월 30일

저　　자 | 심정원
발 행 인 | 최영민
발 행 처 | 피앤피북
주　　소 | 경기도 파주시 신촌2로 24
전　　화 | 031-8071-0088
팩　　스 | 031-942-8688
전자우편 | pnpbook@naver.com
출판등록 | 2015년 3월 27일
등록번호 | 제406-2015-31호

정가 : 17,000원

ISBN　979-11-91188-36-3(93510)

MEMO

MEMO

MEMO